認知症医療学

自治体における認知症対策のために
——田尻プロジェクトからの提言

著 目黒謙一 東北大学教授
前・田尻町スキップセンター所長

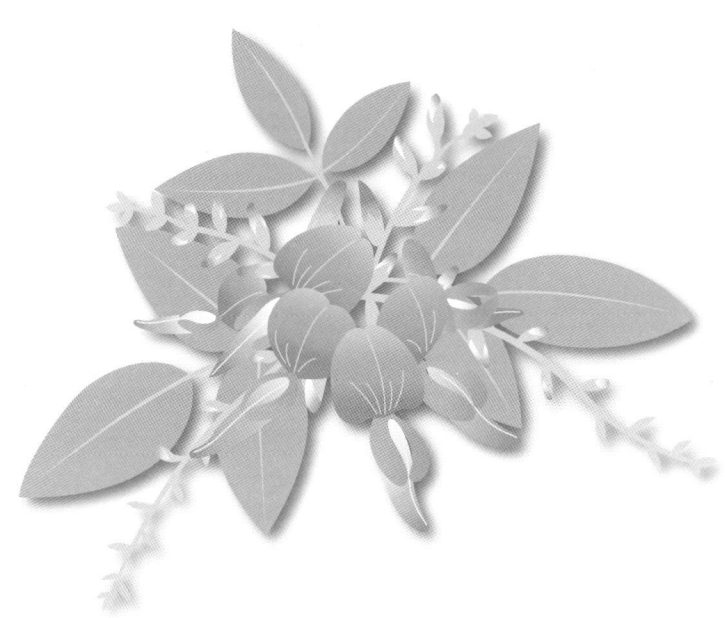

株式会社 新興医学出版社

Medical Care Science for Dementia

Community based measures for managing dementia proposed based on the Tajiri Project

Kenichi Meguro

© First edition, 2011 published by
SHINKOH IGAKU SHUPPAN CO., LTD TOKYO.

Printed & bound in Japan

目　次

推薦の言葉 ……………………………………………………………………… i

序　論 …………………………………………………………………………… ii

コラム1：田尻プロジェクトで学んだことの実践 ………………………… v

特別寄稿：認知症の"早期発見"に地域で取り組む ……………………… vi

第Ⅰ部　認知症医療学の基本と臨床 …………………………………… 1

A．認知症の基本知識 ……………………………………………………… 2
ポイント ………………………………………………………………………… 2
1. 包括的健康観 …………………………………………………………… 2
2. 認知症とは ……………………………………………………………… 3
3. 認知症の評価法 ………………………………………………………… 5
4. 臨床的認知症尺度（CDR） …………………………………………… 5
5. 認知症診断の手順 ……………………………………………………… 6
    1）複数の認知機能障害 ……………………………………………… 7
    2）せん妄やうつ状態の除外 ………………………………………… 7
    3）社会生活の水準低下 ……………………………………………… 7
6. MRI画像診断の有用性 ………………………………………………… 7
    1）撮像原理 …………………………………………………………… 7
    2）有用性 ……………………………………………………………… 8

B．原因疾患別の医療介護連携 ………………………………………… 10
ポイント ………………………………………………………………………… 10
1. アルツハイマー病 ……………………………………………………… 11
    1）臨床的特徴 ………………………………………………………… 11
    2）医療介護連携 ……………………………………………………… 14
2. 血管性認知症 …………………………………………………………… 15
    1）臨床的特徴 ………………………………………………………… 15
    2）医療介護連携 ……………………………………………………… 18
3. 皮質下血管性認知症 …………………………………………………… 20

- 4. レビー小体型認知症 ·· 21
  - 1) 臨床的特徴 ··· 22
  - 2) 医療介護連携 ··· 23
- 5. 前頭側頭型認知症 ·· 23
  - 1) 臨床的特徴 ··· 23
  - 2) 医療介護連携 ··· 24

C．心理社会的介入 ··· 28
ポイント ··· 28
- 1. 心理社会的介入に関するコンセプト：2つの誤解を超えて ············· 28
  - 1) 右翼的誤解 ··· 29
  - 2) 左翼的誤解 ··· 29
  - 3) 心理社会的介入の有効性 ·· 29
- 2. 心理社会的介入の実際 ·· 30
  - 1) 介護保険サービスの活用 ·· 30
  - 2) 見当識訓練 ··· 31
  - 3) 回想法 ·· 31
  - 4) 作業療法 ·· 33
- 3. 症例提示 ··· 33
- 4. 認知症のリハビリテーション ··· 34

D．地域への支援介入 ··· 37
ポイント ··· 37
- 1. 基本的方針 ·· 38
  - 1) 包括的介入の方針 ··· 38
  - 2) 予防 ·· 38
- 2. 原因疾患別の予防 ··· 39
  - 1) アルツハイマー病 ··· 39
  - 2) 血管性認知症 ··· 39
  - 3) 皮質下血管性認知症 ··· 39
  - 4) レビー小体型認知症 ·· 40
  - 5) 前頭側頭葉変性症 ··· 40
- 3. 福祉施設の活用 ··· 40
  - 1) 認知症と介護保険 ··· 40
  - 2) 福祉施設概論 ··· 40
  - 3) 疾患別の施設利用 ··· 41
- 4. 軽度認知障害 ·· 42
  - 1) MCIの概念 ··· 42
  - 2) 認知機能と生活障害の特徴 ·· 42

コラム２：認知症医療には新しい哲学が必要である ··············· 45

第Ⅱ部　認知症医療学の実践（1）：地域調査 ……… 49

E．地域調査の方法論 ……… 50
ポイント ……… 50
- 1．調査の目的と前提 ……… 50
- 2．調査項目 ……… 51
  - 1）生活歴 ……… 51
  - 2）病歴 ……… 51
  - 3）臨床的認知症尺度 ……… 53
  - 4）神経心理検査 ……… 53
- 3．調査の手法 ……… 53
  - 1）全数調査 ……… 53
  - 2）無作為抽出法 ……… 54
  - 3）特定集団の健診 ……… 54
  - 4）モデル地区調査 ……… 54
- 4．モデル地区調査の実際 ……… 55
  - 1）自治体の首長による意思表示 ……… 55
  - 2）認知症対策委員会の設置 ……… 55
  - 3）専門家への委嘱状交付 ……… 55
  - 4）200人規模のモデル地区の選定 ……… 56
  - 5）MRI脳健診の拠点の選定 ……… 56
  - 6）拠点医療機関（受け皿）の選定と地域医療ネットワーク ……… 56
  - 7）地域住民への説明会 ……… 56

F．地域調査の実際 ……… 58
ポイント ……… 58
- 1．田尻プロジェクト ……… 58
  - 1）1991年全数調査 ……… 59
  - 2）1996年調査 ……… 59
  - 3）1998年有病率調査 ……… 60
  - 4）2003年発症率調査 ……… 61
- 2．栗原プロジェクト ……… 63
  - 1）調査の内容と結果 ……… 63
  - 2）提言 ……… 63

G．認知症の疫学：最近10年間の動向 ……… 65
ポイント ……… 65
- 1．診断基準の問題 ……… 66
- 2．有病率 ……… 66
  - 1）最近10年の傾向 ……… 66

目次

- 2）外国の認知症有病率とアルツハイマー病/血管性認知症比 ……………… 66
- 3）我が国の認知症有病率とアルツハイマー病/血管性認知症比 …………… 67
- 4）認知症とアルツハイマー病の年齢別有病率の国際比較 ………………… 69
- 5）代表的なメタ解析の紹介 ………………………………………………… 69
- 6）その他の疾患の有病率 …………………………………………………… 72
- 7）最近の有病率調査の考察 ………………………………………………… 72
- 3. 発症率 ………………………………………………………………………… 72
  - 1）最近10年の傾向 ………………………………………………………… 72
  - 2）外国の認知症とアルツハイマー病の発症率 ……………………………… 73
  - 3）日本の認知症とアルツハイマー病の発症率 ……………………………… 73
  - 4）その他の認知症と発症率 ………………………………………………… 73
- 4. 結論 …………………………………………………………………………… 73

コラム３：「超早期認知症」への対応を町ぐるみで検討・実践 …… 77

第Ⅲ部　認知症医療学の実践（2）：保健医療福祉システム …… 83

H．物忘れ外来との連携 ……………………………………………………… 84
ポイント ……………………………………………………………………… 84
- 1. 有病率調査後の田尻診療所受診者の推移 ……………………………… 84
  - 1）第1期（草創期） ………………………………………………………… 85
  - 2）第2期（有病率調査事業） ……………………………………………… 85
  - 3）第3期（老人保健施設との連携） ……………………………………… 86
  - 4）第4期（心理療法の充実） ……………………………………………… 86
- 2. 物忘れ外来における家族の介護負担感に関する調査 ………………… 87
  - 1）目的 ……………………………………………………………………… 87
  - 2）対象と方法 ……………………………………………………………… 87
  - 3）結果 ……………………………………………………………………… 87
  - 4）考察 ……………………………………………………………………… 88
- 3. 問題ある物忘れ外来患者の家族の例 …………………………………… 89
  - 1）在宅の事例1 …………………………………………………………… 89
  - 2）在宅の事例2 …………………………………………………………… 89
  - 3）福祉施設入所の事例 …………………………………………………… 89

I．介護保険と福祉施設 ……………………………………………………… 91
ポイント ……………………………………………………………………… 91
- 1. 要介護度認定と福祉施設の利用に関する調査 ………………………… 91
  - 1）目的 ……………………………………………………………………… 91
  - 2）方法 ……………………………………………………………………… 92
  - 3）結果 ……………………………………………………………………… 93

  4）考察 ··· 95
 2. グループホームAの調査 ··· 96
  1）背景と目的 ·· 96
  2）方法 ··· 97
  3）結果 ··· 97
  4）考察 ··· 100

J．介護老人保健施設の調査 ·· 104
ポイント ··· 104
 1. 背景 ··· 105
 2. 先行研究 ··· 105
  1）老健の介護機能 ··· 105
  2）老健の医療機能 ··· 106
 3. アンケート調査の概要 ·· 106
 4. 分析 ··· 106
  1）介護機能 ·· 106
  2）医療機能 ·· 107
 5. 結果 ··· 108
  1）調査の回収率と全国調査データとの関係 ·· 108
  2）介護機能 ·· 109
  3）医療機能 ·· 110
 6. 調査結果の考察 ·· 114
  1）介護機能 ·· 114
  2）医療機能 ·· 114
 7. 老健Nの調査 ··· 116
  1）認知症発症から入所までの経緯 ··· 116
  2）入所から退所までの経緯 ·· 116
  3）認知症発症から入所までの調査結果 ··· 117
  4）入所から退所までの経緯の調査結果 ··· 117
  5）考察 ··· 118

K．予防介入の実際 ··· 121
ポイント ··· 121
 1. 地域住民への教育講演の効果 ··· 122
  1）背景 ··· 122
  2）方法 ··· 122
  3）結果 ··· 124
  4）考察 ··· 124
 2. 軽度認知障害への心理社会的介入 ·· 127
  1）残存機能の賦活とQOL維持 ·· 127
  2）認知症の発症遅延効果は？ ··· 127

目次

　　3. 介護保険事業を活用した第二次予防の試み ……………………… 130
　　　　1) 背景 ……………………………………………………………… 130
　　　　2) 対象 ……………………………………………………………… 131
　　　　3) 方法 ……………………………………………………………… 132
　　　　4) 結果 ……………………………………………………………… 132
　　　　5) 症例 ……………………………………………………………… 134
　　　　6) 考察 ……………………………………………………………… 135

コラム4：認知症の医療と社会的背景 ………………………………… 138

文献紹介：アルツハイマー病の医療経済学 …………………………… 140

第Ⅳ部　認知症対策の組織改革 ……………………………………… 149

L．組織論の基礎 …………………………………………………… 150
ポイント …………………………………………………………… 150
　1. 組織論の基礎 …………………………………………………… 150
　　　1) 小規模ワンセット主義＝海兵隊 ………………………………… 150
　　　2) 機能別組織と事業部制組織 ……………………………………… 151
　2. 組織としての医療機関 ………………………………………… 152
　　　1) 「攻撃型」組織としての医療機関 ……………………………… 153
　　　2) 認知症対策に相応しい組織 ……………………………………… 153
　3. 組織間ネットワークの構築 …………………………………… 153
　　　1) 組織間ネットワークに関する理論 ……………………………… 153
　　　2) 田尻町スキップセンターの場合 ………………………………… 155

M．組織改革の実際 ………………………………………………… 156
ポイント …………………………………………………………… 156
　1. スキップセンターの開設と運営検討委員会の設置 ……………… 157
　2. 平成14年度開始の組織改革 …………………………………… 157
　　　1) 全体理念（戦略） ………………………………………………… 158
　　　2) 具体的方法（戦術） ……………………………………………… 159
　　　3) 組織マネジメント ……………………………………………… 162
　3. 事業評価と今後の方針 ………………………………………… 164
　　　1) 各部門の事業評価 ……………………………………………… 164
　　　2) スキップセンター全体の評価 …………………………………… 165
　　　3) 今後の方針 ……………………………………………………… 168
　4. 認知症に関する保健医療福祉の情報統合 ……………………… 168
　　　　A. 認知症の定義と原因疾患 ……………………………………… 168
　　　　B. 診察前に必要な情報 …………………………………………… 169

        C. 患者の診察 ………………………………………………………… 169
        D. 治療に必要な情報 ………………………………………………… 169

問題提起 ……………………………………………………………………… 171
    1. 現場スタッフからの問題提起：介護保険制度 ……………………… 171
        1) 物忘れ外来から ………………………………………………… 171
        2) 包括支援センターから ………………………………………… 171
        3) 特養スタッフから ……………………………………………… 173
        4) 老健スタッフから ……………………………………………… 173
    2. 田尻プロジェクトからの12の提言 ………………………………… 173

コラム5：家庭再生―「家系」の重要性について ……………………… 176

大崎‒田尻プロジェクト・栗原プロジェクト後記：
「平成の大合併」と医療福祉連携 …………………………………… 180
    1. プロジェクト後の合併と，合併後のプロジェクト ………………… 180
    2. 自治体の合併の歴史 ………………………………………………… 180
    3. 合併後の医療福祉連携 ……………………………………………… 181
    4. 今後の対策 …………………………………………………………… 181

後記その2：東日本大震災における当講座の活動 …………………… 192

結語：地域力の向上と国家の活性化のために ………………………… 195

    索　引 ……………………………………………………………………… 197

推薦の言葉

　目黒謙一君の「認知症医療学」が発刊の運びとなりました。

　目黒君はわたしが東北大学医学部に在職していた時のわたしの教室（高次機能障害学教室）の同僚です。彼は東北大学大学院というアカデミズムの場に片足を置きながら，もう片足は宮城県田尻町（現大崎市）という地域社会に置いて，決してそこを離れず，認知症問題に取り組んできました。

　彼の好きな表現を借用しますと，彼は常にBio-Psycho-Socio-Spiritualな目線を大切にして，認知症をみています。これはWHOが掲げる疾患モデルで，病める人を，病気という狭い枠で捕らえず，社会存在という大きな枠で見ようという呼びかけです。この長たらしい形容詞を目黒君の活動に即して，わたし流に訳してみますと，次のように読めるのではないでしょうか。

　つまり，認知症者をみるには，ただ診断するだけでは駄目で，生物学（医学，なかでも神経内科学）に立脚して，その心理学的諸問題（神経心理学的問題と一般心理学的問題）の理解に努め，さらに，地域社会が病者を責任をもって支えるシステムを作って，これまで生きてきた生活の場で，その人生を全うさせよう，ということだと思います。

　人間は病んでも人間です。たとえ，不幸にして，病気による知的な低下が起こり，社会的能力が落ちたとしても，最後まで人間らしく生きる権利が保障されてよいはずです。しかし，病者をBio-Psycho-Socio-Spiritualな存在と捉え，そのように遇してゆく，などというのは，思想としては素晴らしくても，実際にはきわめて困難なことです。健康な人間でさえ，どんどん孤立に追い込まれていくのが現代社会の残酷な現実なのですから。

　しかし，目黒君はこのほとんど不可能にみえる医療の理想に向って，不撓不屈の戦いを続けてきました。

　彼は，同僚の医師を巻き込み，教室の大学院生を巻き込み，さらには地域の保健婦，看護師，カウンセラー，言語聴覚士，理学療法士，作業療法士，介護士，自治体事務職員を巻き込み，さらには行政トップをも巻き込んで，自治体医療とでも呼ぶべき新しい医療システムを構築することに成功しています。

　本書には，実際の認知症診断から始めて，認知症の地域における数と分布の調査，診断した患者の予後の調査，認知症の実体についての啓蒙活動，認知症への介入方法，認知症の経過中に起きるさまざまな問題にどう対処するかなどなど，関係者の知りたいことがすべて，具体的なデータとして示されています。

　なかでも田尻町スキップセンターの運営に関する章はもっともユニークです。地域実践の問題点と解決法が具体的に呈示されています。

　この内容豊富な実践の書が広く読まれ，わが国の認知症地域医療を一段と充実させてゆくための手助けとなってくれることを願っています。

2011年8月17日

東北大学医学研究科高次機能障害学前教授
山鳥　重

序　論

　この本を通じて言いたいことは，認知症医療学の確立を通じた認知症対策における自治体の格差是正の必要性，そして「地域力」の向上を通じた国家の「活性化」である。

　筆者が臨床・研究のフィールドにしている宮城県大崎市（旧 田尻町）において，現在なお継続している「田尻プロジェクト」（現・「大崎-田尻プロジェクト」）とは，「地域における脳卒中・認知症・寝たきり予防プロジェクト」（スキップ構想）として，1988年に田尻町が発案し，宮城県保健福祉部を介して東北大学に要請があってスタートしたものである。町長の指揮下，行政主導で開始され，大学が協力して学術活動が進展し，その科学的根拠（エビデンス）を現場に還元し，保健医療福祉の現場の水準向上を図るという一連の活動が統合されたことが大きい特徴であった。活動の拠点として1997年，国保診療所（現・大崎市民病院田尻診療所）が併設した保健医療福祉の統合型施設，スキップセンターが設立され，現在に至っている。しかし，プロジェクトが軌道に乗るまでは，決して単純な道のりではなかった。田尻プロジェクトを始めたばかりで，原著論文もまだ出なかった当時，大学にいながら地域医療に手を出すことを疑問視されたことがあった。しかし筆者は恩師山鳥重先生の励ましもあり，地域医療を行いつつ医学的なエビデンスを出して行けばよい，と思ったのである。

　筆者は，「大学とはエビデンスを出す所である」と常々主張している。また，Impact Factorの高い医学雑誌の論文を読み，投稿することを目標にもしている。しかし，そのこととは，臨床研究の「基盤」に地域医療があることと全く矛盾しない。実際，田尻プロジェクトの英文原著論文が軌道に乗るまで，地域医療「基盤」の整備に10年近い年月を必要とした。しかし「地域医療」のイメージは短期間，数年度ごとに厳しい評価が求められる大学の医学研究とは必ずしも一致しないものがある。すなわち，「地域」を「地方」（と言うよりも「田舎」）と言い換えれば分かりやすいように，大学における研究を犠牲にするイメージが強い。現在では，地域だけではなく大学においても医師不足は深刻であるが，地域医療対策は，地域における医師をいかに確保するのかという「医師確保問題」にすり替えられやすい。論文のImpact Factorの点数のみに踊らされて，単純に短期間の論文数のみを問う「哲学なき単純業績主義」に堕落している大学の研究室と，何が何でも医師を確保したいという地域の医療機関との連携は，百害あって一利ない「悪の連携」である。重要なことは，単純な医師派遣の問題ではなく，臨床研究の「基盤」である地域における医療福祉の「構造」を検討する，地域医療「学」に他ならない。

　「地域」とは，「生活空間」のことであると筆者は考えている。認知症とは，「認知機能障害があって，生活に支障を来たす状態」である。即ち，その定義から「患者」だけでなく「生活障害」の視点が不可欠である。即ち，認知症の問題を検討することで，その地域における保健医療福祉の「構造」が見えてくるのである。実験研究を主体とする基礎医学は別であるが，臨床研究は決して研究室のみで行うものではない。地域医療に従事している医

師がよく口にする言葉が,「研究のための時間がとれない」である.確かに地域医療の最前線は,極めて多忙である.しかし研究とは,科学的根拠に基づく普遍性の追求である.日常診療の中で,例えば筆者の講座が掲げている研究課題に,「神経基盤に基づく認知症の包括的介入」,「総合的リハビリテーション」,「介護保険の科学化」等があるが,まさに保健医療福祉の現場にこそ,検討すべき課題が山ほどあるのである.筆者の研究室では,保健医療福祉に基づいた研究が,医療政策提言可能であるような活動実体を目指しているが,そのような活動が我が国において普及して欲しいという希望が,この本を上梓しようと思った第1の理由である.

田尻町は,平成18年3月31日をもって周辺の市町と合併し,新たに大崎市が誕生した.筆者が,合併後に大崎市の一部となった田尻町近隣の某町のデイサービスを視察した時のことである.そのスタッフから,「うちには田尻と違って認知症はいませんから,特に医療連携は必要ありません」と言われたことに,大きな衝撃を受けた.大学と連携した田尻プロジェクトは,少なからずエビデンスを生み出し,国内外の学会でも発表させて頂いた.地域へのフィードバックも,診療所併設のスキップセンターを中心に行うことが出来,合併前に,田尻町における脳卒中の死亡率を減少させることに成功した.しかし,田尻と町境を隔てた隣町では,スタッフの意識は,丁度田尻プロジェクトを開始する前の状態であったのである.自分は今まで何をやって来たのか? 同じ日本国民が,どの自治体に住んでいるかによって,保健医療福祉のサービスの受け方がここまで違ってよいのか? 筆者がこの本を上梓しようと思った第2の理由は,まさに認知症対策における「自治体の格差是正」である.

現在,筆者の研究室では宮城県栗原市および大崎市において認知症対策の地域調査を施行している.その会議の最中,地域住民の教育年数を確認している際,スタッフの1人が,自分の親の教育歴を知らないことを,特に問題と思っていなかったことに愕然とさせられた.これは,単なる「教育歴」の問題ではない.例えば,女学校の卒業者は,当時は女性の高学歴者が少なく,また入学にあたって家柄も良いため,極めてプライドが高い.そのため,心理社会的介入の1つである回想法グループワークを行う際,同じグループのメンバーの選定にも気を遣う.また,大東亜戦争経験者にとって,その問題を回想法のテーマに出来るかどうかは,陸軍士官学校や海軍兵学校卒業者の様に自分の武勇伝を誇る場合もあれば,徴兵されて悲惨な体験を語る場合もあるため,個々人の経歴や経験を調べた上で慎重に決めなければならない.また,家庭の事情により,学校教育を受けられずに,幼い弟や妹たちの面倒を見なければならなかった高齢者もいる.その方が言われる「(尋常)小学校6年しか出ていないから字が書けない」とは,単にMMSE等の心理検査のカットオフ値を決める数字以上の,「歴史と物語」を含んでいるのである.

父母の世代の教育歴を知るということは,その時代背景と歴史を理解することでもある.平成16年に上梓した拙著「痴呆の臨床」において,「痴呆は国家基本問題である」と記した.「家庭は国家の基盤である」とは,単に「横的」な和気あいあいとした家庭の団欒のみを言うものではない.「縦的」に,先祖や神仏に繋がることが出来るかどうかが重要であることを言いたかったのである.地域における認知症対策を通じて,「地域力」が向上すること,そしてそれを通じて,国家の「活性化」に繋がることを期待したい,それがこの本の上梓の第3の理由である.

本書の構成は,以下の**表1**の通りである.即ち,全体で4部からなり,第Ⅰ部では,認

知症医療学の基本として基礎的な知識を述べ，第Ⅱ・Ⅲ部では，認知症医療学の実践として田尻プロジェクトを中心とする地域調査や保健医療福祉システムに関する調査結果を述べ，第Ⅳ部では，認知症対策の組織改革について，基礎知識と実際に田尻町スキップセンター所長時代に行った組織改革を述べている。認知症に関する基礎知識を習得する場合は，第Ⅰ部を中心に読み，あとは各章の「ポイント」だけでも全体を理解出来る。小生が田尻町スキップセンター所長を務めていた4年間の歩みも，第Ⅳ部に記載されてある。必ずしも他の自治体や組織体に当てはまるとは限らないが，参考にして頂ければ幸いである。

本書を上梓するにあたり，山口智先生，石井洋先生，葛西真理さん，赤沼恭子さんをはじめ田尻プロジェクト関係各位，田中尚文先生，中村馨先生をはじめ栗原プロジェクト関係各位，大崎市の関係各位，東北大学大学院医学系研究科 高齢者高次脳医学寄附講座のスタッフ各位，新興医学出版社の林峰子氏に謝意を表し，序文としたい。

表1 本書の構成

基礎知識と臨床	調査結果
序論	
コラム1：田尻プロジェクトで学んだことの実践	
特別寄稿：認知症の"早期発見"に地域で取り組む	
第Ⅰ部 認知症医療学の基本と臨床	
A．認知症の基礎知識	
B．原因疾患別の医療介護連携	
C．心理社会的介入	
D．地域への支援介入	
コラム2：認知症医療には新しい哲学が必要である	
第Ⅱ部 認知症医療学の実践（1）：地域調査	
E．地域調査の方法論	F．地域調査の実際
	G．認知症の疫学：最近10年間の動向
コラム3：「超早期認知症」への対応を町ぐるみで検討・実践	
第Ⅲ部 認知症医療学の実践（2）：保健医療福祉システム	
	H．物忘れ外来との連携
	I．介護保険と福祉施設
	J．介護老人保健施設の調査
	K．予防介入の実際
コラム4：医療制度の問題	
文献紹介：アルツハイマー病の医療経済学	
第Ⅳ部 認知症対策の組織改革	
L．組織論の基礎	M．組織改革の実際
問題提起	
コラム5：家庭再生―「家系」の重要性について	
大崎―田尻プロジェクト・栗原プロジェクト後記	
後記その2：東日本大震災における当講座の活動	
結語	

コラム1：
田尻プロジェクトで学んだことの実践

　認知症を正しく理解していなかった頃の私は，目の前で起きている高齢者の不可思議な言動について話を聴くことしかできなかった。どうしたらよいのかわからないまま虚しい思いを引きずっていたことを思い出す。田尻プロジェクトが始まった時，私はその活動に出遅れた感があり，目的が理解できずに悩んでいた。しかし，当時，認知症対策は全国的にも確固たる指針があるわけでもなく，活動をしながら学びを得ることがとても大きいことに気づくのにさほど時間はかからなかった。考えているよりもまずは動いてみるべし！　である。

　結論的には，①認知症には原因疾患があり，それを踏まえた対応が必要であるということ，②生活の様子をていねいに観察してCDRに落としてみると認知症なのかもしれないという判断や程度の見当がつくこと，③早期発見が可能ということ，④①と②が整理できると，医療や福祉につなげやすいし，その後の検討がしやすいということ等が身についた。このことは，田尻町が大崎市に合併して職場が異動になったあとでも随分と役にたっている。合併後，最初の3年間は地域包括支援センター勤務では高齢者の相談者が多かったが，生活面で支障等が気になる方は，まず②で生活の様子を確認し，認知症の専門相談や医療につなぐようにした。このことはどこの職場や立場にいようとも活用できる。同僚にも考え方や方法を伝え，活用してもらうようにしている。

　規模は小さかったが，平成21年度に大崎市のモデル地域で認知症の実態把握調査を行い，血管性認知症の方が多いことがわかった。大崎市は脳卒中の死亡率も高いことから，脳卒中予防対策は喫緊の課題であることを再確認できた。認知症サポーター養成講座でも，1人でも多くの方々に認知症の正しい理解をしていただくために，標準テキストに加えて田尻プロジェクトで学んだことを伝えている。認知症の人もそのご家族も，そして地域の方たちも安心して暮らせるように，～いつまでもいきいきと　たとえ認知症になっても安心して暮らせる大崎市～をキャッチフレーズに，これからも地道に取り組んでいきたい。

平成23年3月30日
大崎市役所　大谷みち子

特別寄稿：
認知症の"早期発見"に地域で取り組む[※1]

宮城県の小さな町で始まった"田尻プロジェクト"は，認知症になっても安心出来る町を生み出した。

井上邦彦（フリーライター）

[※1]「潮」2010年1月号第611号 224-231

1. 不安な状態から穏やかな暮らしへ

「あれが宮城県知事賞だよ。もう今は危ないからって，車も処分して運転はしてないけどな」

宮城県大崎市の自宅の居間に飾った額縁を指さしながら，紺野則夫さん（85歳）は少し誇らしげな笑みを浮かべた。若い頃からタクシー会社でドライバーとして働き，50年以上安全運転を続けて家族を養ってきた証だ。傍らに座る妻・みさこさん（77歳）が，そんな夫を見つめながら笑った。

「お客さんが来られると，いつもこんなふうにすごく喜んで話をするんです。私がいないときにも留守番をしてくれて，すごく助かっているの」

が，3年ほど前，みさこさんは家の中で恐怖におびえていた。何でもない些細なことで突然，則夫さんが乱暴な言葉を吐いたり，暴力的になるといった日々。子どもたちは既に離れて暮らし，老夫婦2人だけの生活。みさこさんは不安のあまり血圧が上がり，寝込むこともあった。

「いつ暴れるかわからなくて，もうこの主人と一緒にいるのが怖くて怖くて……」

途方に暮れ，ようやく遠方にある精神科を中心とした中規模病院で夫を診てもらい，入院させることができた。しかし，しばらくして様子を見に行くと，則夫さんは数々の投薬の影響で変わり果てていた。話をしてもまったく意味不明。病院内のあちこちで失禁し，ほかの人のベッドに入っては迷惑をかける。生気を失った夫の表情を見て「これでは主人がおかしくなる」と感じたみさこさんは，病院に退院を申し出た。「こんなボケ，家に帰って誰が面倒をみるんだ」。病院長は，その時こう言い放ったという。

強引に則夫さんを家に連れて帰ると，不安な暮らしに戻った。役所に電話で悩みを相談したところ，駆けつけたのがその当時，大崎市・古川地域包括支援センターに勤務していた保健師の大谷みち子さんだった（現在は大崎市民生部高齢介護課）。

「最初は家庭内暴力の相談かと思いました。でも，じっくり話を聞いて状態を整理すると軽度の認知症ではないかと思って，それで専門医に診てもらうように勧めたんです」

紹介したのは，福祉・医療・介護の機能を併設させた田尻スキップセンター内にある大崎市民病院田尻診療所の認知症外来。担当医は東北大学大学院教授で神経内科医の目黒謙一さん。数々の検査をして出した診断結果は，アルツハイマー病だった。

適切な薬の処方に切り替えた結果，則夫さんの状態は日を追って確実に改善。今では近所の人たちが集まっておしゃべりや民具づくりなどをするミニデイサービスに行くのも楽しみになり，以前ののんびりした暮らしに戻っている。

「今も主人は毎日薬を飲んでいるけど，同じことを何度も訊いたり話したりと，物忘れはかなりあります。それでも普通に生活は出来るし，特に困ってもいないんですよ」

そんなふうにみさこさんが満足げに語れるのも，じつは田尻プロジェクトの成果のほんの一例だと言っていい。そして，プロジェクトの医療面での中心的なリード役を担ってきたのが，目黒さんだった。

「このプロジェクトの最大の特徴は，大学と連携しながら自治体主導で始まったこと。行政が本気になって取り組んだからこそ，いろいろなことができたんですよ」

プロジェクトが大きな影響をもたらした成功要因を，目黒さんはこう端的に強調した。

2. 住民意識を変えた行政の取り組み

宮城県北部の一市六町が合併し大崎市となったのは，2006年3月31日。そのうちの旧・田尻町でこのプロジェクトが動き出したのは，21年前の1988年に遡る。農業中心の自然に恵まれたこの町の人口はおよそ1万3000人ほどだったが，超高齢化社会の到来に対する強い危機感が，その当時から町にはあった。そこで目黒さんら東北大学の専門家の協力を得て立ち上げたのが，「地域における脳卒中・痴呆・寝たきり予防プロジェクト」。これがやがて，認知症の早期発見・早期治療につながる田尻プロジェクトとなったのだ。

プロジェクトの何よりのポイントは，現状把握の調査に徹底して力を尽くしたことだと言っていい。91年には65歳以上のすべての在宅高齢者に向け，「脳卒中・痴呆の予防対策・寝たきりゼロの対策」に関するアンケート調査。98年からは高齢者の約半数にあたる1654名を対象に，有病率調査を2年がかりで実施した。このときは直接訪問しての聞き取りをした。それぞれ1時間半ほどかけ，健康や食事の様子，生活の変化などの話を本人や家族から一つひとつ丁寧に調べていったのだ。

そのため役所の保健福祉課職員だけでなく，町内で働く保健師やケアマネージャー，医療関係者を総動員させた。民生委員や各地区の住民の取りまとめ役となっている区長さんにも，協力を要請した。文字どおり町をあげての取り組み。認知症の有無とともにMRI検査も含めての原因疾患までをきちんと分析し，国内でも初めての大規模調査となった。

聞き取り調査の結果を分析すると，65歳以上の高齢者における認知症の割合は8.5％。認知症の疑い（軽度認知症）は30.2％に及んでいた。認知症がいかに身近なものであるかという実態を明快に浮かび上がらせたわけだが，こうした一連の調査の実施は容易ではなかった。最前線の現場では相当な反発や抵抗も生まれたのだ。95年から11年間にわたって町長を務め，このプロジェクトの牽引役を果たした堀江敏正さんは，かつての葛藤をこう振り返って苦笑する。

「個別の聞き取り調査がはじまってからは，『町長，俺をバカにしているんか！』なんて，何度怒鳴り込まれたことか。子ども相手の質問みたいなことも多くあったから，町民も腹を立てたわけです。訪問する職員たちはかなり苦労したはずですよ。そんな状況だったから，町議会でもずいぶん批判され紛糾しましたよ」

猛反発の嵐の中でも堀江さんを粘り強く行動させた背景には，実は自らの体験もあった。町長になる前年，一緒に暮らす母親が認知症となり，その介護の切実感を身をもって痛感していたのだ。

「その頃は痴呆だ，認知症だといっても，私を含めてみんな年のせいだと思っていた。誰も病気だなんて考えていなかったよ。母親のかかりつけ医だって，『そろそろ始まりましたね』というだけで何もしてくれるわけじゃないんだから。でも，目黒先生が何度も繰り返し教えてくれた言葉で，私の意識はがらりと変わりました。『認知症は脳の病気』という

ひと言でね。病気だから早く見つけて，早く治療をしなくてはいけない。教えられたことを，私も町民たちに話し続けたんですよ」

深刻な調査結果が明らかになってからは，認知症に関する勉強会や説明会が町内の各地で頻繁に開催された。田尻プロジェクトが浸透していくにしたがい，町民の意識はまるで反転するかのごとく大きく変わったと，保健師の大谷さんはいう。

「以前だったら認知症は年のせいだと誰もが諦めていたし，どこの家庭でも隠していました。だけど啓発活動が進んだことで，認知症に対する誤解や偏見はとても少なくなったと思います。実際，相談を受けるケースは多くなったし，早くなりました。認知症のお年寄りがうろうろと歩いていても，近所の人たちが理解しているのでさりげなく見守ったり，声を掛けたりするのがごく自然になりました。たとえ認知症になるのは防げなくても，本人もご家族も安心して暮らせる町になったという話を住民の方々に聞きましたけど，本当にその通りだと思います」

3. 認知症の早期発見は早期絶望ではない

ところで，年をとっての物忘れ，あるいはボケといった乱暴な表現と認知症を混在させた言い方を，いまでも時々耳にする。しかし，認知症とはあくまで認知障害のために生活に支障を来たした状態を指す。認知症には，基本的にはどの患者にもみられる本来的な症状としての中核症状と，人によって発症するかどうか異なる周辺症状がある。中核症状とは，「記憶障害」，日付や場所，季節等が分からなくなる「見当識障害」，判断力の低下等。一方の周辺症状には，妄想，徘徊，暴力，不潔等があり，迷惑行為とも受け取られやすいものだ。大きくは2つの症状に分けられることを理解しておかないと，認知症の人に対するかかわり方を間違えることになる。

ただ，ともすると認知症には，何も分からなくなる病気，なったら治らない怖い病気といった悲観的なイメージもつきまとう。「どうせ治らないなら」「早期発見しても早期の絶望につながるのではないか」──。そう考えてしまう人だって，少なくないだろう。でも，それは違う。

そもそも認知症の原因疾患は70前後あるといわれ，その中でも主要なものを分類にするとアルツハイマー病が6割，血管性認知症が2割，レビー小体型認知症等その他が2割といった割合になる。そのうちの血管性認知症なら，早い時期の治療やリハビリによって大きな改善と維持を期待出来る。新たな血管障害を引き起こさないためにも，早期からの対応が欠かせない。

最も患者数が多いアルツハイマー病については，今の段階では原因不明の神経変性疾患であるため残念ながら完治はできない。だが，ドネペジルという薬の服用によって一定期間，認知機能を改善，もしくは低下の速度を遅らせることが出来る。しかも初期ほどその効果は高く，長くなることがわかってきた。それが本人や家族のQOL（生活の質）の維持，向上や負担の軽減につながることは，言うまでもない。

4. "気付き"のためのネットワークづくり

とはいえ，認知症の早期発見は口で言うほど容易ではない。初期的症状があっても年のせいだと思ってしまったりして，本人も家族も早期には気付きにくいからだ。たとえ本人が「自分は認知症かもしれない」と不安に思っても，家族に打ち明けるのには躊躇があるだろう。逆に家族が異変を感じて「病院に行って診てもらったら」と誘っても，多くの場合本人は拒否しがちだ。本人や家族から自発的に受診するケースは極めて少ないのが，認知症の特性であり難しいところだと言える。

では、いかにして早期発見につなげればいいのか——。

田尻プロジェクトにおいてその機能を果たしているのが、気付きのためのネットワークである。すでに紹介したとおり、住民の認知症に対する意識は高まり、認知症は病気だと理解されていることがまず大きい。それとともに、福祉、介護、医療にかかわる職員たちも同様に認知症に関する勉強会を今も続けており、早期発見力や対応力を地道に養ってきているのだ。

もう一つ目を引く特徴として、CDR（臨床的認知尺度）の活用がある。これはすでに世界各国で多く用いられている認知症重症度の判定ツール。まだ国内での活用は極めて少ないものの、目黒さんはその有用性を説き、活用を推し進めてきた。「認知症は日常生活、社会生活に支障を来たす状態。それだけに生活の観察が基本なんです」という考えが根底にあるという。

判定の柱になるのは、記憶、見当識、判断力と問題解決、地域社会活動、家庭生活および趣味・関心・介護状況の6項目。これらについて、本人と家族から状況や変化を丁寧に聞き出し、所定の表の中で整理。それをもとにCDR 0＝健常、0.5＝認知症の疑い、1～3＝軽度～重度と区分し、総合判定を行う。認知症の基礎知識を備えた保健師や看護師、ケアマネージャー等がある程度勉強すれば、早期発見につなげるツールとしていかすことが可能なのだという。むろんこれだけで判断するわけではないが、専門医の診療に結びつける情報整理のためのツールとなり、実際、保健師の大谷さんはその有効性をこう話す。

「認知症を心配して本人や家族から相談を受けるとき、訴えたいことがたくさんあって話が混乱していたり、うまく伝えられないというケースがよくあります。その時このCDRに基づいて話をうまく引き出すと状態が整理出来て、とても助かります。専門医の先生や保健師、ケアマネージャーたちと話をするときにも共通の見方、物差しになっているから、田尻プロジェクトでは大きな武器になっていると思います」

また、この早期発見でみつかったCDR 0.5の認知症の疑い、つまりイエローカードとも言える人たちへの対策を重視したことも、田尻プロジェクトの見逃せない取り組みだといっていい。なぜなら、0.5のうちの10～15％程度は年を追うごとに認知症へと悪化していくことが明らかになっているからだ。

そこで力を注いでいるのが、ミニデイサービス。地域ごとにホールや集会場などに集まってもらい、体操やゲーム、おしゃべりなどを楽しんでもらう。昔のことをお互いに語り合う回想法もしばしば行う。こうしたことが認知症の発症予防につながるとは言えないにしても、QOLの維持、向上に結びつくメリットは大きい。かかわる職員は一人ひとりにきめ細かく向き合えるから福祉、介護の質は高まり、もし認知状態が悪化していると気付けば専門医の受診に素早く結びつけることも容易になる。

5. 田尻プロジェクトの可能性

こうした田尻プロジェクトにも課題はある。その一つは、町から市への移行だ。1市6町の統合によって大崎市となったことで、旧田尻町だけのプロジェクトというわけにはいかなくなったのだ。とはいえ、長い年月をかけて進めてきただけに、そう易々とほかの地域へと展開出来るものではない。今はモデル地域を定めて田尻の方式を徐々に広げようと模索しているところ。そのため、旧田尻町の地域と他地域では認知症への向き合い方に差が生まれ、大崎市田尻総合支所・保健福祉課の保健師、大森志津さんもそうしたバラツキを実感しているという。

「田尻では早期発見が進んでいたため、最近はそれほど深刻なケースに出会うこともあまりなかった気がします。でも今相談の対象

地域が広がって，重度とか介護の悩みがすごく深刻な状態になってから相談されるケースが増えてきました．地域差は大きいなと感じています」

実を言えば，冒頭で紹介した紺野さんは旧田尻町ではなく，大崎市内の他地域で暮らすご夫婦だった．そのため，認知症の早期発見がやや遠回りとなったと言える．ただ見方を変えれば，市内に田尻プロジェクトという基盤があったからこそ，穏やかな暮らしに戻ることができたと言ってもいいのだろう．

こうして田尻プロジェクトを見つめて改めて感じるのは，認知症に対する気付きと見守りの網の目の細やかさだ．それは必ずしも斬新なものではなく，むしろ地味な仕組みだと言ってもいい．だけど，認知症になっても安心して暮らせる町を生み出す力を持っていることは確かである．

既に認知症は誰もがなり得る症状として，ごく身近なものになってきた．誰もが目を背けられない現実と将来を見つめたとき，この田尻プロジェクトは貴重な実践モデルの一つとなるのではないだろうか．

第Ⅰ部

認知症医療学の基本と臨床

認知症の基本知識

―― ポイント ――

1. 認知症とは
　ボケと認知症は違う。「ボケ」は一般用語であるが「認知症」は病気であり、医学用語である。また「認知症」は、認知障害のために生活に支障を来たした状態であるが、腹痛という状態の原因に胃潰瘍や胃癌がある様に、その原因疾患は様々である。代表的な原因疾患が、アルツハイマー病と血管性認知症である。

2. 認知症の評価法
　認知症の評価には、日常生活の観察と心理検査があるが、観察法を基本に質問法を補助的に用いることが大切である。観察法の代表である臨床的認知症尺度（CDR）は、記憶、見当識、判断力と問題解決、地域社会活動、家庭生活および趣味・関心、介護状況の6項目について、総合判定を行うものである。

3. 診断の手順
　CDR 1以上（認知症）と判定された場合、せん妄やうつ状態を除外し、認知症の原因疾患の鑑別診断を行う。

4. MRI画像診断の有用性
　地域在住高齢者のMRI所見を検討した結果、CDR 0（健常）群では高齢ほど脳の萎縮、側脳室拡大の「陽性所見」を示す割合が増加した。特に80歳代は、全体的にアルツハイマー病と同様の萎縮を示したが、外側側頭葉と内側側頭葉（海馬・海馬傍回・扁桃体）の萎縮は、アルツハイマー病の方が顕著であった。CDR 0.5（境界状態）群においては、扁桃体の萎縮が認められた。扁桃体の萎縮は、前方内嗅皮質の萎縮を反映していると考えられるので、同部位と側頭葉の萎縮は、「年相応」ではなく「病気の早期」と考えるべきである。

1. 包括的健康観

　WHO[*1]では、健康を身体だけではなく精神や社会的状態、さらに魂（spiritual）も良好な状態と定義している。これは、Bio-Psycho-Socio-Spiritualなモデルという包括的な考え方であるが、これに最も当てはまる疾患の1つが認知症である、と言うのが筆者の主張である。認知症とは、脳の障害の結果、認知機能障害や行動異常を呈し、その結果、地域生活や職業などの社会生活に支障を来たす状態をいう。認知症の原因疾患として、例えば同じ

[*1] WHO：World Health Organization，世界保健機構。各国の国民の健康は、世界平和と安全の基礎であるという信条によって成立した国際組織。1948年国際連合の専門機関として発足したが、日本は1951年に加盟。

アルツハイマー病という「脳の病気」であっても、その症状の理解やケアには、その「患者の人間全体」としての社会的側面の検討も不可欠であるからである。その場合の社会的側面とは、患者にとどまらず家族、さらに医療福祉従事者の視点も含まれる。

2. 認知症とは

　高齢社会を迎えて、地域における有病率の高い認知症に対して、世間の関心は高い。しかし、認知症に対する正しい理解が十分浸透しているかというと、必ずしもそうではない。「ボケ」と「認知症」は違う。「ボケ」は一般用語で定義がない。

　田尻プロジェクトが開始された1991年当初のことである。田尻町に在住する65歳以上の高齢者2300人に対する全数調査を施行した[1,8]。94%という高い回答率が得られた調査の中に、家族に対するアンケート調査が含まれていたが、同居している高齢者が「ボケたと思う」という回答と最も相関が高かった項目が、「耳や目の機能および歩行能力の低下」であった。すなわち、耳が遠くなった、目が見えにくくなった、歩き方がおぼつかなくなった場合、その高齢者は「ボケた」と家族が判断していた。この感覚は理解できるものの、耳や目（感覚器官）、歩行能力の低下は、認知症の本態ではない。

　また、よくある誤解に、生活習慣との関連を言うものがある。「仕事人間はボケる」、だから「時々遊びましょう、恋をしましょう」云々と続くもので、「ボケない音頭」が印刷された手拭いまである。これらは誤りである。筆者が1997年にブラジル日系人の医療協力調査を施行したが[10-12,18]、福祉施設の壁に「ダンスをしないとボケる」という標語があった。日本は仕事社会なので、逆説的に「仕事人間はボケる」という表現が成り立っても、ブラジルでは皆ピンと来ない。また、日本でボケないためにダンスをしましょうと言っても、ピンと来ないであろう。このような介護者側の価値観を押しつけるようなことがあってはならない。また以前、地域住民を対象に講演した際、「私も最近物忘れがひどいので、認知症でしょうか？」と場を沸かせようとする人がいたが、不謹慎極まりない。

　では、認知症とは何か？　「認知症」は高齢社会が到来する前から存在する「医学用語」であり、一言で言えば、「脳の病気」である。従って、医療の対象である。脳の病気である認知症を、決して笑い話にしてはならない。

 重要公式 1
ボケ≠認知症
認知症＝脳の病気
※脳の病気である認知症を、笑い話にしないこと。

　しかし、普通の病気と異なり、2つの大きい特徴がある。
　①医療だけではなく、保健や福祉と連携が必要不可欠な病気であること。
　②本人の自覚が乏しい[*2]ため、同居家族が「主治医」であること。

　誰でも歯が痛ければ歯科医を受診するのであって、皮膚科に行くはずがない。腹痛があって消化器科を受診したり、胸痛があって循環器科を受診したりするのとは大きく異なり、認知症の自覚があって、本人が神経内科や精神科の専門医を受診したり、家族が受診を勧めることはまれである。「年のせい」と思っている場合が多い。従って、家族が専門医に相談に来た時には、病気の症状はかなり進行していることが多い。そのため、認知症が疑われる症状を、同居している家族がいかに早く

[*2] 専門的には「病態無関心」という場合もある。患者によっては、特に初期に自覚がある場合がある。その場合、周囲との意思疎通のずれから不安を伴い「病識」はないが「病感」があることもある。

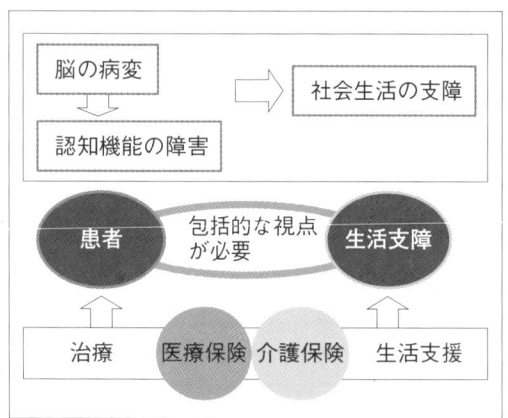

図1. 認知症の概念（定義）（DSM-ⅢR）

表2. 認知症と軽度認知障害
（MCI：Mild Cognitive Impairment）の関係

	認知障害	生活の支障
健常	なし	なし
MCI	あり	なし
認知症	あり	あり

見つけることが出来るかが、その後の対応にとって大切になる。

　認知症には、他の医学用語と同様、定義がある。認知症とは、①脳の病変もしくは脳に影響する全身疾患があって、②記憶や言語など、脳の認知機能が複数、後天的に障害された状態[*3]が慢性に持続[*4]し、③その結果、社会生活の水準の低下を来たした「状態」を言う。その原因は、神経変性疾患[*5]や脳血管障害、頭部外傷[*6]、脳に影響を与える全身疾患[*7]など様々である。①を明らかにするためには画像診断や血液検査、②を明らかにするためには神経心理検査[*8]、③を明らかにするためには、日常生活の観察が必要不可欠である。即ち、認知症はその定義そのものが、「患者」だけでなく「生活支援」としての視点が必要

であり、医療保険と介護保険を組み合わせて支援すべき状態であることを示しているのである。図1にその概念図を示す。

　また、同じアルツハイマー病という病気であっても、脳の中に病変が蓄積していく過程で、未だ病変が水面下のために外に現れる「臨床状態」としては「健常」であることもあれば、軽度認知症（Mild Cognitive Impairment：MCI）状態のこともあれば、認知症状態のこともある。この様に、「病気」の軸と「状態」の2つの軸で考えなければならない。

　ここで、軽度認知障害（MCI）と認知症の基本的な理解であるが、表2に示す様に、認知障害があってそのために日常生活に支障を来たしている状態が認知症（それが定義）、認知障害があるものの何とか社会で生活出来ている状態がMCI、と言うことが出来る。要するに、認知症の認知症たる所以は、「世間の中で、独りで生きて行けないこと」である。だからこそ、社会問題になるのである。

[*3] 後天的な異常：一度獲得された知能が後から障害された状態。精神発達遅滞の患者が高齢を迎えても認知症とは言わない。
[*4] 慢性に持続：対義語は急性・一過性で、その状態を意識障害（せん妄）という。
[*5] 神経変性疾患：神経細胞が障害を受ける原因不明の疾患群。アルツハイマー病はこの1つ。
[*6] 行政用語で「高次脳機能障害」と呼ぶが、正しくは「外傷性認知症状態」である。因みに学術用語としての「高次脳機能障害」は、脳損傷に起因する認知機能障害全般を指し、この中には失語・失行・失認のほか記憶障害、注意障害、遂行機能障害などが含まれる。
[*7] 甲状腺機能低下症、ビタミン B_1・B_6・B_{12} 低下症、低酸素脳症などである。これらの疾患の殆どは「治癒」可能であるので、医療福祉現場の認知症患者の原因疾患ではないかどうか、確認が不可欠である。
[*8] よく用いられる心理検査としては、記憶検査としてWechsler 記憶検査（WMS-R），Alzheimer's Disease Assessment Scale（ADAS），知能検査としてWechsler 知能検査（WAIS-R）等がある。筆者らは、重度認知症の場合、精神年齢が測定できる田中ビネー式知能検査も用いている。

重要公式2
認知症＝独りで社会生活を営むことが出来ない。誰かが見守ってあげなければならない病気。

3. 認知症の評価法

　認知症を評価するには，大きく2つの方法がある。1つは，日常生活を観察して判定する観察法であり，その代表的なものが「臨床的認知症尺度」(Clinical Dementia Rating：CDR)である[19]。一方，質問をして判定する方法が質問法（いわゆる心理検査）であり，その代表的なものが「Mini-Mental State Examination (MMSE)」である[5]。観察法は高齢者に「テストされた」という心理的な負担を与えず，日常の生活を評価でき，心理検査の様に年齢や教育歴などの影響を受けない利点がある。しかし，判定者が介護に疲れている家族などの場合，見方が大げさになったり，偏ってしまったりするという欠点がある。

　一方，質問法は，客観性の高い検査得点が得られる利点があるが，検査者が熟練していない場合，「テストされた」という心理的負担を与えかねないこと，必ずしもその得点が日常生活を反映していないこと，得点が年齢と教育年数の影響を受けること[13]等に注意する必要がある。もちろん，熟練した心理士が行う場合や，医療者側が温かい雰囲気を欠かさない場合は，心理検査室が患者の悩みや不安の相談の場ともなり，非常に良いラポールが形成され検査がスムースに施行できるだけでなく，その後の心理的援助につながる場合が多い。

　実際の保健医療福祉の現場では，観察法と質問法を組み合わせて行うことが多いが，認知症はその定義にもある通り，社会生活の水準低下を来たす状態であるので，生活の観察があくまで基本である。観察法の重要性について，世界的に権威ある医学雑誌，JAMAの論文中の名文[2]を以下に紹介する。

　「The best diagnostic test is a careful history and physical and psychological examination by a physician with a knowledge of and interest in dementia and the dementing diseases. Such an evaluation is time-consuming, but nothing else can replace it.（最良の認知症診断テストは，認知症とその原因疾患について知識と関心を持った医師（医療従事者）による，丁寧な病歴の聴取と身体・心理両面の診察である。これは時間がかかるが，これに勝る他の方法はない。）」

　つまり，認知症の診断は生活の観察が基本であって，時間がかかるのである。リトマス試験紙のように「簡便に，短時間に」認知症かどうかを判定しようとする態度は誤りである。認知症でなくても高齢者の場合，長い人生サイクルを簡単に評価出来るわけがないし，自分が患者の立場であったならば，当然時間をかけてじっくりと診て欲しいと思うであろう。医療福祉従事者は，謙虚に丁寧に，愛情を持って診ていくことが大切だと筆者は痛感している。

重要公式3
認知症の診断＝生活の観察が基本。
※短時間に簡便に判定できるテストを追求する態度は誤り。

4. 臨床的認知症尺度（CDR）

　臨床的認知症尺度（CDR）は，観察法の代表的なものであり，評価表は世界各国で既に多く用いられている。日本語版の判定用ワークシートは，ワシントン大学アルツハイマー病センターでCDR判定医の資格を取得した筆者によって，翻訳された[16]。筆者らの研究グループは，1988年より宮城県田尻町（2006年3月31日より大崎市）とともに，脳卒中・認

	正常	認知症疑い	認知症軽度	認知症中程度	認知症重度
CDR	0	0.5	1	2	3
記憶					
見当識					
判断力と問題解決					
地域社会活動					
家庭生活および趣味・関心					
介護状況					

図2．CDRの評価表

知症・寝たきり予防プロジェクト（大崎-田尻プロジェクト）を施行しているが，CDRは，特に認知症を重要視し始めた1996年より活用している[7]。

図2にCDRの評価表を示す．記憶，見当識，判断力と問題解決，地域社会活動，家庭生活および趣味・関心，介護状況の6項目について，健常（CDR 0），認知症疑い（CDR 0.5），軽度認知症（CDR 1），中程度認知症（CDR 2），重度認知症（CDR 3）に評価し，総合判定を行う．具体的な判定の手順については，拙著[16,17]を参照されたい．

ところで，CDRによる評価は，その後の保健医療福祉マネジメントのプランを考えるための「手段」であって，判定それ自体が「目的」ではない．脳の病気の進行によって，健常・軽度認知障害（MCI）・認知症と言う，いろいろな状態を示すが，その病気の程度を判断する「手段」として，観察法が適切ということである．臨床的にCDR 0（健常）であっても，既にアルツハイマー病の病変が脳内に蓄積していることはあり得るし，実際，年間CDR 0の5％程度は，認知症状態に移行する．ワシントン大学グループでは，この状態を「臨床症状を来たす前段階のアルツハイマー病」（preclinical Alzheimer's disease）[20]と呼んでいる．CDR 0.5の状態であれば，年間10～15％程度，3年間で18％程度が認知症状態に移行するという報告がある[4,14,15]．

5．認知症診断の手順

CDRは，厳密には認知症の診断がついた場合の重症度診断である．しかしCDR 1以上の場合，結果的に以下に示す「診断基準」とよく一致するので，本書では，高齢者が認知症かどうかを保健・看護・介護スタッフも判断できる尺度という意味で「診断基準」としても用いることにする[*9]．認知症の診断基準としては，WHOによる「精神及び行動の障害・臨床的記述と診断ガイドライン第10版」や，アメリカ精神医学会による「精神疾患の診断と統計のためのマニュアル・改訂第3版および第4版（DSM-Ⅲ-R），（DSM-Ⅳ）」[6]がよく知られている．アメリカ神経学会による，認知症診断基準の信頼性・妥当性に関する報告[9]では，診断基準としてDSM-Ⅲ-Rを推奨している．DSM-Ⅳでは独立した認知症の診断基準がなく，アルツハイマー病や血管性認知症の診断基準の共通項目として挙げられているからである．

CDRに基づきCDR 1以上，すなわち「認知

[*9] ただし場合によっては，認知症の原因疾患の診断基準（例えばアルツハイマー病におけるNINCDS-ADRDA基準）を満たした後，重症度判定をCDRで行った場合，結果的にCDR 0.5となる場合があるので注意すること．

症状態」と診断された場合，次にその原因疾患の鑑別診断を行う．認知症状態の診断と，その原因疾患の鑑別診断の２段階からなるこのプロセスは，国際的に認められているものである[3]．以下に順に説明を加える．

1）複数の認知機能障害

まず，高齢者の日常生活の観察から，複数の認知機能障害が疑われるかどうかを検討する．記憶，見当識などについて１つずつ丁寧に，観察する．社会生活の観察だけでは複数の認知機能障害が明らかではない場合，心理検査を補助的に用いる．また複数の認知機能障害が認められない場合でも，定期的にフォローアップする方がよい．

2）せん妄やうつ状態の除外

意識の障害には，「覚醒度」の障害と，「内容」の障害があるが，一過性で可逆性の内容の障害がせん妄である．せん妄は睡眠の障害や，幻覚[*10]や錯乱を伴うことが多いが，睡眠の障害を伴う場合，日中は覚醒せずに傾眠しがちであるものの，夜間にせん妄が見られることが多い．この状態を特に「夜間せん妄」という．幻視はせん妄においてよく見られる症状である．

臨床的に重要なのが，薬剤せん妄である．具体的には抗コリン系の頻尿治療薬（プロピベリン，オキシブチニン等），ベンゾジアゼピン系睡眠薬（トリアゾラム等）は，せん妄を来たしやすいので，投与には効果とのバランスを考慮する等，注意が必要である．

一方，うつ病は気分障害に分類される精神障害で，不安や焦燥感が目立つことが多い．その場合，思考の速度が低下するため認知症と間違われやすいが，時間をかければ答えられる場合があるので，注意が必要である．

3）社会生活の水準低下

健忘症（例えばヘルペス脳炎）の様に，記憶障害だけが強い場合，「独りで社会生活を営むこと」が困難になるとは限らない．例えば，図形・空間等の認識能力（視空間性機能）や言語に問題がない場合，時計を見たりメモを読んだりできるので，１日の予定を詳しく書いたメモを部屋の壁に貼っておき，時計を見ながらその予定表通りに生活することが出来る．また，言語の障害を示す失語症も，必ずしも社会生活の水準が低下するとは限らない．筆者の外来に，「自分の妻が自分の言葉の代わりを行っている」旨，話していた患者がいた．また，そもそも社会の中で１日話さなくても困らない場合もあるし，言葉の通じない外国では，一種の失語症状態になってしまうが，何とか生活は出来るであろう．

この様に，記憶や言語の障害それのみでは必ずしも社会生活の水準低下を来たすとは限らない．しかし，認知症は，健忘症や失語症よりも，記憶や言語の障害のみを見れば比較的軽いことが多いものの，明らかに「独りで社会生活を営むこと」が困難である．この能力を判断するには，「仮に街中に連れて行った場合，独りで対処行動をとれるか」（もちろんそのようなことは実際に行ってはならないが）をイメージするとよい．記憶や言語などの部分的な認知機能障害の単純な組み合わせに還元して説明出来ないものが，「社会適応能力」である[*11]が，まさにその障害が認知症の認知症たる所以である．

6. MRI 画像診断の有用性

1）撮像原理

MRIは，生体内の水素原子核（1H）の核磁気共鳴現象（NMR現象）を画像化するもので

[*10] 幻覚：対象なき知覚のこと．
[*11] かつてはこの能力を「知能」と呼んだ．現在は「知能」というと，操作的に「知能テスト」で測定される能力のことを定義する場合があるので，筆者は「社会的知能」または「社会的知性」と呼んでいる．

あり，現代の画像診断にはなくてはならない手法の1つである。生体内の水素原子核は，静地場の働きにより共鳴状態に置かれ，さらに傾斜磁場の働きにより位置情報を付加されたNMR信号として検出され，画像化することが可能となる。この時のNMR信号を決める要因となる組織の要因には，T_1値である縦緩和時間，T_2値である横緩和時間，水素原子密度（プロトン密度）および流れがある。

通常はT_1強調像およびT_2強調像，さらにプロトン密度強調像またはFluid attenuated inversion recovery（FLAIR）像を撮像する。S/N比や検出装置のクロストーク等の要因から通常は，5～10 mmのスライス厚みと1～5 mmのスライス間隔で撮像する。また，最近では詳細な局所の検討や画像処理に便利なため1 mmの薄いスライス厚とスライス間隔なしでの撮像や，3次元撮像も行われている。

2) 有用性

MRI検査を行うことで，脳の萎縮，特にアルツハイマー病で問題になる海馬や海馬傍回の萎縮が評価出来る。また，CTでは描出されない脳梗塞も評価することが出来る。

また，CTと異なり放射線ではないため，副作用はない。従って，認知症対策として欠かせない画像診断装置がMRIである。ただし，心臓ペースメーカー挿入患者は禁忌であり，体内に金属がある場合も，撮像には注意が必要になる。

地域医療を行っていると，紹介状その他において「年齢相応の萎縮」という表現に遭遇することがある。これは，病気の早期状態を「年のせい」と見過ごしてしまう可能性がある，危険な態度である。後述するが（F. 地域調査の実際，図20），扁桃体や側頭葉の萎縮は「年相応」ではなく「病気の早期」と考えるべきである。

引用文献

1) Ambo H, Meguro K, Ishizaki J, et al.：Depressive symptoms and associated factors in a cognitively normal elderly population：The Tajiri Project. Int J Geriatr Psychiatry 2001; 16：780-788.
2) Consensus conference：Differential diagnosis of dementing diseases. JAMA 1987; 258：3411-3416.
3) Corey-Bloom J, Thal LJ, Galasko D, et al.：Diagnosis and evaluation of dementia. Neurology 1995; 45：211-218.
4) Delay E, Zaitchik D, Copeland M, et al.：Predicting conversion to Alzheimer's disease suing standardized clinical information. Arch Neurol 2000; 57：643-644.
5) Folstein MF, Folstein SE, McHugh PR：'Mini-Mental State'：A practical method for grading the cognitive state of patients for the clinician. J Psychiatr Res 1975; 12：189-198.
6) Frances A, Oincus HA, First MB, eds.：DSM-IV TM, Diagnostic and statistical manual of mental disorders（4th Ed.）. American Psychiatric Association, Washington DC, 1994.
7) Ishii H, Meguro K, Ishizaki J, et al.：Prevalence of senile dementia in a rural community in Japan：the Tajiri Project. Arch Gerontol Geriatr 1999; 29：249-265.
8) Ishizaki J, Meguro K, Ambo H, et al.：A normative, community-based study of Mini-Mental State in elderly adults：The effect of age and educational level. J Gerontol：Psychol Sci 1998; 53：359-363.
9) Knopman DS, DeKosky ST, Cummings JL, et al.：Practice parameter：Diagnosis of dementia（an evidence-based review）. Report of the Quality Standards Subcomittee of the American Academy of Neurology. Neurology 2001; 56：1143-1153.
10) Meguro M, Meguro K, Caramelli P, et al.：Elderly Japanese emigrants to Brazil before World War II：I. Clinical profiles based on specific historical background. Int J Geriatr Psychiatry 2001a; 16：768-774.
11) Meguro K, Meguro M, Caramelli P, et al.：Elderly Japanese emigrants to Brazil before World War II：II. Prevalence of senile dementia. Int J Geriatr Psychiatr 2001b; 16：775-779.
12) Meguro K, Meguro M, Caramelli P, et al.：An environmental change does not affect dementia preva-

13) Meguro K, Shimada M, Yamaguchi S, et al.: Cognitive function and frontal lobe atrophy in normal elderly adults: Implications for dementia not as aging-related disorders and the reserve hypothesis. Psychiatr Clin Neruosci 2001d; 55: 565-572.
14) Meguro K, Shimada M, Yamaguchi S, et al.: Neuropsychological features of very mild Alzheimer's disease (CDR 0.5) and progression to dementia in a community: The Tajiri Project. J Geriatr Psychiatr Neurol 2004; 17: 183-189.
15) Meguro K, Ishii H, Kasuya M, et al.: Incidence of dementia and associated risk factors in Japan: The Osaki-Tajiri Project. J Neurol Sci 2007; 260: 175-182.
16) 目黒謙一:痴呆の臨床:CDR判定用ワークシート解説. 医学書院, 東京, 2004.
17) 目黒謙一:認知症早期発見のためのCDR判定ハンドブック. 医学書院, 東京, 2008.
18) 目黒謙一:ブラジル高齢者移民:認知症調査を通じて見た物語と歴史. 新興医学出版社, 東京, 2010.
19) Morris JC: The Clinical Dementia Rating (CDR): current version and scoring rules. Neurology 1993; 43: 2412-2414.
20) Price JL, Morris JC: Tangles and plaques in nondemented aging and "preclinical" Alzheimer's disease. Ann Neurol 1999; 45: 358-368.

B. 原因疾患別の医療介護連携

―― ポイント ――

1. アルツハイマー病

原因不明の神経変性疾患で，認知症の原因として最も多い．緩徐進行性の発症で，発症月日を同定出来ない．エピソード記憶の欠損と物盗られ妄想を示すことが多い．進行性の経過で徐々に悪化する．MRI画像における海馬の萎縮とSPECT・PET画像における大脳皮質連合野の血流・代謝障害が特徴的である．介護者は特に被害妄想の対象になった場合，精神的負担が大きい．薬物療法は，ドネペジルやガランタミン等による認知機能の進行遅延と，向精神薬の少量短期投与による行動障害の改善，心理社会的介入としては見当識訓練と回想を取り入れたグループワークによる，生活の質の向上が期待される．生活行動介助は，絵よりも声がけが有効で，食器と食物のコントラストにも注意が必要である．

2. 血管性認知症

脳卒中の前は正常で，脳卒中発作の後，3ヵ月以内に認知症症状が発症する．麻痺や感覚障害，嚥下障害などの身体機能障害を伴いやすく，失語症や喚語困難を伴う場合，言語的コミュニケーションが悪いが，内面の人格は保持されている．従って，丁重に接さなければならない．脳卒中の再発で寝たきりになりやすく，生命予後が悪い．介護者は身体介護の負担が大きい．薬物療法は，抗血小板薬による脳卒中の再発防止と血管性危険因子の管理，非薬物療法としては作業療法士・理学療法士・言語聴覚士によるリハビリテーションによって，改善が期待出来る．心理社会的介入はグループワークには乗りにくく，個別介入が基本である．MRI画像において脳血管障害や白質病変が特徴的である．

3. 皮質下血管性認知症

MRI画像にて，5個以上のラクナ梗塞と，白質病変が特徴的な血管性認知症の1つのタイプである．記憶障害は軽度のことが多いものの，遂行機能が障害されていることが多い．徘徊や物盗られ妄想などの行動障害が少ないために，家族も「年のせい」と誤解し深刻感も少なく，外来を受診することが少ない．家庭内生活が不活発で，一日中家でボーッとしていることが多い．地域調査などにも同意しにくく，従って地域に「埋もれている」可能性が大きい．血管性危険因子の管理が不十分であると，脳卒中の再発作を生じやすいが，危険因子の治療によって認知症の症状も改善するため，積極的な医療介入が必要である．

4. レビー小体型認知症

原因不明の神経変性疾患．緩徐進行性の発症で，発症月日を同定出来ない．初期からパーキンソン症候群を伴うことが多く，バランス障害や転倒を伴いやすい．子供や犬・猫等の小動物幻視や，錯視・誤認等の視覚症状が特徴的である．幻視は本人が記憶していて主訴になり得るが，「霊現象」と思われやすく，家族も気味が悪い．症状に変動が見られ，徐々に悪化

する。失神，夜間奇声が見られることもある。薬物療法は，ドネペジルによる幻視の軽減と向精神薬の少量短期投与による行動障害の改善，抗パーキンソン病薬によるパーキンソン症候群の改善が期待される。薬剤が効きすぎることがあるので（薬剤過敏性），副作用に注意する。生活環境としては，壁や床の模様は厳禁で，段差等にも特に注意が必要である。

5. 前頭側頭葉変性症

　原因不明の神経変性疾患。緩徐進行性の発症で，発症月日を同定出来ない。2つのタイプがある。1つは前頭側頭型認知症。初期に人格変化があり，反社会的行為（万引きなど）が認められるが，初期の記憶等は正常のこともある。一定の時刻に一定のことを行わないと気が済まない常同行動が特徴的である。MRI画像にて前頭葉・側頭葉の萎縮が目立つ。もう1つは意味性認知症。言葉の意味が障害される状態で，例えば誕生日を問うと「タンジョウビって何ですか」の様に聞き返してくる。MRI画像にて特に側頭葉の萎縮が目立つ。ともに薬物療法としてSSRIが有効。心理社会的介入は，症例ごとの対応が必要となる。

1. アルツハイマー病

　原因不明の神経変性疾患の1つで，認知症の原因として最も多い。地域在住高齢者の認知症の原因疾患の60％を占めるのが，このアルツハイマー病である。診断基準としては，表3に示す様にNINCDS-ADRDA[23]が用いられる。

1）臨床的特徴

　緩徐進行性に発症し，発症時期を同定出来ない。そのため家族は「自然にこうなった」と表現する場合がある。「何月何日から物忘れが始まった」と明らかに分かれば，それはアルツハイマー病ではない。また，進行性に悪化する。全世界の平均データは，発病後，5年ほどで在宅生活が困難になり，8年ほどで寿命を迎えるとされる。

①認知機能障害

　即時記憶が比較的保たれておりその瞬間の会話は成立するものの，著明な近時記憶障害を示し数分前のことを忘れてしまう。しかし遠隔記憶はよく保たれていて，昔のことを繰り返して話す，というよく経験される病態である。健常高齢者でも，エピソードの一部を再生出来ないものの，他人に指摘されて再認出来る状況はしばしば経験されるが（例．家族で旅行した時のホテルの名前や，献立の内容等），明らかにエピソードの枠組み・出来事そのものが欠損する（例．家族旅行をしたこと自体を忘れる）ことはない。これを，「近時・エピソード記憶のまとまった欠損」と表現するが，アルツハイマー病の記憶障害の中核をなす症状である。出来事の「枠組み」自体が障害されるため，生活に支障を来たす。また意味記憶は教育歴が高い場合，比較的保持される。遠隔記憶については，感情的に印象の強いもの（戦争体験や肉親の死などの喪失体験等）は残るが，必ずしも正しいとは限らない。また再生・再認ともに障害されるが，記憶錯誤と作話を示す症例が存在する。その一方で過去に修得した作業等の手続き記憶は比較的保持されるのが特徴である（例．意味がよく分からないのに編み物をし続ける）。

　エピソード記憶障害に基づく生活障害が著明に目立つので，記憶以外の障害は軽視されることもあるが，日常生活における遂行機能障害も認められる。特に社会生活の活動が高い場合，記憶よりも遂行機能の障害が先に気

表3. アルツハイマー病（AD）の診断基準（NINCDS-ADRDA）

I. Probable AD の臨床的診断基準
①臨床的に認知症が認められ，神経心理学的検査により確認されること
②複数の認知機能障害
③記憶と他の認知機能の進行性の低下
④意識障害が認められないこと
⑤40歳から90歳までの発症，多くは65歳以上
⑥進行性に記憶と認知障害を来たす他の神経疾患ならびに全身疾患の否定
II. Probable AD の診断は以下により支持される
①特定の認知機能の進行性の低下，例えば言語（失語），行為（失行），知覚（失認）
②日常生活活動の水準の低下と行動パターンの変化
③家族歴，特に病理学的に確認されたもの
④以下の検査所見：髄液検査正常，脳波が正常もしくは徐波の増加などの非特異的所見，連続するCT検査で認められる脳の萎縮の進行
III. AD以外の認知症の原因を除外した後，probable AD の診断に一致する臨床的特徴
①進行性の経過の中に見られる安定した時期
②抑うつ状態，不眠，失禁，妄想，幻覚，性的異常，体重減少など
③進行した状態で認められる筋緊張の亢進，歩行障害などの運動系の異常
④年齢に対して正常のCT所見
IV. Probable AD の診断にふさわしくない不確かな特徴
①突然の脳卒中様の発症
②初期の局所的な神経学的症候：片麻痺，感覚障害，視野欠損，協調運動障害
③発症時もしくは初期のてんかん，歩行障害
V. Possible AD の臨床診断
①認知症を生じる他の神経学的，精神科的または全身疾患がなく，発症
②認知症を引き起こすに十分な二次性の全身性疾患または神経疾患が存在するが，現在の認知症の原因になっているとは考えられない場合
③他の原因がはっきりせず，緩徐進行性の認知障害が1つのドメインに単独で見られる場合（研究目的の場合）
VI. Definite AD の診断基準
probable AD の臨床診断基準を満たしかつ，生検もしくは剖検にて病理学的な証拠が認められること
VII. AD の分類として特記すべき特徴（研究目的の場合）
①家族歴のある場合
②65歳以下の発症
③染色体21トリソミー
③他の関連する疾患の合併（例えばパーキンソン病）

（McKhann G, et al.：Neurology 1984；34：939-944．より引用，著者訳．）

づかれる。保健師だったAさんは，地域における予防接種の手伝い等の活度を活発にこなしていたが，普段Aさん宅を訪問していた保健師が「煮物の味が普段のAさんの味ではない」ことに気づき，初期アルツハイマー病と診断された場合がある。また，開業していた医師のBさんは，診療はこなしていたものの，医院の看護師によって「レセプトの整理がいつものB先生の様に上手く出来なくなっている」ことに気づかれて，初期アルツハイマー病と診断されたが，いずれも心理検査上は正常であった。

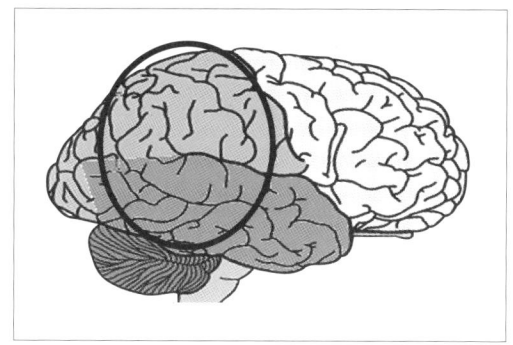

図3. アルツハイマー病の障害部位（概略）

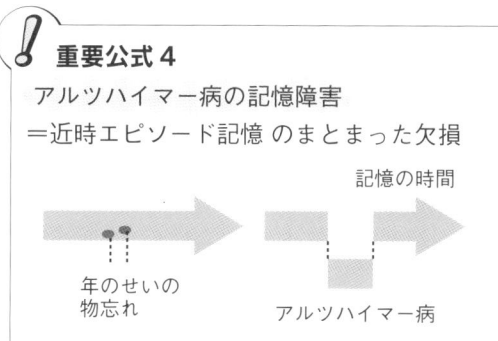

日付や場所の見当識障害，図形の模写[16, 46]などの構成障害なども認められる。失語が目立つ場合は，神経心理検査の点数が病気段階よりも重症に評価されるので，注意が必要である。また，道具のパントマイム障害（観念運動失行）とBPO（Body Parts as Objects）現象なども認められるが[17]，道具を実際に手に持たせると，手続き記憶[*1]が比較的保持されているため，それほど使用障害は目立たない。しかし，複雑な道具の使用やスイッチの操作などは障害されることが多い。

②行動障害

行動障害としては，物盗られ妄想を示し，置き忘れたり，しまい忘れたりした小物を家族が盗ったと言い出す。言葉巧みに取り繕う（作話）ので一見「正常」のこともあり，しばらくぶりに患者に会った親戚はその異常に気づかず，介護者が家族の中で孤立することがある。しかし見かけとは異なり，「病気」として対処することが大事である。徘徊や，睡眠覚醒の障害を伴うことも多い[24, 27〜30]。幻視を示すことは多くないので，幻視が目立つ場合は，後述するレビー小体型認知症や血管性認知症を疑う方がよい。初期にバランス障害や転倒，パーキンソン症候群[*2]を示さずスタスタと歩き，体の動きもよい。

③画像診断

MRI画像診断では，脳全体が萎縮するが特に海馬[*3]や海馬傍回で著しいことが特徴である。SPECT・PET画像では，頭頂葉や側頭葉の連合野の血流・代謝が低下する。特に，後方帯状回の代謝低下は，初期から認められる。末期では，前頭葉の血流・代謝も低下する。

[*1] 記憶の3過程に意識が関与しないもの。
[*2] パーキンソン症候群：振戦，筋固縮，無動を3主徴とする運動機能障害。パーキンソン病以外にもこの症状を示すことがあるので，パーキンソン症候群（パーキンソニズム）という。
[*3] 両側の側頭葉内側にある構造物。ギリシア神話の想像上の生物（前半身が馬，後半身がイルカ）に似ていることから命名された。エピソード記憶に関係しており，アルツハイマー病の病変が生じやすい部位。

図3に示す様に，脳の後方が障害されるのが，アルツハイマー病の特徴である。

2）医療介護連携

介護者の負担としては，身体的介護よりも被害妄想の対象になった場合の，精神的負担が大きいことが特徴である。特に，生活の世話をしている介護者が疑われてしまう。徘徊や睡眠覚醒障害は身体的介護もそうであるが，見守りをしなければならないという精神的負担が大きい。

①薬物療法

薬物療法としては，ドネペジルやガランタミン等の投与により，認知機能の低下を遅延させることが認められている。ドネペジルは，アセチルコリン系神経の終末から放出される神経伝達物質アセチルコリンを分解する，酵素アセチルコリンエステラーゼを阻害する薬剤で，神経終末におけるアセチルコリンの量を増加させることが出来る。しかし，神経細胞によるアセチルコリンの合成自体はアルツハイマー病の進行とともに減少していくので，認知機能低下の遅延は一時的であり，概ね6ヵ月である。

また，リスペリドン[*4]の少量短期間投与により，妄想や徘徊，睡眠覚醒障害などの行動障害がコントロール出来る[32,49]。また，レボメプロマジンやクエチアピンは，攻撃性の鎮静に効果がある。ただし，向精神薬の長期投与は，薬剤性パーキンソン症候群を生じさせたり，生命予後を短縮させたりする報告があるので，慎重な投与が必要である。原則として，3ヵ月以上持続投与しない。

②心理社会的介入

心理社会的介入としては，過去の遠隔記憶が比較的保持されていることと，集団の中で疎通性がよいので，見当識訓練や回想を取り入れたグループワークに乗りやすいことも特徴である[14]。また，調理実習や習字など，過去に習得した技能を活用することも1つの方法である。

筆者らは以前[35]，アルツハイマー病患者を対象に，ドネペジル内服と心理社会的介入の相乗効果について検討した。その結果，アウトカムをMMSEで測定可能な全般的認知機能にした場合，ドネペジルによる悪化の遅延効果が主であって，心理社会的介入を追加した効果は認められない。しかし，アウトカムをQOL尺度にした場合，心理社会的介入は単独であっても，ある程度の効果が認められた。従って，アルツハイマー病患者に対して，ドネペジル内服に追加して心理社会的介入を行う意義があると考えている。

生活場面における介護への応用として，筆者らは，生活障害における道具の系列動作，即ち複数物品の使用を検討した。地域在住の高齢者が，1日の中で行う行為，即ち，身辺整理や整容，部屋の掃除，簡単な調理，手紙書き，布団の出し入れ等で，行為を完了させるために3つの動作の正しい系列が必要なものを系列動作と定義し，その遂行能力と日常生活の関係を検討した。その結果，アルツハイマー病患者は，系列動作の遂行が健常者よりは低下しているものの，絵や写真よりも言葉で注意を向上させた場合，行為が終了出来ることが分かった[37]。即ち，生活行動介助は，絵よりも声がけが有効で，グループホーム等でスタッフが脇に立って声かけをしながら調理をすることは，意味があると考えられる。一方，血管性認知症は，言葉で注意を向上させても，系列動作が出来ない場合があるので無理に家事動作の訓練を行うことはあまり意味がない。また，視覚性注意障害があるため，食器と食物のコントラストにも注意が必要で

[*4] 非定型抗精神病薬の1つで，セロトニン・ドパミン阻害薬。少量投与の場合，主にセロトニン神経を阻害し，結果的にドパミンを増やして行動障害を改善すると考えられている。

表4. NINDS-AIRENによる血管性認知症の診断基準（要点）

Ⅰ．(1) 記憶と2つ以上の認知機能障害（見当識，注意，言語，視空間機能等）と，脳卒中の身体的障害のみには還元出来ない日常生活障害
(2) 脳血管障害の存在。脳血管障害に矛盾しない局所神経学的徴候の存在。かつ画像診断（CT・MRI）により，基底核領域・白質病変だけでなく，多発性の大血管梗塞や単発でも重要部位の梗塞の存在（視床等）
(3) 上記の（1）と（2）の関連が以下の1つ以上により証明あるいは推論される
  (a) 脳卒中の見られた3ヵ月以内に認知症が発症
  (b) 認知機能の突然の障害あるいは動揺性の経過

(Roman GC, et al.：Neurology 1993；43：250-260．より引用，著者訳．)

ある[5]。すなわち，白い器に白い食品を入れる場合，健常者では区別出来るようなコントラストでも，アルツハイマー病患者では区別出来ないことがあるので，白い食品の時は黒い器を使う等の工夫が必要である。

> **重要公式5**
> アルツハイマー病の治療
> 薬物療法＝ドネペジルやガランタミン等の投与による進行の遅延
> 心理社会的介入＝見当識訓練と回想を取り入れたアプローチ
> ※両者の組み合わせにより，QOLが一定期間維持される。

2. 血管性認知症

アルツハイマー病の次に多い認知症の原因疾患で，脳血管障害や脳循環の異常によって認知症を引き起こしている状態である。4つの診断基準があるが，その一致率はあまり良好ではない[34, 39]。その最大の原因は，認知症と関係がある血管障害の確認[*5]が難しいためである。認知症の高齢者にMRI検査を施行し，血管病変が発見されたからといって，安易に血管性認知症と診断してはならない。最も厳密なNINDS-AIREN基準[42]では，表4に示す様に，認知症があること，即ち記憶と2つ以上の認知機能障害と日常生活の障害があること，脳血管障害があること，即ち局所神経学的徴候と画像診断による確認，さらにその2つの間の関連の証明（推論）が必要であるとしている。認知症と脳血管障害の存在を示した上で，両者の因果関係を示すという，論理的な基準である。

1）臨床的特徴

脳卒中の前は全く正常で普通に生活していたが，脳卒中発作後3ヵ月以内に認知症の症状が出現する。脳卒中の部位に関連して身体的症状を伴いやすい。障害されている部分と保持されている部分が，「まだら」になっているのが特徴である。身体の麻痺や言葉の障害などを伴っており一見「重症」であるが，内面の人格は保持されていることが多く，何気ない一言が相手を傷つけてしまうので，丁重に対応することが大事である。脳卒中の再発で寝たきりになりやすく，生命予後が悪い。

臨床的経過の特徴として，アルツハイマー病は緩徐進行性の経過をとり，血管性認知症は突然の発症や動揺性の経過を示し，階段状

[*5] 単一の脳梗塞でも，戦略的重要部位の脳梗塞（starategic cerebrovascular disease）の場合，認知症を引き起こすことがある。例えば，視床，尾状核頭，内包前脚などである。特に視床は重要で，「視床認知症（thalamic dementia）」という用語も存在する。

に悪化する,と言われている.古典的にはHachinski虚血点数,診断基準としてはICD-10やNINDS-AIRENにも記載されている.しかし,「突然の発症」や「動揺性の経過」はよいとしても,「階段状の悪化」には問題が多い.脳卒中後の認知症の場合,発作後に認知機能障害を示すほど機能水準は一気に低下する.急性期から回復後,徐々に意識障害は改善し,その後のリハビリテーションによって緩徐に認知機能は回復して行くことが多い.脳卒中が再発しつつ階段状に悪化する等というのは,医療のマネジメント不備によるのであって,血管性認知症の本態ではない.

①認知機能障害

記憶は,記銘も再生も時間がかかることが大きい特徴である.再生にあたって手がかりが有効な場合が多く,また保持された内容自体は比較的正しいため,再認が良好である.エピソード記憶の枠組み自体は保たれていることが多い.また,作話を示す場合もある.アルツハイマー病との比較では,血管性認知症患者は自由再生・手がかり再生・再認は良好で,特に再認は正常範囲で,心理検査において保続が目立ったという報告[50]がある.失語症や喚語困難を伴う場合,言語的コミュニケーションが悪いが,内面の人格は保持されているので,丁重に接する必要がある.

血管性認知症患者では注意力や視空間性スキルの低下を認めたという報告[9]や,認知症を示さない段階の皮質下血管障害において,既に遂行機能障害を示したという報告[19]がある.しかし,血管性認知症,特に皮質下血管性認知症の最大の遂行機能障害は,無気力・無関心とも関連した「社会適応能力」の障害である.皮質下血管性認知症は高血圧など血管性危険因子を伴っている場合が多く,内服薬も複数処方されている場合が多い.しかし病気に対する深刻感がなく受診したがらず,服薬コンプライアンスが悪い.1日中家の中でほとんど動かずに生活している場合でも,アルツハイマー病の徘徊の様に行動障害を示さないため,家族も深刻感が少なく「年のせい」で片づけてしまう.その結果,高血圧が悪化したり,脳卒中の再発作を生じたりと,悪循環に陥る(図4).この様な場合,徹底した危険因子の管理で認知機能も改善する場合があるので,社会的遂行機能・社会的適応能力,特に服薬管理に対する積極的な支援が必要になる.

②行動障害

行動障害としては,妄想や作話を示す場合がある.幻視は,橋や中脳等,脳幹部に梗塞がある場合,伴うことがある(脳脚幻覚症・脳幹幻覚症).しかし,血管性認知症に最も見

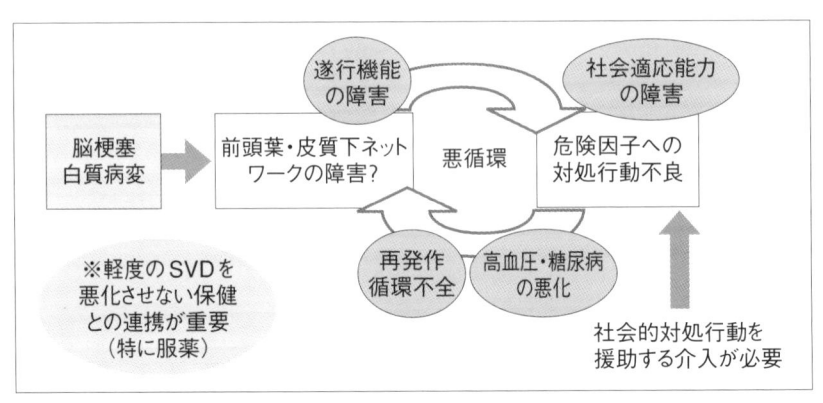

図4. 皮質下血管性認知症悪化の病態

られる行動障害は，無気力・意欲低下（Apathy）である。

Apathyとは Martin[21] によれば，「動機の喪失による目標指向性の行動・認知・情動のconcomitantsの同時的減少」である。努力のなさ，新しいことや社会活動への参加意思の低下，自己関心の低下，感情の平板化を示し，しばしば抑うつ状態と混同されやすい。

最近の，脳卒中167名の連続症例の検討[4]では，26.7％にApathyを生じ，高齢，日常生活の低下，低いMMSE点数，自己申告による抑うつ尺度が関連していたが，脳卒中の危険因子や脳卒中の重症度とは関連しなかった。年齢・知能指数・抑うつ尺度を統制した検討では，Apathyは注意力の低下や情報処理速度の低下と関連していた。画像診断（CT・MRI）では，右半球の前頭葉・皮質下ネットワークの障害との関連が示されている。

また，血管性パーキンソン症候群も伴いやすい。これは，脳血管障害に基づくパーキンソン症候群のことを言うが，これは血管性認知症と関連した神経症候の中でも，議論の多いところである。特発性パーキンソン病の10％に認知症が認められたのに対して，血管性パーキンソン症候群は45％に認知症が認められたという報告[52]がある。基底核領域の多発性梗塞，ビンスワンガー型白質病変，中脳などの戦略的重要部位における脳梗塞の3種類の病変と，血管性パーキンソン症候群との関係が認められている。特発性パーキンソン病との鑑別は，神経学的診察から可能である。特発性パーキンソン病は，基本的に片側性であり，病期が進んで両側に進展してもどちら側が主か理解出来るのに対して，血管性パーキンソン症候群は両側性であること，また血管性パーキンソン症候群は主に下肢を障害し，歩幅は広く，姿勢もそれほど前屈位にはならないこと，上肢にはPill-rolling型の振戦や歯車様の筋固縮をあまり認めず，むしろgegen-haltenが目立つこと，等である。また，錐体路症候や小脳症候，仮性球麻痺を伴うこともある[8]。

③画像診断

MRI画像診断では，MRI画像にて脳血管障害や白質病変が特徴的である。SPECT・PET画像では，脳梗塞部位における血流代謝の低下だけでなく，遠隔効果（diaschisis）を示して，脳梗塞の部位と対側の小脳の血流代謝が低下する場合（contra-lateral cerebro-cerebellar diaschisis）と，同側の大脳皮質の血流代謝が低下する場合がある（ipsi-lateral cerebro-cerebral diaschisis）。臨床像と画像診断所見から，概ね血管性認知症は以下の3つに分類可能と言ってよい。

即ち，
(1) 皮質の梗塞を多発性に生じ，結果的に記憶や言語等の複数の認知ドメインが障害されて認知症の基準を満たす，いわゆる多発梗塞性認知症。
(2) 視床や尾状核頭などの，単発でも認知機能に障害を引き起こす戦略的重要部位の脳梗塞（strategic infarction）の結果，認知症の診断基準を満たす場合。
(3) 基底核領域に複数のラクナを認め，中程度以上の白質病変を認める場合で，上述の皮質下血管性認知症の診断基準を満たす場合。

MRIの典型的所見を図5に示す。

ここで，(1)の状態を，認知症に含めてよいかどうかは，今後の検討が必要である。例えば側頭葉の皮質の梗塞でWernicke[*6]失語状態を生じている場合，非言語性であっても，記憶も障害されている場合が少なくない。あるいは側頭葉に加えて頭頂葉の梗塞により言語および視空間性機能の障害を来たした場合，

[*6] Wernicke領域：左上側頭回後半部。言語の理解を司る中枢。

図5. 血管性認知症の3類型

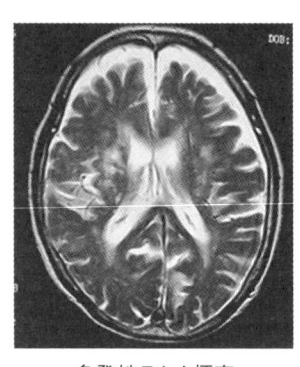

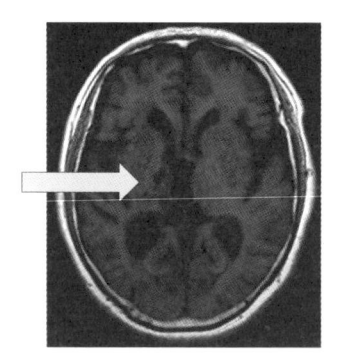

多発性ラクナ梗塞＋白質病変　　戦略的重要部位の脳梗塞　　大脳皮質の大梗塞

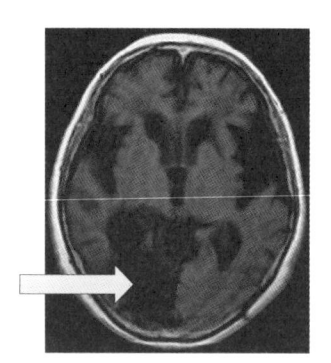

脳梗塞の結果，複数の認知ドメインが障害されていることに変わりない。そして社会生活の水準の低下を来たしていれば認知症と定義することは可能であるが，脳梗塞による言語と記憶の障害，脳梗塞による言語と視空間性機能の障害という表現で本質的に問題ない。

それに対して，血管性認知症の本質は，(3)の状態であることは，Erkinjuntti らの皮質下血管性認知症の診断基準（後述）が提唱される遥か以前から，松下によって既に指摘されていたことである[22]。

2) 医療介護連携

介護者は身体介護の負担が大きい。薬物療法は，抗血小板薬による脳卒中の再発防止と血管性危険因子の管理，非薬物療法としての作業療法士・理学療法士・言語聴覚士によるリハビリテーションによって，改善が期待出来る。心理社会的介入は，グループワークには乗りにくく，個別介入が基本である。

①生活習慣の改善

飲酒による脳梗塞の発症は，少量（1日エタノール換算24g以下，日本酒1合以下）であれば低下し，これより大量では増加する「J曲線現象」があるとされる[44,45]。一方，脳出血では，飲酒量に比例して発症率が増加する[45]。急激な大量飲酒では，不整脈の誘発や心筋障害，睡眠時無呼吸症候群の増悪等が原因で，心原性脳塞栓や動脈原性脳塞栓を誘発する[13]。喫煙は，脳梗塞発症を2倍以上に増加させる[36]。禁煙は脳卒中の罹患ならびに死亡率の低下に有効で，5年以内に非喫煙者と同じレベルになるという報告[51]がある。肥満は危険因子という報告[43]と，そうではないという報告[11]がある。

②薬物療法

・脳循環代謝改善薬＋抗血小板療法

アマンタジンやニセルゴリンは，脳の循環代謝を改善させる目的で用いられることが多い。抗血小板薬は，脳梗塞の再発を有意に減少させる。非心原性脳梗塞の再発予防上，アスピリン75〜150 mg/日が推奨される[2]。心原性脳塞栓の再発予防は，抗凝固薬ワルファリンが第1選択薬として用いられる[6]が，モニタリングによる用量調節のいらない直接トロンビン阻害剤（ダビガトランエテキシラート）も用いられる様になった。

・血管性危険因子の治療
高血圧

高血圧は，脳梗塞の発症に関して，最大の

危険因子である。高血圧の治療は，カルシウム拮抗薬やアンギオテンシンⅡ受容体拮抗薬およびα, β-blockerを中心に行うが，高血圧による脳血管障害が進んだ患者の場合は，降圧が過ぎると脳血流を低下させ，脳循環不全を起こす可能性もある。ビンスワンガー型血管性認知症も，低血圧に伴う小血管の低灌流が原因とされている。そのような疾患での降圧治療は，脳血流を維持するカルシウム拮抗薬やアンギオテンシンⅡ受容体拮抗薬を用いて，外来診察時の血圧値だけでなく，起床時等の家庭血圧を継続して測定したものをもとに，より丁寧に行う必要がある。塩分制限等の食事療法も重要である。エビデンスとしては，収縮期血圧160 mmHg以上・拡張期血圧95 mmHg以上で，脳梗塞の発症が有意に高いと言う報告[48]があるが，再発予防に関しても，降圧療法により相対危険度が減少する[10]。アンギオテンシン変換酵素阻害薬と利尿薬の併用で，再発を減少させたと言う報告もある[40]。過度の降圧により再発が増えるかどうか，いわゆる「J曲線現象」の有無に関しては，収縮期130 mmHg・拡張期80 mmHgまでは血圧が低いほど再発率が低下すると言う報告[41]があるが，ないと言う報告もある[12]。

糖尿病

糖尿病は，耐糖能異常も含めて脳梗塞発症のリスクである[3]。糖尿病の治療は，動脈硬化性病変や，血行動態の異常および代謝異常が脳梗塞の発症に関わるとされることから，積極的に血糖コントロールを行う必要がある。ただし低血糖発作には細心の注意を要する。低血糖は脳細胞自体へのダメージの他，脳梗塞を発症させる危険も高いため，極力起こさないようにすることが重要である。薬物療法としては食後の血糖上昇を抑えるα-グルコシダーゼ阻害剤や，選択的DPP4阻害剤を用い，スルホニル尿素（SU）薬[*7]やグリベンクラミドおよびインスリン抵抗性改善薬も検討する。栄養士指導による食事療法のもと，HbA1cを6.4以下にすることが目標である。しかし，糖尿病管理による再発予防の効果に関しては，臨床的経験の域を出ず，有意な相関がないと言う報告[1]もある。

脂質異常症

脂質異常症は脳梗塞の危険因子であり，総コレステロール値240 mg/dL以上で脳卒中の死亡，310 mg/dL以上で脳梗塞発症が高くなると言う報告がある[15,20]。高脂血症の治療は，高TG血症，低HDL血症，高LDL血症の各々に治療が必要である。高脂血症による脳血管障害は大血管に起こることが多く，要注意である。治療薬としては，スタチン系薬剤はLDLを低下させ，フィブラート系薬剤はTGを低下させ，HDLを上げる効果がある。運動療法と食事療法も重要で，HDLは運動を行うことで改善を見る。エビデンスとしては，脳卒中の初発予防に関して，虚血性心疾患のある患者においてスタチン系薬剤による効果が報告されているものの[38]，再発防止に関しては明らかではない。また，小腸からの脂質の吸収を抑えるエガキシブを用いることも検討する。

心房細動

心房細動は，脳梗塞発症を増加させる危険因子である。剖検脳の検討では，大梗塞および予後不良例に，非弁膜症性心房細動（NVAF）が多く認められる[55]。NVAFのある脳梗塞・TIA患者において，重篤な脳塞栓症および出血性合併症の予防のためには，高齢者ではワルファリンの指摘治療域は，INR 1.6〜2.6と報告されている[56]。また，ワルファリンの再発予防効果も示されており，INR 2.0〜3.0を

[*7] スルホニル尿素薬：インスリンの分泌を促し血糖を下げる内服薬の1種。

目標にする[47]。前述の様に直接トロンビン阻害剤も用いられる。

無症候性脳梗塞

無症候性脳梗塞は，脳梗塞の危険因子であると言う報告が多い。脳ドッグ受診者の検討では，脳卒中の発症率は，無症候性脳梗塞のある群で有意に高い[18]。無症候性脳梗塞から発症した脳卒中の約2割が脳出血であるので，抗血小板薬の投与は，高血圧の管理を厳重にした上で慎重に行った方がよい[18]。

③心理社会的介入

血管性認知症患者に接する時に注意すべき点の1つは，内面の人格が保持されているものの，麻痺や言語障害等のため，アルツハイマー病患者よりも重症に見えることである。また，血管性認知症患者は部分的には記憶も保持されていることが多い。特に言語表出が難しい患者の場合，相手の話は理解出来るので，何気ない一言で患者の心を閉ざしてしまうことがある。脳梗塞後，言語表出の悪いブローカ失語を呈してしまった筆者の知人が，「どうせ何言っても分からないんだものね」と，スタッフに言われてショックを受けたことがあったが，同様のことは血管性認知症についても当てはまる。重症度にもよるが，彼らは感情的には「忘れず」，この介護者はどの程度自分のことを分かっているのか，どの位委ねられる人なのかということを，考える力も保持している。デイサービスにおいて1回嫌なことがあると行かないという拒否は，血管性認知症患者に起こりやすい。アルツハイマー病患者は行くまでが大変でも，1回行くと馴染んでしまうことと対照的である。血管性認知症患者は，特に自分の強い感情を伴ったことは忘れにくい傾向があるため，介護者は注意して接する必要がある。また，患者は他の患者に接する介護者の態度をよく見ている。同じ様に接しているつもりでも，患者に心の余裕がない場合，「私は冷遇されている」と勝手に思い込んでいる場合もある。細かいことであるが，同じテーブルに座っている患者1人に声をかけたら，全員にも声をかけるなどの平等さが必要である。

基本的に血管性認知症はリハビリテーションに反応しやすく，機能を維持することが可能である。具体的には，各々の患者の残存能力を正しく評価し，その保持された能力を引き出し，向上させる訓練がある。筆者らは，重度失語の患者に，歌唱を中心とした音楽療法を行っており，施行後は歌唱曲の歌詞表出の向上と失語症検査による言語機能の改善，自発性の向上と情緒の安定が認められた[53]。また，脳血流シンチで改善を認めた例もある[54]。

3. 皮質下血管性認知症

血管性認知症の中の1つのタイプ。必ずしも脳卒中の発作がなくてもよい。正しく診断されないまま地域に「埋もれている」可能性が大きい。診断基準[7]は，表5に示す様に遂行機能障害と，記憶障害（おそらく軽度）の両者を含む認知機能障害，脳画像で認められる，関連する脳血管障害の証拠および，その証拠となるような神経学的症候の現存または既往，を必須条件に挙げている。ここで重要なことは，神経学的症候の現存または既往がある点で，決してラクナ梗塞や白質病変の存在等のMRI所見のみで診断してはならないことである。神経学的症候のない健常高齢者であっても，白質病変の存在は，高血圧等の危険因子を伴い，脳の萎縮が強調され[26,31]，血流の低下を引き起こすものの代償性に酸素代謝は保持される[25]。またアルツハイマー病であっても，白質病変を認める場合が少なくないからである[33]。

臨床的特徴としては，記憶障害は軽度のことが多いものの，遂行機能が障害されていることが多い。徘徊や物盗られ妄想等の行動障害が少ないために，家族も「年のせい」と誤解し深刻感も少なく，外来を受診することが

表5. 皮質下血管性認知症の診断基準（要点）

I. A. 遂行機能障害と記憶障害（おそらく軽度）の存在と，社会生活活動の以前の水準からの低下
   B. 以下の両者を含む脳血管障害の存在。即ち画像診断＊による関連する脳血管障害の証拠と，神経学的症候の存在あるいは既往

＊画像診断
   A. CT：半卵円中心に達し，少なくとも1つのラクナ梗塞を含む，著明な白質病変の存在および，皮質の大梗塞・出血，水頭症や多発性硬化症の様な特殊な白質病変の除外
   B. MRI
      1. 白質病変優位型：10 mm以上のPVH，25 mm以上の連続する白質病変など，または
      2. ラクナ優位型：基底核領域の5個以上の多発性ラクナと中程度の白質病変および，皮質の大梗塞・出血，水頭症や多発性硬化症の様な特殊な白質病変の除外

(Erkinjuntti T, et al.：J Neural Transm 2000；59（Supplement）：23-30．より引用，著者訳．)

少ない。家庭内生活が不活発で，1日中家でボーッとしていることが多い。地域調査等にも同意しにくく，従って地域に「埋もれている」可能性が大きい。血管性危険因子の管理が不十分であると，脳卒中の再発作を生じやすいが，危険因子の治療によって認知症の症状も改善するため，積極的な医療介入が必要である。

行動障害としては，殆ど自覚がなく，自分から外来を受診することはまずない。無気力・無関心（Apathy）を示して家の中でボーッと過ごすことが多く，アルツハイマー病の妄想や徘徊等，周囲に迷惑がかかる問題行動障害を示すことが少ないため，家族も深刻感に乏しく[*8]，従って地域に「埋もれている」可能性が大きい。服薬管理が不十分であると脳卒中の再発作を生じやすく，認知症が悪化する前に全身状態が悪化してしまうので，地域医療における積極的な介入が必要な群である。

医療介護連携としては，血管性危険因子の徹底した管理，特に深刻感がない本人と家族を啓発し，服薬管理を徹底させることが重要である。

> **重要公式6**
> 血管性認知症の治療
> 薬物療法＝脳循環代謝改善薬＋抗血小板薬による再発防止と，血管性危険因子の治療
> 心理社会的介入＝身体のリハビリテーションを併用しつつ個別介入が原則
> ※特に皮質下血管性認知症の場合，アルツハイマー病と異なり，必ずしも行動異常が目立たないので，深刻感が少ないことに注意。

4. レビー小体型認知症

原因不明の神経変性疾患。緩徐進行性の発症で，発症月日を同定できない。初期からパーキンソン症候群を伴うことが多く転倒しやすい。子供や犬・猫等の小動物幻視が特徴的である。症状に変動が見られ，徐々に悪化する。失神，夜間奇声が見られることもある。薬物療法は，ドネペジルによる幻視の軽減と向精神薬の少量短期投与による行動障害の改善，抗パーキンソン病薬によるパーキンソン

[*8]「1日中コタツの運転手をしていますので，心配ありません」と表現した家族がいた。

1）臨床的特徴
①臨床症候

原因不明の変性疾患で，認知症を生じる変性疾患としては，アルツハイマー病の次に多い。認知症全体の原因疾患では，血管性認知症に次いで第3位である。アルツハイマー病同様，緩徐進行性に発症し進行性に悪化するが，初期からパーキンソン症候群[*9]を示すのが異なる点である。従って，初期からバランス障害や転倒を生じやすい。しかし，症例によってはパーキンソン症候群を来たさない場合があるので，パーキンソン症候群がないからといってレビー小体型認知症でないと言うことにはならない。

また，幻視[*10]や錯視[*11]・誤認などの視覚症状が特徴的である。幻視は，まるで「夢でも見ているような」リアルなもので，子供や犬・猫などの小動物や，亡くなった人等が天井から吊るされていたり，上着のポケットにいるなど，奇異な場所に見られる。そのため，家族は「霊現象」と思い気味が悪い。小動物だけではなく，自宅で飼っている牛が逃げて行った，大病院の廊下を熊が走って行ったと言う場合もある。また，錯視・誤認は，例えば電柱の変圧器を，人が電柱にしがみついている，雪かきをして積み上げられた雪を人がうずくまっている，ブラインダーの一部が折れてこちら側に曲がっているのを，蛇がいる等と言う。ベッドサイドの明かりを火事の炎と間違った例もあった。

発症の前から，夜間に奇声をあげることもある。また，症状に変動性が見られ，「○○モードに入った」（仕事モードなど）とでも言えるような状態が出現する場合がある。家族は「昨日はよかったのに今日は悪いです」と訴える場合があるが，症状に一喜一憂しないように理解を求める。また，幻視や身体機能障害に薬が効きやすいことも特徴である。反復する転倒や失神も特徴的である。

②画像診断

MRI画像では，アルツハイマー病ほど脳全体の萎縮や，海馬の萎縮はそれほど目立たない。また，SPECT・PET画像では，脳全体の血流・代謝が低下するのが特徴的である。後頭葉の血流・代謝の低下は，アルツハイマー病と比較すると目立つものの，決してレビー小体型認知症に特異的ではないので，注意が必要である。むしろアルツハイマー病で，後頭葉の血流代謝が比較的保持されると理解する方がよい。

図6に示す様に，後頭葉を含めて脳全体が障害されるのが，レビー小体型認知症の特徴である。

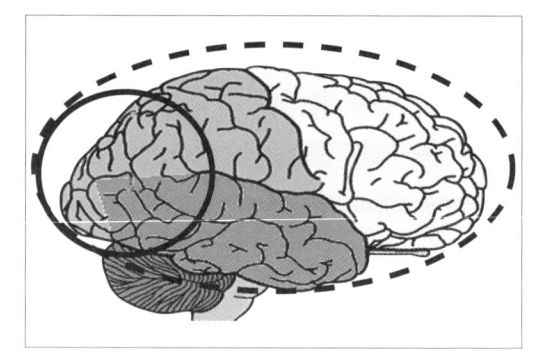

図6．レビー小体型認知症の障害部位（概略）

[*9] 運動の調整機能（錐体外路機能）の障害で，振戦，筋固縮，寡動，姿勢反射の異常を示す症候群。
[*10] 対象なき知覚を幻覚という。それが視覚であれば幻視，聴覚であれば幻聴，触覚であれば幻触，臭覚であれば幻臭である。つまり，何もない所に何かがあると見えれば，幻視。
[*11] 対象の誤知覚を錯覚というが，それが視覚であれば錯視という。つまり，対象は存在しているが，それが間違って見えてしまう場合。

2) 医療介護連携

介護者の負担は，アルツハイマー病同様，妄想の対象者になった場合，精神的負担が大きいだけでなく，患者の示す幻視がリアルでまるで「霊現象」であるため，気味が悪いものが多い。夜間奇声も介護者を悩ませる症状である。さらに，パーキンソン症候群を示し転倒しやすいため，身体的介護の負担も大きい。

①薬物療法

パーキンソン症候群に対して，抗パーキンソン薬は奏功する。また，幻視に対して，ドネペジルは有効である。クエチアピンも糖尿病がある場合は禁忌であるが，幻視や妄想に対して奏功する。夜間奇声に対しては，クロナゼパムがよく奏功する。しかし，薬が効きやすい（薬剤過敏性）ので，薬剤性パーキンソン症候群に注意が必要である。また，長期投与は出来るだけ控える。

②心理社会的介入

布団やカーテンなどの模様は厳禁である。チェックの模様や，動物のプリントなど幻視や錯視を誘発しやすいものは除外し，暖色系の無地に替える方がよい。食事摂取量が減少していた患者に詳しく理由を尋ねたところ，「食器の上に人の首が載ってこちらを見ている」という幻視が原因であったことがある。幻視は本人が訴えないと分からないので，介護者は絶えず声をかける様にした方がよい。

身体介護上，パーキンソン症候群を示す場合が多いので，段差をなくしたり，手すりを設置したりする等の住宅改修が必要である。どうしても段差がある場合は，その箇所に見やすいテープを貼ったりするだけで，パーキンソン症候群を示す患者は足でまたぐ場合があるので，工夫する方がよい。

5. 前頭側頭型認知症

原因不明の疾患で，読んで字の如く前頭葉と側頭葉が変性する。緩徐進行性の発症で，発症月日を同定できない。2つのタイプがある。1つは前頭側頭型認知症。初期に人格変化があり，反社会的行為（万引きなど）が認められる。もう1つは言葉の意味が障害される状態で，意味性認知症という。

1) 臨床的特徴
①臨床症候

アルツハイマー病同様，緩徐進行性に発症し悪化する。大きく分けて2つのタイプが存在する。1つは，行動異常を示すタイプで，特に万引き等の反社会的な行動を示すことが特徴である。初期には記憶等の認知機能は正常のことが多く，「精神病」と間違われやすい。また，常同行動といって，一定の時刻に決まったことをやらないと気が済まないことが見られ，それを制止されると暴力行為に及ぶことがある。対応の最も困難な疾患で，症例別の対応が求められる。これを前頭側頭型認知症と言い，かつてピック病と称していた疾患である。地域における「ゴミ屋敷」騒動は，この病気である場合が少なくない。

もう1つは言語障害を示すタイプで，言葉の意味（語義）が失われる。言語の側面に着目すれば語義失語とも表現されるが，非言語

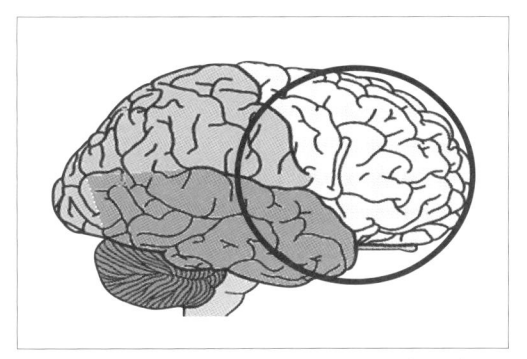

図7．前頭側頭型認知症の障害部位（概略）

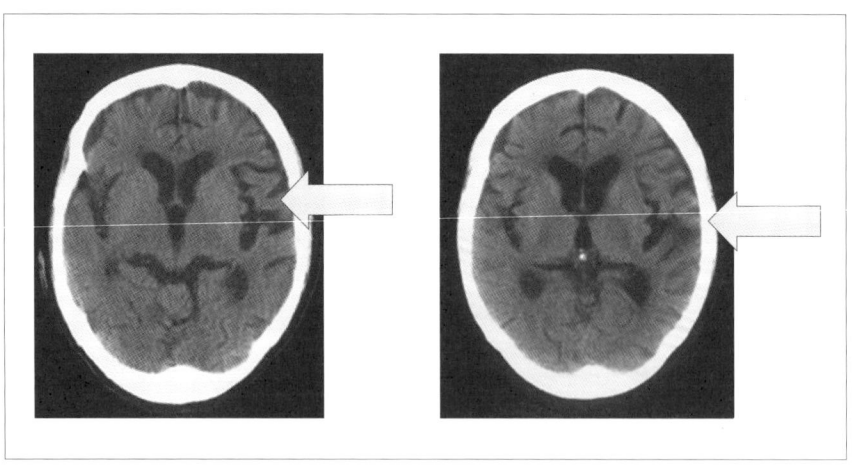

図8. 前頭側頭型認知症（初期）

的機能も障害されるため，意味性認知症と称される。言葉の意味が障害される状態で，例えば誕生日を問うと「タンジョウビって何ですか」の様に聞き返してくる。「タンジョウビハ」って何ですか，とは聞かずに「タンジョウビ」って何ですか，と聞き返すことから，「タンジョウビ」という音韻系列を単語と認識した上で，意味が消えていることが分かる。従って通常の失語ではなく，意味性認知症とされる。後者の場合も，行動異常はしばしば認められる。前者は精神病と即断されやすく，後者はアルツハイマー病と誤診されやすい。

②画像診断

MRI画像診断では，図7に示す様に，前頭葉と側頭葉の萎縮が特徴的である。特に初期の場合，図8に示す様に，左側の前頭葉・側頭葉の萎縮が唯一の所見である場合もある。

2）医療介護連携

人格が変化したり，反社会的行動を示したりするので，介護負担は大きい。常同行動も，制止すると暴力をふるう場合もある。医療機関にも繋がりにくいので，保健師と連携しつつ個別の対応が求められる。常同行動を治療に応用することも推奨されてはいるが，そう簡単ではない。徘徊や常同行動等の行動障害にSSRI[*12]が有効であるという報告がある。

引用文献

1) Alter M, Lai SM, Friday G, et al.：Stroke recurrence in diabetics. Does control of blood glucose reduce risk? Stroke 1997；28：1153-1157.
2) Antithrombic Trialists' Collaboration：Collaborative meta-analysis of randomized trials of antiplatelet therapy for prevention of death, myocardial infarction, and stroke in high risk patients. BMJ 2002；324：71-86.
3) Barrett-Connor E, Khaw KT：Diabetes mellitus：An independent risk factor for stroke? Am J Epidemiol 1988；128：116-123.
4) Brodaty H, Sachdev PS, Withall A, et al.：Frequency and clinical, neuropsychological and neuroimaging correlates of apathy following stroke：the Sydney Stroke Study. Psychol Med 2005；35：

[*12] 選択的セロトニン再取り込み阻害薬，Selective Serotonin Reuptake Inhibitorの略。神経伝達物質の1つであるセロトニンの神経末端における再取り込みを阻害し，セロトニンの量を増加させる薬剤。

1-10.
5) Dunne TE, Neargarder SA, Cipolloni PB, et al.：Visual contrast enhances food and liquid intake in advanced Alzheimer's disease. Clinical Nutrition 2004；23：533-538.
6) EAFT Study Group：Secondary prevention in non-rheumatic atrial fibrillation after transcrient ischemic attack or minor stroke. Laucet 1993；342：1255-1266.
7) Erkinjuntti T, Inzitari D, Pantoni L, et al.：Research criteria for subcortical vascular dementia in clinical trials. J Neural Transm 2000；59（Supplement）：23-30.
8) Fujimoto K：Vascular parkinsonism. J Neurol 2006；253（Suppl 3）：16-21.
9) Graham NL, Emery T, Hodges JR：Distinctive cognitive profiles in Alzheimer's disease and subcortical vascular dementia. J Neurol Neurosurg Psychiatr 2004；75：61-71.
10) Gueyffier F, Boissel JP, Boutitie F, et al.：Effect of antihypertensive treatment in patients having already suffered from stroke. Stroke 1997；28：2557-2562.
11) Haapaniemi H, Hillbom M, Juvela S：Lifestyle-associated risk factors for acute brain infarction among persons of working age. Stroke 1997；28：26-30.
12) Hansson L, Zanchetti A, Carruthers SG, et al.：Effects of intensive blood-pressure lowering and low-dose aspirin in patients with hypertension：principal results of the Hypertension Optimal Treatment（HOT）randomized trial. HOT Study Group. Lancet 1998；351：1755-1762.
13) Hillbom M, Numminen H, Juvela S：Recent heavy drinking of alcohol and embolic stroke. Stroke 1999；30：2307-2312.
14) Ishizaki J, Meguro K, Ishii H, et al.：The effects of group work therapy in patients with Alzheimer's disease. Int J Geriatr Psychiatry 2000；15：532-535.
15) Iso H, Jacobs Dr Jr, Wentworth D, et al.：Serum cholesterol levels and six-year mortality from stroke in 350,977 men screened for the multiple risk factor intervention trial. N Eng J Med 1989；320：904-910.
16) Kasai M, Meguro K, Hashimoto R, et al.：Non-verbal learning is impaired in very mild Alzheimer's disease（CDR 0.5）："Normative" data from the learning version of the Rey-Osterrieth Complex Figure Test. Psychiatry and Clinical Neurosciences 2006；60：139-146.
17) Kato M, Meguro K, Sato M, et al.：Ideomotor apraxia in Alzheimer's disease：Why do they use their body parts as objects? Neuropsychiatry, Neuropsychology, and Behavioral Neurology 2001；14：45-52.
18) Kobayashi S, Okada K, Koide H, et al.：Subcortical silent brain infarction as a risk factor for clinical stroke. Stroke 1997；28：1932-1939.
19) Kramer JH, Reed BR, Mungas D, et al.：Executive dysfunction in subcortical ischaemic vascular disease. J Neurol Neurosurg Psychiatr 2002；72：217-220.
20) Lindenstrom E, Boysen G, Nyboe J：Influence of total cholesterol, high density lipoprotein cholesterol triglycerides on risk of cerebrovascular disease：The Copenhagen Heart Study. BMJ 1994；309：2-3.
21) Martin RS：Differential diagnosis and classification of apathy. Am J Psychiatry 1990；147：22-30.
22) 松下正明：皮質下痴呆：老年期の痴呆の分類をめぐって．老年精神医学雑誌 1984；1：172-180.
23) McKhann G, Drachman D, Folstein M, et al.：Clinical diagnosis of Alzheimer's disease：Report of the NINCDS-ADRDA Work Group under the auspices of Department of Health and Human Services Task Force on Alzheimer's Disease. Neurology 1984；34：939-944.
24) Meguro K, Ueda M, Yamaguchi T, et al.：Disturbance in daily sleep/wake patterns in patients with cognitive impairment and decreased daily activity. Journal of the American Geriatric Society 1990a；38：1176-1182.
25) Meguro K, Hatazawa J, Yamaguchi T, et al.：Cerebral circulation and oxygen metabolism associated with subclinical periventricular hyperintensity as shown by magnetic resonance imaging. Ann Neurol 1990b；28：378-383.
26) Meguro K, Yamaguchi T, Hishinuma T, et al.：periventricular hyperintensity on magnetic resonance imaging correlated with brain ageing and atro-

phy. Neuroradiology 1993 ; 35 : 125-129.
27) Meguro K, Ueda M, Kobayashi I, et al. : Sleep disturbance in elderly patients with cognitive impairment, decreased daily activity and periventricular white matter lesions. Sleep 1995 ; 18 : 109-114.
28) Meguro K, Yamaguchi S, Yamazaki H, et al. : Cortical glucose metabolism in psychiatric wandering patients with vascular dementia. Psychiatry Research : Neuroimaging 1996 ; 67 : 71-80.
29) Meguro K, Yamaguchi S, Itoh M, et al. : Striatal dopamine metabolism correlated with frontotemporal glucose utilization in Alzheimer's disease : a double-tracer PET study. Neurology 1997a ; 49 : 941-945.
30) Meguro K, Itoh M, Yanai K, et al. : Psychiatric wandering behavior in dementia patients correlated with increased striatal dopamine D2 receptor as shown by [11C]YM-09151-2 and positron emission tomography. European Journal of Neurology 1997b ; 4 : 221-226.
31) Meguro K, Constans JM, Courtheoux P, et al. : Atrophy of the corpus callosum correlates with white matter lesions inpatients with cerebral ischaemia. Neuoradiology 2000 ; 42 : 413-419.
32) Meguro K, Meguro M, Akanuma K, et al. : Risperidone is effective for wandering and disturbed sleep/wake patterns in Alzheimer's disease. J Geriatr Psychiatr Neurol 2004 ; 17 : 61-67.
33) 目黒謙一，松下正明，吉田亮一，ほか：アルツハイマー型老年痴呆（SDAT）と「ビンスワンガー型白質病変」：臨床病理学的検討．日老医誌 1994 ; 31 : 226-231.
34) 目黒謙一：血管性認知症：遂行機能と社会適応能力の障害．ワールドプランニング社，東京，2008.
35) Meguro M, Kasai M, Akanuma K, et al. : Comprehensive approach of donepezil and psychosocial interventions on cognitive function and quality of life for Alzheimer's disease : The Osaki-Tajiri Project. Age Ageing 2008 ; 37 : 469-473.
36) Nakayama T, Date C, Yokoyama T, et al. : A 15.5-year follow-up study of stroke in a Japanese provincial city : The Shibata Study. Stroke 1997 ; 28 : 45-52.
37) Okazaki M, Kasai M, Meguro K, et al. : Disturbances in everyday life activities and sequence disabilities in tool use for Alzheimer's disease and vascular dementia. Cognitive and Behavioral Neurology 2009 ; 22 : 215-221.
38) Plehn JF, Davis BR, Sacks FM, et al. : Reduction of stroke incidence after myocardial infarction with pravastatin : The Cholesterol and Recurrent Events (CARE) study. Circulation 1999 ; 99 : 216-223.
39) Pohjasvaara T, Mantyla R, Ylikoski R, et al. : Comparison of different clinical criteria (DSM-Ⅲ, ADDTC, ICD-10, NINDS-AIREN, DSM-Ⅳ) for the diagnosis of vascular dementia. Stroke 2000 ; 31 : 2952-2957.
40) PROGRESS Collaborative Group : Randomized trial of a perindopril-based blood pressure-lowering regimen among 6,105 individuals with previous stroke or transcient ischaemic attack. Lancet 2001 ; 358 : 1033-1041.
41) Rodgers A, MacMahon S, Gamble G, et al. : Blood pressure and risk of stroke in patients with cerebrovascular disease. The United Kingdom Transcient Ischaemic Attack Collaborative Group. BMJ 1996 ; 313 : 147.
42) Roman GC, Tatemichi TK, Erkinjuntti T, et al. : Vascular dementia : Diagnostic criteria for research studies-Report of the NINDS-AIREN International Workgroup. Neurology 1993 ; 43 : 250-260.
43) Rexrode KM, Hennekens CH, Willett WC, et al. : A prospective study of body mass index, weight change, and risk of stroke in women. JAMA 1997 ; 277 : 1539-1545.
44) Reynolds K, Lewis LB, Nolen JD, et al. : Alcohol consumption and risk of stroke : A meta-analysis. JAMA 2003 ; 289 : 579-588.
45) Sacco R, Elkind M, Boden-Albala B, et al. : The protective effect of moderate alcohol consumption on ischemic stroke. JAMA 1999 ; 281 : 53-60.
46) Shimada Y, Meguro K, Kasai M, et al. : Necker cube copying ability in normal elderly and Alzheimer's disease. A community-based study : The Tajiri Project. Psychogeriatrics 2006 ; 6 : 4-9.
47) Stroke Prevention in Atrial Fibrillation Investigators : Adjusted-dose warfarin versus low-intensity, fized-dose warfarin plus aspirin for high-risk patients with atrial fibrillation : Stroke Prevention in Atrial Fibrillation III randomized clini-

cal trial. Lancet 1996 ; 348 : 633-638.
48) Tanaka H, Ueda Y, Hayashi M, et al.: Risk factors for cerebral hemmorhage and cerebral infarction in a Japanese rural community. Stroke 1982 ; 13 : 62-73.
49) Tanaka Y, Meguro K, Yamaguchi S, et al.: Decreased striatal D2 receptor density associated with severe behavioral abnormality in Alzheimer's disease. Annals of Nuclear Medicine 2003 ; 17 : 567-573.
50) Traykov L, Baudic S, Raoux N, et al.: Patterns of memory impairment and perseverative behavior discriminate early Alzheimer's disease from subcortical vascular dementia. J Neurol Sci 2005 ; 229-230 : 75-59.
51) Wannamethee SG, Shaper AG, Whincup PH, et al.: Smoking cessation and the risk of stroke in middle-aged men. JAMA 1995 ; 274 : 155-160.
52) Winikates J, Jankovic J: Clinical correlates of vascular parkinsonism. Arch Neurol 1999 ; 56 : 98-102.
53) Yamaguchi S, Meguro K, Akanuma K, et al.: The effect of music therapy for patients with aphasia and dementia : The Tajiri Project. The 9th International Conference on Alzheimer's Disease and Related Disorders Presented by the Alzheimer's Association, Philadelphia, USA, July, 17-22 (2004).
54) 山口 智, 石崎淳一, 目黒謙一：重度失語症患者の歌唱：歌詞表出改善後のSPECT所見. 老年精神医学雑誌 2003 ; 14 : 899-903.
55) Yamanouchi H, Tomonaga M, Shimada H, et al.: Nonvalvular atrial fibrillation as a cause of fatal massive cerebral infarction in the elderly. Stroke 1989 ; 20 : 1653-1656.
56) Yasaka M, Minematsu K, Yamaguchi T: Optimal intensity of international normalized ratio in Warfarin therapy for secondary prevention of stroke in patients with non-valvular atrial fibrillation. Intern Med 2001 ; 40 : 1183-1188.

C. 心理社会的介入

―― ポイント ――

1. 心理社会的介入に関するコンセプト

　認知症に対する心理社会的介入に関して，現在大きく分けて2つの誤解がある。1つは，「○○療法」は認知症の予防効果がある，もしくは認知症が治るという，筆者言うところの「右翼的誤解」，もう1つはアルツハイマー病に対する治療的エビデンスとしては，薬物以外明らかでないので，心理社会的介入は行う必要がないという，筆者言うところの「左翼的誤解」である。

　筆者が，現場の経験から言えることであるが，認知症の原因疾患として最も多いアルツハイマー病に関して，心理社会的介入は2つの点から有効である。第1点は，抗認知症薬によるアルツハイマー病の進行遅延に加えて，心理社会的介入を行うことにより，生活の質（QOL）を一定期間維持させることが可能であるという意味である。第2点は，注意深く観察しなければ分かりにくい抗認知症薬の薬効を最大化させるためにこそ，心理社会的介入が必要であるという意味である。

2. 認知症のリハビリテーション

　認知機能障害や認知症は，リハビリテーションを施行する際の阻害因子とされ，リハビリテーションの「適応外」とされてきた。しかし，リハビリテーションを必要とする認知症患者は増加している。前述した「右翼的誤解」，即ち，リハビリテーション万能論に陥らずに，個々の症例検討を通じてエビデンスを創出し，それに基づくリハビリテーションの適応の決定が重要であると考える。

1. 心理社会的介入に関するコンセプト：2つの誤解を超えて

　認知症に対する心理社会的介入に関して，現在大きく分けて2つの誤解がある。1つは，「○○療法」「○○トレーニング」は認知症の「予防効果」があるから早めに行いましょう，あるいは「○○療法」「○○トレーニング」を行えば認知症が治るという，筆者言うところの「右翼的誤解」，もう1つは，アルツハイマー病に対する治療的エビデンスとしては，薬物以外明らかでないので，心理社会的介入等は行う必要がないという，筆者言うところの「左翼的誤解」である。

> **注意点**
> 心理社会的介入に関する2つの誤解
> ①「右翼的誤解」：「○○療法」「○○トレーニング」は認知症の「予防効果」があるから早めに行いましょう，あるいはそれによって「認知症が治る」云々。
> ②「左翼的誤解」：アルツハイマー病に対する治療的エビデンスは，薬剤以外は明らかではないので，心理社会的介入は行う必要がない。

1) 右翼的誤解

「○○療法」「○○トレーニング」は認知症の「予防効果」があるから早めに行いましょう、あるいはそれによって「認知症が治る」云々という「右翼的誤解」は、商業主義に基づいて高い社会的関心に迎合しただけの、哀れなものである。継承すべき正しい点もある。それは、患者を全人的にとらえ、生活の中における心理社会的介入を積極的に活用している点である。しかし、認知症の原因疾患として何を問題にしているのか、アルツハイマー病なのか血管性認知症なのか、合併する抑うつ状態の改善を見ているだけではないのか。実際、「○○療法」によって改善した云々は、合併する抑うつ状態の改善によると思われることが多い。また予防とは第一次予防（発症の防止）、第二次予防（早期発見・早期治療）、第三次予防（悪化の防止、機能維持）からなる複合概念であるが、第何次予防を想定しているのか、この2点、即ち認知症の原因疾患は何か、第何次予防の話なのか、によって多くの妄説は崩壊する。議論したい主題は、おそらくアルツハイマー病の第一次予防であろう。しかし、それは現在エビデンス（科学的根拠）が確立されていない。アルツハイマー病は原因不明の進行性の神経変性疾患である。原因不明である病気を、残念ながら第一次予防は出来ないのである。しかし、第二次予防・第三次予防として行うべきことが多くあるのである。

2) 左翼的誤解

心理社会的介入に関する第2の誤解は、アルツハイマー病に対する治療的エビデンスとしては、抗認知症薬ドネペジルやガランタミン以外は明らかではないので、心理社会的介入等は行う必要がないという、筆者言うところの「左翼的誤解」である。「科学者」を自称する研究者にしばしば認められるこの態度は、実は極めて「非科学的」である。

この態度の継承すべき正しい点は、抗認知症薬の使用を推奨していることである。科学的エビデンスを有する薬剤こそが最大の「介入」なのであって、「○○療法」「○○トレーニング」などに惑わされてはならないことを主張する点は良い。しかし、この発想には2つの問題点がある。1つは、アウトカムの妥当性である。アウトカムを全般的認知機能 Mini-Mental State Examination（MMSE）[5]によって測定した場合、MMSEが3点以上増加した場合を「有効」と判定する。しかし、MMSEが3点増加するということは、実際大変なことである。その様な症例はもちろん確かに存在する。しかし、MMSEの上昇がごく僅かであっても、精神機能が明らかに改善したと考えられる症例は少なからず経験される。人間の精神機能のごく一部しか判定できないMMSEと言う1975年作成の古い尺度のみを、頑なに信じる態度は科学的ではない。

もう1つは、「外的妥当性」のミスである。ある心理社会的介入をある患者群で行った場合、ネガティブな結果が出たとする。その場合、当該研究における「ある条件下である介入法を行い、あるアウトカムで評価した結果、ネガティブである」と言う以上の意味はなく、心理社会的介入の全般を否定する根拠にはなり得ない。「エビデンスがある、従って治療を行う根拠がある」という命題は正しい。しかし、「エビデンスがない、ゆえに行うべきではない」は正しくない。その条件や介入法は正しかったのか、評価法は適切だったのか、二次分析を徹底して行わなければならない。二次解析を行うことなく否定の結果を鵜呑みにする様な、「前例がないから行わない」式の石頭発想では、人類の進歩などあり得ない。エビデンスとは「作る」ものである。

3) 心理社会的介入の有効性

認知症の診療に長年従事し、医療福祉の統合型施設の所長も経験した筆者が、現場の経験から言えることであるが、認知症の原因疾患として最も多いアルツハイマー病に関して、

心理社会的介入は「有効」である。それは，以下の様に2つの点から言えることである。

まず第1点は，抗認知症薬ドネペジルやガランタミン等によるアルツハイマー病の進行遅延に加えて，心理社会的介入を行うことにより，生活の質（Quality of Life：QOL）を一定期間維持させることが可能であるという意味である。ドネペジルやガランタミン等は，脳内アセチルコリンの分解を阻害することでアセチルコリン濃度を上昇させ，その結果注意力（attention）を増加させる。その増加した注意力を，どこに向かわせるのか。新たに「○○療法」「○○トレーニング」を行う必要など全くない。重要なことは，その患者が人生を歩んで来た中で，実際に行って来た生活活動の中で，最も本人が「興味関心を持てること」を行うことである。その活動を通じて，見当識の認識を進め（Reality Orientation），過去の生活体験を回想させること（Reminiscence Therapy）である。

第2点は，注意深く観察しなければ分かりにくいドネペジルやガランタミン等の薬効を最大化させるためにこそ，心理社会的介入が必要であるという意味である。抗認知症薬は何故，服薬の継続率が低いのか。専門医でアルツハイマー病の診断を受けて処方された後，かかりつけ医や介護施設に入所するたびに処方が中断されるのは何故か。それは，薬効が見えにくいからである。実は薬効を最大限引き出すためにこそ，心理社会的介入が必要なのである。後述する様に，元大工さんの患者にドネペジルを投与後，木細工を勧めた。その後彼は木目の中に仏像が見える様になり，不動明王の火焔光背を作って来た。MMSE点数の変化は2点である。しかし明らかに，精神活動の「奥行き」が豊富になっていることが分かり，医師として素直に感動させられた。もしこの様な心理社会的介入を勧めていなければ，「変わりありません」という家族の観察とMMSE点数の変化がないことから，ドネペジルの「非有効群」として片づけられてしまう。

> **重要公式7**
> 認知症に対する心理社会的介入の有効性
> ①MMSEのみでは十分に「測定」出来ない精神機能，特にQOLの向上
> ②ドネペジルやガランタミン等の薬剤効果の最大化という意味

神経内科（Neurologist）は神経基盤を検討するが，「心なし」（Mindless）になり易い。精神科（Psychiatrist）は精神を捉えるが「神経基盤なし」（Brainless）になり易い。まさに，Mindful Neurology と Brain-Based Psychiatry の連携が必要なのである。

2. 心理社会的介入の実際

1) 介護保険サービスの活用

可及的早期にアルツハイマー病を診断し，進行を遅延させるドネペジルやガランタミン等を処方するという第二次予防（早期発見・早期治療）の戦略は正しい。しかし，地域においてアルツハイマー病や抗認知症薬に関する「啓発」が進んだためか，かかりつけ医の一部に見られる様な，単に「物忘れがあるので処方しておきました」と専門医を紹介する方法は誤りである。抗認知症薬は，丁寧に病歴を聴取し，画像診断と神経心理検査を施行し，アルツハイマー病と診断した後，心理社会的介入の内容を準備してから処方すべき薬剤であって，抗認知症薬を投与して心理社会的介入を何も行わなければ，家にいたまま不安が増強し不穏になってしまう場合もある。

実際の心理社会的活用には，介護保険サービス，特にデイサービスやデイケアを用いる方が良い。よく「生活リハビリテーション」と称して家庭生活もリハビリテーションの一環である旨，議論されている場合がある。もちろん，家庭内遂行機能の問題があり，その意義はある。しかし，基本的に家庭は「休む

場」「憩いの場」であり，リハビリテーションのみの場ではない．家族も患者に対して訓練モードになってしまうことが多く，患者だけでなく家族にもストレスを与えてしまう場合があるので，注意が必要である．それよりは，週に1回でも2回でも，定期的に出かけて心理社会的介入を受けることが出来る，デイケアやデイサービス等の介護保険サービスを活用する方法が長続きすると言うのが筆者の経験である．

但し事業所によっては，デイサービスにおいて単に歌を歌ったり，風船バレーで時間をつぶしたりする場合があるので（もちろん何もしないよりは良いが），なるべく見当識訓練と回想法を取り入れる様に，ケアマネージャーに指導してもらう様にしている．筆者の診察室には，ケアマネージャーも同席してもらう様にしている．

2）見当識訓練

見当識訓練（Reality Orientation：RO）法[4,13]とは，認知症のほぼ全例に障害される見当識を，外部から刺激を与えて現実の見当識に近づける心理社会的介入法である．現在の時間や場所，人物の見当識を訓練することにより，誤った認識に由来する行動障害や情動障害を減らすことを目指す[12,15]．

時間の見当識とは，日付の記憶のことではない．「今日は何月何日ですか」と突然聞かれれば健常者でも間違うことがあるし，実際「何月何日」の数字は記号に過ぎない．時間の見当識とは，1年における春夏秋冬，月の上中下旬，1日における朝昼夕と言うリズムの中のどこに位置するかに関しての，感覚的理解である．我が国は幸い，年中行事が盛んである．正月，節分，雛祭り，春彼岸，桜の花見，鯉のぼり，田植え，梅雨，お盆，山の紅葉，秋彼岸，稲刈り，年末の年越し等，年中行事との前後関係を聞くのもよい．

認知症高齢者に，「今の季節は何ですか」と問うと，冬であっても「春」と答える場合が多い．認知症高齢者は春が好きなのか，おそらく医療機関の暖房が利いていて暖かいためと思われるが，比較的認知症が軽度の場合，「春＝田植え」「夏＝花火」「秋＝稲刈り」「冬＝雪」などの意味記憶を刺激して再度季節を問うと，自己修正を繰り返しつつ正答に行きつく場合がある．この方法を，筆者は「意味記憶活用・見当識訓練法」（Semantic Memory Utilized Reality Orientation：SMURO法）と呼んでいるが，実際の診察場面においても使える技法である．実際の景色を見せることが出来ない場合は，図9の様な写真を用いるとよい．意味記憶が障害されている場合はこの方法は使えないが，患者自身の保持されている能力を活用出来るので，リハビリテーションと言うことも出来る．

患者がより重度の認知症で，言語性の意味記憶障害があり，前述した「意味記憶活用・見当識訓練法」が使えない場合には，感覚刺激を用いるとよい．実際は冬なのに「春」と答が返ってきた際，少し窓を開けて冷たい風を感じてもらったり，あるいは積もっている雪を見てもらったりすると，「あ，冬です」と答える場合がある．これは筆者言うところの「感覚刺激活用・見当識訓練法」（Sensory Stimulation Utilized Reality Orientation：SSURO法）である．患者によっては温度感覚が障害されているが，その場合にはもちろん使えない．

3）回想法

回想法は，認知症患者において比較的保持されている「遠隔記憶」に刺激を与えて，本人の記憶を賦活させたり，QOL向上に応用させる心理社会的介入法である．各々の思い出を陳述させ，情緒の安定や意欲の向上，BPSDの軽減，協調性の向上等を目指す．グループで行われる場合に，グループ回想法とも言う．大まかに言えば認知症とは，見当識や記憶などの認知障害によって社会性が低下した状態であるので，見当識訓練（RO）によって，見

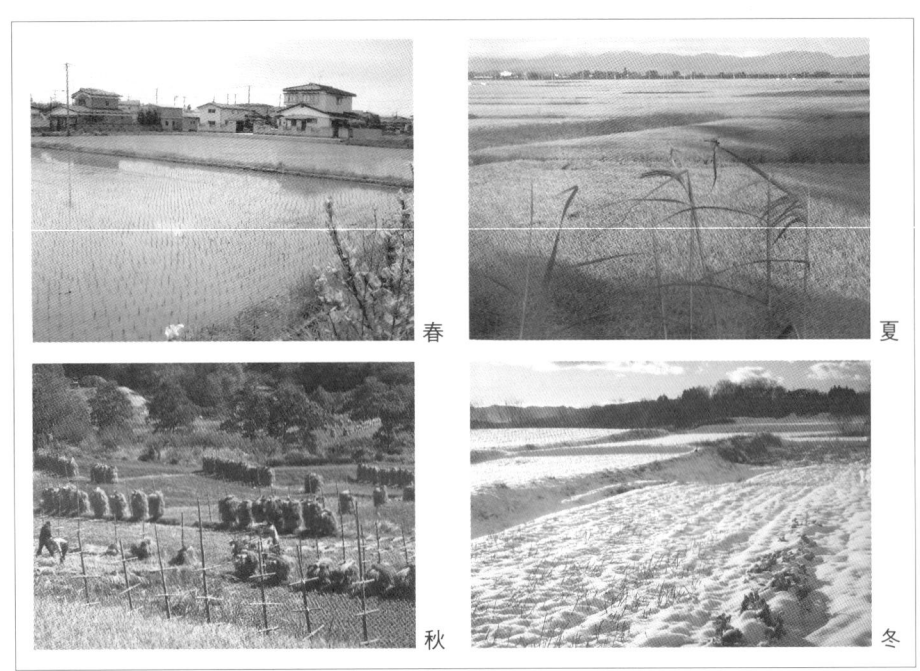

図9. 見当識訓練法に用いる田園風景（田尻の例）

当識を，回想法によって記憶を，そしてグループワークによって，社会性の刺激を与えているということも言える。

回想法は，「人生回顧は自然に生じる普遍的な心理過程である」[2]と言う考えに基づく，高齢者対象の心理的援助である。認知症に対する報告は，Kiernat（1979）に始まり，最近ではグループ回想法のレヴュー[12]も発表され，他の非薬物的介入との比較[3]も論じられている。殆どの報告は原因疾患を同定せず，血管性認知症とアルツハイマー病を混合させている場合が多いが，個人差を認めつつも血管性認知症における認知面の効果が示唆されている[8,11,14]。

我々の研究グループでも，CDR 0.5の在宅高齢者[7]や，特養入所中の中程度アルツハイマー病[6]，老健入所中の血管性認知症[1]を対象に，ROと回想を取り入れたグループワークの効果を施行している。特に，赤沼らの報告[1]は，対象を血管性認知症に限定し，ROと回想を併用したグループワークを施行した初の報告である。画像診断を施行しADDTC基準を用い，認知機能をMMSEおよびCASIで評価し，行動面と感情面を高齢者用行動評価表で評価した。その結果，介入の前後で，認知機能の有意な改善は認められなかったものの，行動評価の総点と下位項目の「活動性」，「対人関係」に有意な改善を認めた。日常の行動観察からは，グループ内での役割の獲得と日常生活の応用が観察されたことから，血管性認知症に対するROとグループ回想法併用の有効性が示唆された。しかし，回想法以外の介入を試みた群は設定しておらず，グループワーク自体による非特異的効果が否定できない。回想法以外の介入群を設定し，グループ作成に関するバイアスを否定するRCTによる検討が必要である。

Laiら[9]は，回想法施行群と，友好的に関わった群，日常ケアのみの群の3群を設定し，RCTを行い認知機能と幸福感の改善を検討し，回想法施行群での幸福感の有意な改善を報告している。しかし，対象は「認知症」で，血

管性認知症が含まれている可能性があるものの，原因疾患別の診断基準や分析は行われていず，今後の検討が必要である．

4）作業療法

認知症特にアルツハイマー病患者は，手続き記憶や運動機能が比較的保持されている．そのため，単純な作業，例えば単に編物をし続ける，塗り絵を塗り続ける等を無目的に行ってもらっても，あまり意味がない．重要なことは，作業という「手段」を通じて，本人の生活歴や遠隔記憶をいかに刺激するかである．

筆者の外来を受診した，元大工さんのアルツハイマー病患者には，木工細工を行ってもらったが，後述する様に，極めて良い反応が得られた．また，元理容師さんの独居女性は，アルツハイマー病発病後，身だしなみにも気を使わなくなり，排泄物にまみれて家にいたため，老健に入所となった．入所後，他の入所者ともあまり話をせずにひとりで過ごすことが多く，グループワークにも乗りにくかったため，個人的介入に切り替えた．生活歴を詳細に調べた結果，結婚の翌年に夫が戦死し，その後ずっと独身で理容店を経営していた彼女にとって，理容師はまさに「プライド」そのものであると考えられた．それで，老健の作業療法士と相談してヘアマネキンを準備し，カットの練習をしてもらった．すると見違える様に「本人らしさ」を取り戻し，作業療法場面の記憶（セラピストの顔や，訓練場所等）も向上し，他の入所者の身だしなみにも気を配る様になった．この様なアプローチはPerson-centered careとも称されるが，患者本人の生活歴，特に「プライド」を尊重することの重要性が窺われた症例であった．

3. 症例提示

症例MS．73歳男性

元大工，ドネペジル投与後に心理社会的介入として木細工を推奨．次第に薪に仏像が見える様になり，不動明王の火焔光背を作成して持参．

[診断]

#1．アルツハイマー病

#2．狭心症，高血圧，脂質異常症

[主訴] 頭痛，物忘れ

[生活歴] 教育年数は9年．職業は大工．

[現病歴]

平成17年頃，頭痛あり．その頃より緩徐進行性に物忘れ出現．6ヵ月前より午前中の出来事が午後になると不確かになる．日付を何度も繰り返して聞く様になった．平成20年11月20日初診．

[現症] 一般内科・神経学的に特記すべきことなし．

[神経心理検査]

意識：覚醒状態良好で内容の障害なし．コミュニケーション良好で診察に協力的．

記憶：近時記憶はエピソード記憶の障害が目立つ．3単語は1回で記銘出来るも干渉後再生は0/3で，再認は可．5物品の視覚提示直後の再生は4/5．遠隔記憶は，自己の生活歴を陳述可能．作業記憶は，連続減算（100－3）は可，100－7は3/5．

見当識：時間の見当識障害

言語：失語なし．語の流暢性（動物）は9/分．

構成能力：問題なし．

行為：失行なし．

MMSE 19

[画像診断]

MRI：脳血管障害なし，全般性の脳萎縮．

SPECT：後方大脳皮質の血流低下．

[ドネペジル投与後の変化]

ドネペジル投与後，活動性が上昇した．食事の時，箸や茶碗を台所から食卓に運んだり，新聞の出来事を話したりする様になった．自主的に庭の掃除もする様になった．

神経心理学的には近時記憶，時間の見当識が改善．

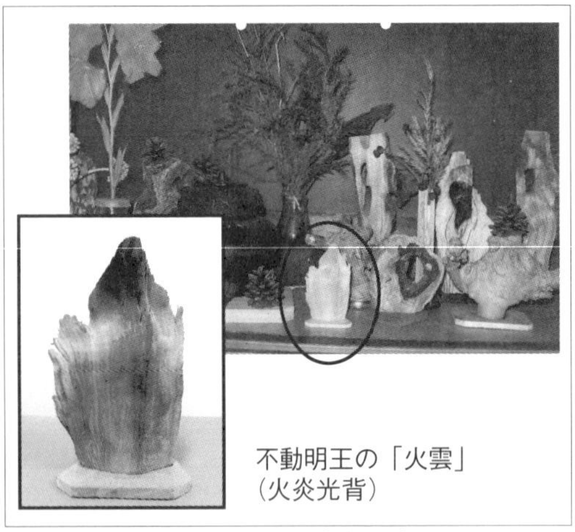

34　C．心理社会的介入

不動明王の「火雲」
（火炎光背）

図10．症例MSへの心理社会的介入

近時記憶：3単語の干渉後再生は0/3で変化ないが，手掛かり再生が可能になった。
見当識：時間の見当識が3/5から4/5に改善。
[介護保険]
要介護1
利用サービス：デイサービス1/週
　集団で物作りを行っていたが，本人は他の利用者よりも手先が器用なので，集団には向かない。
[心理社会的介入]
　ドネペジル投与後，大工という生活歴を考慮した心理社会的介入として，木細工を作って貰うことにした。まず薪割りを始めたが，切った木の木目が，仏像の様に見える様になった。その後，割った薪の切り口に，「仏像が見える」と言い始めた。その結果，徐々に昔のことを思い出す様になり，自宅の居間に木細工の作品を展示する様になった。図10に示す様に，不動明王の「火焔光背」を作成し，本人は「火雲」と命名した。筆者は感動して，その作品を診察室の机上に置いてある。表6に，治療前後の心理検査所見を示す。

表6．皮症例MSの治療前後の所見

	治療前	治療後	
MMSE	19	21	やや改善
TMT-A	51秒	59秒	不変
QOL	4/8	8/8	改善

MMSE = Mini-Mental State Examination,
TMT A = Trail Making Test-A,
QOL = Quality of Life Scale

4．認知症のリハビリテーション

　認知機能障害や認知症は，リハビリテーションを施行する際の阻害因子とされ，リハビリテーションの「適応外」とされてきた。しかし，認知症患者は，高齢でもあり，例えば転倒して骨折したり，脳卒中の発作を生じたり，リハビリテーションを必要とする認知症患者は増加している。また，認知症それ自体についても，心理社会的介入の効果は包括的介入としてのリハビリテーションとも言うことが可能で，認知症のリハビリテーションについて議論を整理する必要がある。
　前述した様な「右翼的誤り」，即ち，リハビリテーション万能論に陥らずに，また，日常臨床をも「リハビリテーション」である等と単なる言葉の置き換えにならない様にするために，個々の症例検討を通じてEBM（筆者はBrain-Based EBMと呼んでいる）を創出し，それに基づくリハビリテーションの適応の決定が重要であると考える。図11に心理社会的介入とケア，リハビリテーションの概念を示す。
　横軸に，CDRによる認知症の重症度を示すが，重度ほどケアが必要であることを示している。ドネペジルやガランタミン等の抗認知症薬により，重症度の進行が遅延されることを示す。ケアと抗認知症薬の間にあって，全ての重症度において，心理社会的介入は必要である。しかし，リハビリテーションに関しては，「適応」が重要であるというイメージで，箱で囲っている。

ここに，リハビリテーションを以下の様に定義する[10]。即ち，①ある程度の「病識」のある患者を対象に，②身体的・精神的な手法を用いて，③障害された機能の回復・維持・代償を目指す，④非薬物療法である。ここで言う「病識」には，病気の自覚だけではなくリハビリテーションや心理社会的介入等の「場の設定」によって受動的に集まることも意味している。また，機能の回復・維持・代償のために，神経基盤に基づく残存機能（保持機能）の活用を図る。そして，医療介護連携における包括的介入の中で，薬物療法と組み合わせるものである。

認知症の原因疾患として多い，アルツハイマー病，脳血管障害を伴うアルツハイマー病，血管性認知症に関して，図12に示す。

リハビリテーションにおける問題点としては，その疾患順に認知機能障害から身体機能障害の相対的重要性が増加し，特に認知機能障害に対して認知リハビリテーションが検討される。アウトカムとして，その疾患順に認知テストからADL尺度の相対的重要性が増すが，全体としてQOL尺度が重要である，ということである。

アルツハイマー病のリハビリテーションとしては，進行を遅延させるドネペジルやガランタミン等の抗認知症薬の服用は前提である。身体面よりも認知面へのアプローチが中心となるが，その中心は「心理社会的介入」，即ち，見当識訓練と回想を取り入れたグループワークである。症例によっては個別の心理社会的介入によりQOL向上を目指す。心理社会的介入は抗認知症薬の薬効の最大化でもあるが，そのエビデンスを蓄積して行くことが望まれる。

血管性認知症のリハビリテーションとしては，高血圧等の血管性危険因子の内科的管理や，脳卒中の再発防止薬の投与は前提である。認知症とは，運動機能障害に還元出来ない，高次脳機能障害による生活水準の低下が定義であるので，遂行機能障害・身体意識等がキーワードとなる。筆者の講座では，①遂行機能の問題として，地域生活と道具の使用，意欲低下と引きこもり，②身体意識の問題として回復期リハ病棟における移乗動作，③心理社会的介入としてアルツハイマー病同様に施行した見当識訓練と回想法の有効性等について順に検討して来た。今後，この様なエビデンスが蓄積され，リハビリテーションの「適応」が整理されることが望まれる。

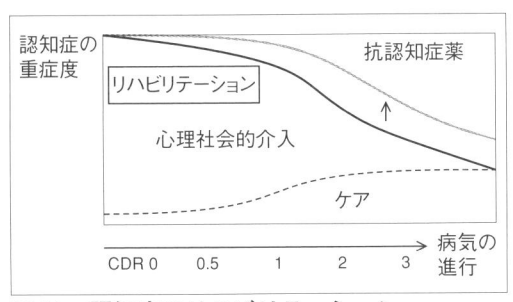

図11．認知症のリハビリテーション

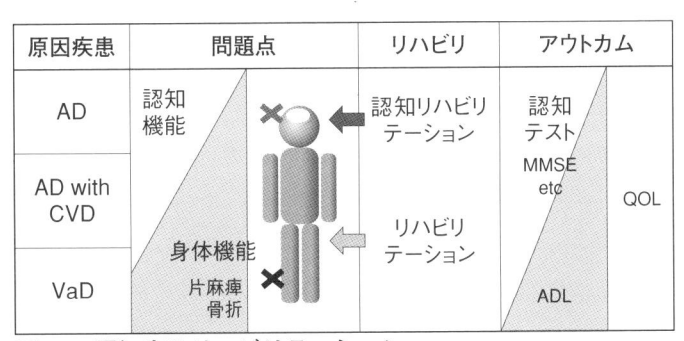

図12．認知症のリハビリテーション

引用文献

1) 赤沼恭子, 葛西真理, 千葉賢太郎, ほか:回想法を取り入れたグループワークによる血管性痴呆患者の活動性・対人関係の改善の可能性. 老年精神医学雑誌 2006;17:317-325.
2) Butler RN:The Life Review:An Interpretation of Reminiscence in the Aged. Psychiatry 1963;26:65-76.
3) Finnema E, Droes RM, Ribbe M, et al.:The effects of emotion-oriented approaches in the care for persons suffering from dementia:A review of the literature. Int J Geriatr Psychiatr 2000;15:141-161.
4) Folsom JC:Reality orientation for elderly mental patient:J Geriatr Psychiatr 1968;1:291-307.
5) Folstein MF, Folstein SE, McHugh PR:'Mini-Mental State':A practical method for grading the cognitive state of patients for the clinician. J Psychiatr Res 1975;12:189-198.
6) 橋本竜作, 鈴木 淳, 紺野佳織, ほか:福祉施設入所者アルツハイマー病患者に対する回想法グループワークの効果. 老年精神医学雑誌 2005;16:337-345.
7) Ishizaki J, Meguro K, Ohe K, et al.:Therapeutic psychosocial intervention for elderly subjects with very mild Alzheimer's disease in a community:The Tajiri Project. Alz Dis Assoc Dis 2002;16:261-269.
8) 河田政之, 吉山容正, 山田達夫, ほか:痴呆に対するデイケア, 回想法の効果. 老年精神医学雑誌 1998;9:943-948.
9) Lai CK, Chi I, Kayser-Jones J:A randomized controlled trial of a specific reminiscence approach to promote the well-being of nursing home residents with dementia. Int Psychogeriatr 2004;16:33-49.
10) 目黒謙一:血管性認知症:遂行機能と社会適応能力の障害. ワールドプランニング社, 2008.
11) 野村豊子:回想法. 老年精神医学雑誌 1995;6:1476-1484.
12) Woods B, Spector A, Jones C, et al.:Reminiscence therapy for dementia. The Cochrane Database Syst Rev 2005;18(2):CD001120.
13) Spector A, Orrell M, Davies S, et al.:Reality orientation for dementia:The Cochrane Database Syst Rev 2004;(4):CD001120.
14) 田高悦子, 金川克子, 立浦紀代子, ほか:在宅痴呆性高齢者に対する回想法を取り入れたグループケアプログラムの効果. 老年看護学 2000;5:96-106.
15) 若松直樹, 三村 將, 加藤元一郎, ほか:痴呆性老人に対するリアリティ・オリエンテーション訓練の試み. 老年精神医学雑誌 1999;10:1429-1435.

D. 地域への支援介入

―― ポイント ――

1. 基本的方針

　介入とは，マネジメントの側面を有していると筆者は考えている．たとえ治療が困難な疾患や障害であっても，診断・評価を適切に行い，予後を予測し合併症を防止出来れば，家族や介護者の負担を軽減し，本人の生活の質をある程度維持させることが出来る．介入の目的は，可能な限り「普通」の生活を送れるように支援すること（ノーマリゼーション）である．

2. 予防

　予防には第一次予防（発症の防止），第二次予防（早期発見・早期治療），第三次予防（悪化の防止，機能維持）があり，原因疾患によって様々な形を取る．アルツハイマー病は，現在第一次予防が困難であるが，MRI画像診断とCDR判定，心理検査による早期発見およびドネペジル服用による認知機能低下の遅延，即ち第二次予防が可能である．また，心理社会的介入の組合せで，生活の質の維持が一定期間可能である．即ち，第三次予防もある程度可能である．高血圧等の危険因子の管理と禁煙の徹底により，脳卒中の発症を低下させられるので，血管性認知症は第一次予防が可能である．また，MRI画像診断とCDR判定，心理検査により早期発見と，抗血小板薬による第二次予防も可能である．また，作業療法士・理学療法士・言語聴覚士によるリハビリテーション，即ち第三次予防も可能である．

3. 福祉施設の活用

　アルツハイマー病の場合，家族が物忘れや妄想などの症状に気づき，かかりつけ医や福祉スタッフに相談し専門医を受診することが，医療福祉マネジメントの出発点である．その後，介護保険を申請し，デイサービスやショートステイ等の介護サービスを利用しつつ在宅でケアを行い，徐々に進行してくると，グループホームや老健を利用し，最終的には特別養護老人ホームに入所する．ドネペジルの服用によって施設入所までの期間を有意に延長出来ることが報告されているが，専門医との連携により，認知機能低下を遅延させ，行動障害をコントロールすることで，在宅ケア期間を延長出来る可能性がある．一方，血管性認知症の場合，本態は脳卒中であるため，急性期に脳卒中専門病院を受診する．その後，回復期に移行してリハビリテーションを行うために，老健等に入所することが多い．しかし，老健入所中に，医療マネジメントが不十分であると脳卒中の再発作を生じたり，全身状態が悪化したりして，再度入院になってしまう．そして病院と老健の悪循環を繰り返しているうちに，自宅退院が困難になったり，特別養護老人ホームへの入所が遅れてしまったりする．この場合，専門医との連携によって，脳卒中の第二次予防や全身状態の医療マネジメントが適切に行われれば，在宅復帰出来る可能性がある．

> **4. 軽度認知障害**
>
> 　軽度認知障害は，臨床的な病気ではない。しかし，背後にアルツハイマー病等の病変が進行している場合がある。全体の10～15％が1年後に認知症に移行することが確かめられているので，定期的な追跡が必要である。より高齢でCDR評価尺度上「記憶」だけでなく，「家庭生活および趣味関心」「地域社会活動」の項目もCDR 0.5と判定される群が，より認知症に移行しやすい。様々なアクティビティへの参加はQOLを高める場合もあり意味があるが，認知症への移行を遅らせる効果については，今後の検討が必要である。

1．基本的方針

1）包括的介入の方針

　筆者は，介入とは，マネジメントの側面を有していると考えている。たとえ治療が困難な疾患や障害であっても，診断・評価を適切に行い，予後を予測し合併症を防止出来れば，家族や介護者の負担を軽減し本人の生活の質をある程度維持させることが出来る。ここでいう「心理社会的介入」には，非薬物療法の1つとして主に心理療法的手法を用いた「保健医療福祉マネジメント」が含まれることと理解されたい。また，認知症の対策を講じるために，調査を行い地域における実態を把握することも，既に介入の第1段階であるといえる。その介入の目的は，可能な限り「普通」の生活を送れるように支援することである。

　どんなにハンディキャップがあっても「普通」の生活が出来る。その考え方を「ノーマリゼーション」と言うが，最初に法律に取り入れたのは1959年のデンマークである。さらに1982年，同国は重要な3原則，「残存機能の活用」「生活の継続性の尊重」「自己決定の尊重」を提唱した。「残存機能の活用」は，例えば認知症特にアルツハイマー病であっても初期であれば，遠隔記憶は比較的保持されているし，グループワークにも乗り易い。従って，過去の回想を中心とする活動には向いている。「生活の継続性の尊重」は，まさに福祉の世界で「その人らしさ」の生活と表現される。「自己決定の尊重」は，まさに「同意」の問題である。

2）予防

　「認知症予防」の話題は，介護保険改定に伴う介護予防に関して，「認知症予防」の項目が付されたこともあって，社会的関心が極めて高い。しかし，予防イコール「第一次予防」ではない。予防とは，第一次予防（発症の防止），第二次予防（早期発見・早期治療），第三次予防（悪化の防止，機能維持）からなる複合概念で，原因疾患や症状によって様々な組み合わせを取る。即ち，たとえ第一次予防が不可能であっても，第二次・三次予防で行うべきことが多くあるのである。また交通事故による頭部外傷後遺症の結果，複数の認知機能障害を来たして社会生活の水準の低下を認めた場合，外傷性認知症状態[*1]という。この場合の第一次予防は交通事故の防止である。しかし「認知症の予防に交通事故をなくしましょう」の命題はナンセンスである。

　認知症予防という場合，どうしても第一次予防（発症の防止）に視点が向きがちであるが，過度の負担を与えずに正しい理解を浸透させることが重要である。なぜならば，生活

[*1] 行政用語でこの状態を「高次脳機能障害」と称することがあるが，正しくは「外傷性認知症状態」である。認知症も失語症も，高次脳機能の障害（一般名詞）であり，同状態を固有名詞として用いることは誤り。

習慣と関係させた第一次予防を強調すると，「認知症患者の自己責任説」が生じ得るからである。すなわち，「○○しないから認知症になった」と，自分の努力が足りない結果，その病気になったのだと，責任を患者本人に押しつける形になりかねない。大切なことは，第二次予防としての医療連携と，第三次予防としての生活支援である。ただし，生活習慣病の影響に関しては，田尻プロジェクトは65歳以上の高齢者が対象であるので，有意な関連が導き出せなかった可能性が否定出来ない。現在，「健康日本21」などのプロジェクトが各地域で開始されているが，生活習慣病と認知症の関係については，中年期からの，より長期のスタディが必要である。

以上のことは，検討課題としつつも，地域住民に対する啓発として大切なことは，「ボケないために，○○療法をがんばりましょう」ではなく，「ボケても，安心して暮らせる地域社会をつくりましょう」ということである。そのためにも，認知症に対する正しい理解と適切なサポート体制が必要である。

> **重要公式 8**
>
> 予防＝第一次予防（発症の防止），第二次予防（早期発見・早期治療），第三次予防（悪化の防止，機能の維持）からなる複合概念。
>
> 認知症予防＝第一次予防（発症の防止）に過度の負担を与えない。
>
> ※重要なことは，第二次予防としての医療連携，第三次予防としての生活支援であり，アルツハイマー病，血管性認知症など，原因疾患別の対策が必要。

2. 原因疾患別の予防

1）アルツハイマー病

アルツハイマー病は，現在発症を防止させる有効な手段が確立されていない。即ち，前述の津波同様，第一次予防が困難である。しかし，MRI画像診断とCDR判定，神経心理検査を組み合わせることで，早期に発見しドネペジルを投与することで進行を遅延させることが可能である。即ち，第二次予防が可能である。また，行動障害の一部には，薬剤による治療が可能なものも含まれる。また，ドネペジルに心理社会的介入を組み合わせることで，生活の質の維持がある程度の期間，可能である。即ち，第三次予防も一定期間，可能である。

2）血管性認知症

高血圧，脂質異常症，心臓病，糖尿病を内科学的に管理し，禁煙を徹底させることにより，脳卒中の発症を低下させることが出来る。即ち，脳血管障害の結果生じる血管性認知症は，第一次予防がある程度可能である。また，MRI画像診断とCDR判定，神経心理検査を組み合わせることで，早期に発見することも可能である。抗血小板薬と脳循環代謝改善薬の組み合わせにより，脳梗塞の再発を防止し，脳機能の反応が得られる。即ち，第二次予防も可能である。また，作業療法士・理学療法士・言語聴覚士によるリハビリテーションも行うことが出来る。即ち，三次予防も可能である。

3）皮質下血管性認知症

第一次予防は血管性認知症と同じである。この病気は，殆ど自覚がなく，自分から外来を受診することはまずない。無気力・無関心（Apathy）を示して家の中でボーッと過ごすことが多く，徘徊や物盗られ妄想等の行動障害が少ないために，家族も「年のせい」と誤解し深刻感も少ない。地域調査等にも同意しにくく，従って地域に「埋もれている」可能性が大きい。しかし，血管性危険因子の管理が不十分であると，脳卒中の再発作を生じやすく，また危険因子の治療によって認知症の症

状も改善するため，積極的な医療介入が必要である。地域における第二次予防としては，その様な特徴を保健師やスタッフが理解して，早期に医療連携に繋げることである。具体的には，血管性危険因子の徹底した管理と，抗血小板薬による脳梗塞の再発防止，脳循環代謝改善薬の投与がある。

4）レビー小体型認知症

現在発症を防止させる有効な手段が確立されていない。即ち，第一次予防は現在，困難である。地域における早期発見（第二次予防）としては，特徴ある症候を早期に発見するために，物忘れだけでなく幻視や錯視などの視覚症状やパーキンソン症候群の存在に気をつけること，疑わしい場合は早期に専門医を受診することが第二次予防である。メイヨークリニックから，地域在住高齢者の中で睡眠覚醒障害を示す群は，レビー小体型認知症を発症しやすいとの報告がある[8]。

5）前頭側頭葉変性症

現在発症を防止させる有効な手段が確立されていない。即ち，第一次予防は現在，困難である。地域における早期発見（第二次予防）としては，ゴミ屋敷や近所におけるトラブルに際し，この病気が背景にある可能性を常に忘れないことが重要である。ゴミ屋敷はまだその家の周囲への迷惑だけであるが，万引き等の反社会的行為は，地域における理解がないと「村八分」になりやすい。

3. 福祉施設の活用

1）認知症と介護保険

2000年に導入された介護保険は，筆者によれば成果は以下の3点である。即ち，①認知症に関して社会的に啓発効果が大きかったこと，②「介護の社会化」というキーワードが示すように，従来の家族主体の介護における家族の負担を軽減させ，本人も家族のみに頼らなくてもよい状況になったこと，③措置制度としての「施し」であった従来の福祉から，契約と権利意識が普及してきたこと，である。

しかし，認知症に関しては問題点が少なくない。最大の問題点は，要介護度が必ずしも病態を反映していない点である。個々の患者の医学的な状態に応じて，必要な医療福祉サービスが決定されるという流れではなく，認定された要介護度によって，サービス給付上限が決定されてしまうために，本当に必要なサービスが受けられないことが起こりうる。筆者らの調査では，要介護度は，身体機能（ADL），次いでMMSE等の認知機能を反映することが多く，介護者負担の最も大きい行動障害が十分には反映されにくい。認知症ケアの場合，行動障害を未然に防ぐ様な見守りが重要になってくるが，それは極めて数値化しにくい事項だからである。

2）福祉施設概論

介護老人保健施設（老健）は，1986年の老人保健法の改正により設立された施設であるが，2000年の介護保険法施行により，介護療養型医療施設や介護老人福祉施設（特別養護老人ホーム，特養）とともに，介護保険施設に位置づけられたものである。老健は，介護を必要とする高齢者の自立を支援し，家庭復帰を目指すために，医師による医学的管理の下，ケアはもとより作業療法士や理学療法士によるリハビリテーション，また，栄養管理などの日常サービスまで併せて提供する施設である。そのため，医療（治療）機能を有する病院と福祉（生活）機能を有する特養との間の施設ということと，施設と在宅（家庭）との間の中間的な施設であるという意味から，かつて「中間施設」と呼ばれていた。

それに対し，介護療養型医療施設は，医学的管理のもとで長期間介護が必要な要介護者にケアを提供する施設で，医師・看護の人員基準は老健よりも多く，医療体制が充実しているが，リハビリテーションスタッフの人員

基準はない。

一方特養は，常に日常生活上で介護を必要とする要介護者のための施設である。医師の配置については，老健は常勤医師が必要であるのに対し，特養では非常勤でもよく，リハビリテーションスタッフの人員基準もない。つまり，介護療養型医療施設は主に医療サービスを行い，特養では主に介護サービスを行い*2，老健は医療サービスと介護サービス，リハビリテーションを包括的に行う施設と言うことが出来る。

2008年度の診療報酬改定では，地域連携診療計画（地域連携クリティカルパス）の対象疾患に脳卒中が追加され，後方連携の強化が期待された。一方で，回復期リハビリテーション病棟の質の評価として居宅等への復帰率が盛り込まれたが，介護老人保健施設への退院は評価されなくなった。このため，急性期治療後に自宅退院が難しいと見込まれる中等度以上の血管性認知症を有する患者が医療として十分なリハビリテーションを受ける機会が減少することが懸念される。また，この改定では，特に認知症高齢者が住み慣れた地域で暮らし続けられるようにということで，小規模多機能型居宅介護や認知症高齢者通所介護等々の地域密着型事業が始まった。安心して，住み慣れた地域で暮らし続けられる様に，利用者の主治医と連携していければと願うものである。

3）疾患別の施設利用
①アルツハイマー病

実際の認知症患者の流れを調査すると，アルツハイマー病と血管性認知症の場合は，異なる場合が多い。即ち，アルツハイマー病の場合，在宅にいる状態で，家族が物忘れや妄想などの症状に気づき，かかりつけ医や福祉スタッフに相談し，専門医を受診することが，医療福祉マネジメントの出発点である。その後，介護保険を申請し，デイサービスやショートステイ等の介護サービスを利用しつつ在宅でケアを行い，徐々に病気が進行してくると，グループホームや介護老人保健施設を利用し，最終的には特別養護老人ホームに入所する（図13）。ドネペジルやガランタミン等の服用によって施設入所までの期間を有意に延長出来ることが報告されている[5]が，専門医との連携により，認知機能低下を遅延させ[3]，行動障害をコントロールすることで，在宅ケア期間を延長出来る可能性があると考えている。

②血管性認知症

一方，血管性認知症，特に多発梗塞性認知症の場合，本態は脳卒中であるため，当然であるが急性期に脳卒中専門病院を受診することから，医療福祉マネジメントが始まる。その後，回復期に移行してリハビリテーションを行うために，介護老人保健施設等に入所することが多い。しかし，老健入所中に，医療マネジメントが不十分であると脳卒中の再発作を生じたり，全身状態が悪化したりして，再度入院になってしまう場合がある。そして病院と老健の悪循環を繰り返しているうちに，自宅退院が困難になったり，特別養護老人ホームへの入所が遅れてしまったりする（図14）。「リハビリの老健」と言われながらも，最も寝たきりが多いという報告[1]の所以であ

---

*2 平成22年3月25日の厚生労働省「特別養護老人ホームにおける看護職員と介護職員の連携によるケアの在り方に関する検討会」において，特別養護老人ホームの介護職員が一定の研修を受け，医師の指示のもとで看護職員と連携しながら口腔内の吸引や経管栄養の一部を行うことが認められる方針が出された。背景には，吸引が必要な高齢者の増加と「行き場所」がないこと，在宅では家族が行っているのでホームの介護職員も行うことが出来るはずだという考えのもと出された方針であるが，実際に行うにあたって研修が必要であることや，医師との連携などの点をクリアしなければならない。いずれにしても医療介護連携が重要になってきているということである。

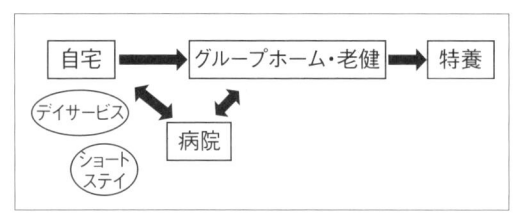

図13. アルツハイマー病患者の流れ
デイサービス：通所介護
ショートステイ：短期入所生活介護
グループホーム：認知症対応型共同生活介護
老健：介護老人保健施設
特養：特別養護老人ホーム

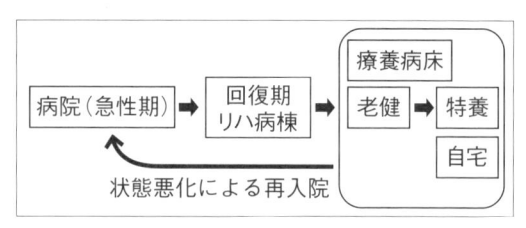

図14. 血管性認知症の患者の流れ
老健：介護老人保健施設
特養：特別養護老人ホーム

る．この場合，専門医との連携によって，脳卒中の第二次予防や全身状態の医療マネジメントが適切に行われれば，在宅ケアに復帰出来る可能性が否定出来ない．

要するに，アルツハイマー病の場合も，血管性認知症の場合も，専門医との適切な連携こそが，施設入所期間を減少させ，在宅ケアの期間を延長させることが出来る因子なのである．今後，療養病床群は廃止される方向での検討もされているが，老健における医療福祉マネジメントはますます重要視されてくると思われる．また，いかに在宅ケアを質の高いものにするかについて，専門医との連携が重要性を増してくる．2006年4月に介護保険法が改正されて「介護予防」の概念が導入された．基本チェックリストにより，「認知症予防」に該当する高齢者が増えてくるものと思われるが，基本は「第二次予防としての医療連携」である．エビデンスのない「○○療法」に惑わされることのない様に，正しい保健医療福祉の包括システムの構築が求められている．

4. 軽度認知障害

1) MCIの概念

MCIの用語自体はCDRと同様の観察法である，Global Deterioration Scale（GDS）[10] stage 3として用いられた[4]が，新たな定義がなされた．即ち，①物忘れの訴え，②客観的な記憶障害，③全般的認知機能は正常，④日常生活に問題なし，⑤認知症ではない，の項目を満たす状態である．このMCIをCDR評価表に当てはめれば，記憶がCDR 0.5で他が全て0の状態に相当する．

しかしCarrらは，物忘れの訴えはあまり関係ないこと[2]や，CDR 0の状態においてさえ病理学的にはアルツハイマー病の変化を認める場合があることにより，MCI概念は必要なくCDR 0.5で十分とし，図15の様にCDR 0.5を0.5/Uncertain Dementia, 0.5/Incipient DAT, 0.5/DATに分類している．

筆者の考えは，外来受診者の場合は，当然物忘れの訴えがあるものの，認知症は本質的に自覚症状がない病気である．健常と認知症の境界状態に関しても，バイアスの少ない調査を国内外で施行して分かったが，その様な高齢者は必ずしも自覚があるとは限らない．むしろ自覚のない高齢者こそが問題であって，家族によって異常を気づかれていることが多い．その意味で基本的にCDRを作成したMorrisの考えに一致する．

2) 認知機能と生活障害の特徴

認知機能障害を示すものの，生活に支障を来たさない状態が「境界状態」であると前述した．しかしCDR 0.5高齢者には，認知症の様に生活に支障を認めるほどではないものの，軽度の生活水準の低下が認められる場合がある．物忘れの訴えは健常とCDR 0.5で差を認

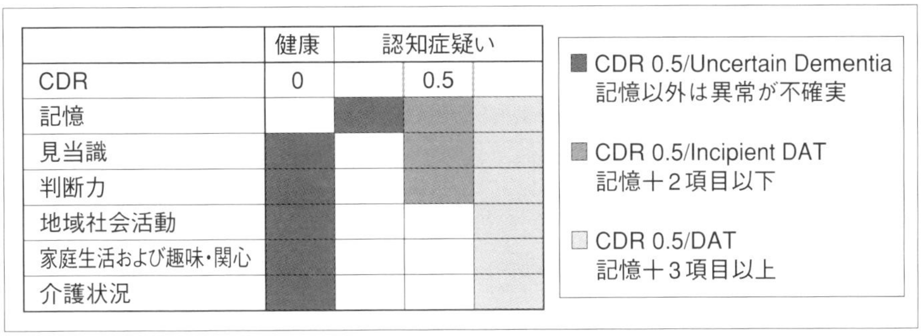

	健康	認知症疑い	
CDR	0	0.5	
記憶			
見当識			
判断力			
地域社会活動			
家庭生活および趣味・関心			
介護状況			

■ CDR 0.5/Uncertain Dementia
記憶以外は異常が不確実

■ CDR 0.5/Incipient DAT
記憶＋2項目以下

□ CDR 0.5/DAT
記憶＋3項目以上

図15．CDR 0.5の下位分類
（目黒謙一：痴呆の臨床—CDR判定用ワークシート解説．神経心理学コレクション．医学書院，2004．）

めないものの，生活障害についてはCDR 0.5独特の表現で自覚していることがある．日常の家事には，動作の系列化（洗濯物を洗って干して，畳んでしまう），並列化（洗濯機を使用しながら料理をする），計画性（献立を考えて買い物をし，料理に取りかかる）等が必要であるが，これは神経心理学的に「遂行機能」と呼ばれているが，前述の「注意力」にも関連する．家電製品やTVのリモコン，スイッチの取り扱い等は「道具的ADL（IADL）」であるが，CDR 0.5はどちらも軽度の生活水準の低下を示すことがある．今まで行っていた趣味や関心が薄れ，「何となく億劫になる」のも特徴である．また，服薬管理や日程等の予定管理が杜撰になり，外来受診日を間違えたり，今まで行っていた地域の老人会の仕事が億劫になったりする場合がある．また，地域の集まり等への参加の意欲も低下し，活動範囲が減少することも特徴である[7]．

また，有病率調査の過程で発見されたCDR 0.5群を対象に，心理社会的介入を施行した．即ち，見当識訓練＋回想法グループワークを週1日6ヵ月間行った結果，介入群でMMSEの維持（非介入群では悪化），前頭葉機能の改善（非介入群では横ばい）を認めた[6]．また情動面の改善が認められた．この様にCDR 0.5状態において，心理社会的介入の効果はある程度認められる．ただし，介入時点における

効果があったとしても，それはその時点において脳の残存機能の賦活が可能であったと言うことであって，それを縦断的に認知症の発症遅延活動と混同してはならない．これは，健常高齢者への介入同様，地域社会で積極的に活動を行っているスタッフ等に陥りやすい誤解である．薬物的介入に関しては，エビデンスはPetersenら[9]によるもの以外はない．アルツハイマー病同様，進行を遅延させる可能性は否定出来ないが，有病率の高さから医療経済的影響についても検討が必要である．

引用文献

1) 朝日健二：利用者とケアマネージャーのための介護保険ガイド（改訂版）．桐書房，東京，2004．
2) Carr DB, Gray B, Baty J, et al.：The value of informant vs. individual's complaints of memory impairment in early dementia. Neurology 2000；55：1724-1726.
3) Dooley M, Lamb HM：Donepezil：A review of its use in Alzheimer's disease. Drugs Aging 2000；16：199-226.
4) Flicker C, Ferris SH, Reisberg B：Mild cognitive impairment in the elderly：predictors of dementia. Neurology 1991；41：1006-1009.
5) Geldmacher DS, Provenzano G, McRae T, et al.：Donepezil is associated with delayed nursing home

placement in patients with Alzheimer's disease. J Am Geriatr Soc 2003 ; 51 : 937-944.
6) Ishizaki J, Meguro K, Ohe K, et al. : Therapeutic psychosocial intervention for elderly subjects with very mild Alzheimer's disease in a community : The Tajiri Project. Alz Dis Assoc Dis 2002 ; 16 : 261-269.
7) Meguro K, Yamaguchi S, Ishizaki J, et al. : Neuropsycho-social features of very mild Alzheimer's disease (CDR 0.5) and progression to dementia in a community : The Tajiri Project. J Geriatr Psychiatr Neurol 2004 ; 17 : 183-189.
8) Molano J, Boeve B, Ferman T, et al. : Mild cognitive impairment associated with limbic and neocortical lewy body disease : a clinicopathologic study. Brain 2010 ; 133 : 540-556.
9) Petersen RC, Smith GE, Waring SC, et al. : Aging, memory, and mild cognitive impairment. Int Psychogeriatr 1997 ; 9 : 65-69.
10) Reisberg B, Ferris SH, de Leon MJ : Global Deterioration Scale (GDS). Psychopharmacol Bull 1988; 24 : 661-663.

コラム2：
認知症医療には新しい哲学が必要である

目黒謙一：老人医療には新しい哲学が必要である．M病院研究会「脳の老化と痴呆への包括的アプローチ」．平成2年．を改変．

　20年前，筆者は某M病院に勤務していた。そこでコメディカルスタッフとともに，研究会を組織し，「臨床研究の発展」と「チーム医療の充実」を旗幟に，様々な活動を行った。学術活動の結果は，学会や論文にも発表させて頂いた。その経験は，筆者の進路に少なからず影響を与えたが，当時のこの小論文は今振り返って見ても決して的外れではなかったと考えている。時代の変遷を示すために，敢えて用語以外はなるべく以前のままとし，適宜注釈を加える。

　私がM病院で学んだ最も重要なことは，現段階の認知症医療においては入退院の新しい基準が必要なのではないだろうか，それから今後の問題として，認知症医療には新しい哲学が必要なのではないだろうかということである。

　老人性認知症は，アルツハイマー病であれ血管性認知症であれ，病気である。他の病気と同様，医学的に評価する手段を医療従事者は持っている。患者本人の評価としては，精神面では様々な認知機能テストがあり，身体面でもADL評価表等が多く作られている。MRI等の画像診断も加えて総合的に判断し，ある患者の状態が，リハビリや薬剤等の治療に現在反応しつつあるのか，あるいは安定して慢性期に入りつつあるのかを理解することが可能である。慢性期に入り症状も落ち着き，リハビリや薬剤等の治療への反応に限界が見えてきたときに，家族を呼んで退院許可の話をするのが普通である。しかし，多くの家族は患者の退院という状況を必ずしも好まない[*1]。

　このことは，認知症高齢者の入退院については，患者本人の評価のみでは不十分であることを示している。分かりやすくするために，認知症以外の患者を考えてみる。例えば，外科の病院であるが，外傷や虫垂炎など，急性期疾患で来院した患者に対して，様々な処置が施される。しかるべき期間の入院の後，患者は退院し，社会に復帰する。医療従事者は退院する患者を見送りながら，自分たちのした仕事が，明らかに患者のためになったと充実感を感じることが出来る。小児科を例に取ってみる。患者は当然子供である。子供の病気に対し両親は心配でならない。早く退院して元気な顔を見せてほしい。地域とのつながり（この場合は学校）も緊密で同級生はお見舞いに来る。病気が良くなりしだい即，退院であり，退院許可に対して家族が難色を示す等ということは，まず考えられない。

　つまり，家族とのつながり，地域（職場や学校）とのつながりが緊密に保たれているからこそ，患者本人の退院基準さえ満たせばすぐ退院出来るのである。しかし認知症患者はそのつながりが時に希薄である。M病院に私が赴任した当初，ある韓国人医師が，ある患者の退院を勧めた際，難色を示したその家族

[*1] 当時の「老人病院」の問題。現在では，長期入院は行われていないが，老健入所がそれに最も近い問題を提起していると考えられる。

に対して本気で怒っているのを見たことがある。「あなたの親でしょう，どうして自分の建てた家に帰ることができないのですか」。日本と違い儒教の影響が強く，親や年長者を大切にする韓国のその医師の言うことは正論である。しかし正論のみ言い，かかる家族を批判したところで解決になるのだろうか。

　森岡正博氏は「生命学への招待」[1]の中で次の様に述べている。「正論とは，理想化された人間に対して発せられる倫理的な命令である。しかし，私たちは聖人君主のような理想的な人間ではない。(中略)痴呆老人の介護をせよ，という命令の価値が分からずに老人を捨てるのでもなく，その命令を間違ったものと見なして老人を捨てるのでもない。その命令は正論であり，倫理的には正しいということを十分承知しながらも，老人を捨ててしまうのである。」　私が，現段階の老人医療において入退院の新しい基準は，患者本人のそれのみでは不十分と考える所以である。では，どういう基準を考慮する必要があるだろうか。

　まず，家族の基準である。家族に患者の退院許可の話をすると，殆どが家に引き取ることに難色を示す。介護者が仕事を持っていたり，病気であったり，経済的な事情がある場合から，「私，明日から旅行に行くのですが，日程の都合がありますから，(患者)いつ死ぬか教えて下さい。」等と極端に疎遠なケースまである。家族に対する多様な価値観の影響を受けてか，家族の中には後者の様な考え方を持つものも認められ，経済的状況，介護者の状況だけでなく，家族の価値観の問題にいたるまで総合的に考慮しなければ，「患者の退院先としての家庭」を評価出来ない。

　次に施設の基準である。老健や特養，グループホーム等，施設の問題については，ここでは多くを論じない。各施設間の特性を活かした連携が必要であると思われる。しかし，施設があることによって介護者のいない家族を援助する場合はともかく，施設があることを理由に，家族の引き取り意識の「閾値」が高くなり，引き取り能力があるにもかかわらず施設に入れる様になり，そしてそれが患者のためであると言う了解が蔓延していく可能性も考慮すべきである[*2]。

　つまり，施設だけを切り離して独立に論じるのではなく，家族の基準と合わせて議論しなければ単なる施設論に終わってしまう。森岡氏は次の様にも述べている。「姥捨て山行為がもたらす苦しみから逃れるもうひとつの道は，私が苦しまないような方法で他者を捨てることであった。そのためには，自分に言い聞かせる『言い訳』があればよい。例えば，『施設に入ってもらうことが結局は痴呆性老人のためになるのだから』という言い訳によって，自分を十分納得させることができれば，私はさほど苦しむことなく老人を捨てることができる。もし社会の中に，『施設は老人のためになる』という共通了解が形成されていれば，この言い訳はさらに効果的に機能するだろう。」

　認知症高齢者は現在，この3つの基準（患者本人，家族，施設）の相対的な関係から，どこに行くのかが決まる。それらを総合的に評価し，新しい入退院の基準を作ることが必要であると思われる。しかしあくまでそれは現状をふまえての論であり，今後の認知症医療には新しい哲学が必要であると考える。

　ここM病院に車で来る途中に，「産業廃棄物最終処理場」（燃えないゴミのゴミ捨て場）が

[*2] 現在，「老健の特養化」と言われる現象が生じているが，まさにそれが原因である。
[*3] 筆者は昭和60年卒業であるが，当時の話。現在は当然，詳しく講義や実習も行われている。
[*4] この「個」をベースにした生命論は，当時筆者が独身であったことにもよる。現在は，「家庭の内的要因」としての「家系」の重要性を主張している。コラム5参照。
[*5] M病院研究会「脳の老化と痴呆への包括的アプローチ」のこと。

ある。次いで、精神発達遅延の施設が見えてくる。そして、認知症の病院である。私はこの三者が何かを象徴している様に思われてならない。この社会を成り立たせるために人間は何かを社会の外に除外し続けてきたのではないだろうか。しかし、その除外してきた部分をそのままにしておいたのでは、内の社会それ自体の存続が危ぶまれるようになってきたのではないだろうか。

環境問題は自然を対象とするものであり、理解しやすい。人間は近代社会を成り立たせるために地球の自然を破壊してきたのであるが、それが人間の首を締めかねない所まで来たことにやっと気づいたのである。しかし高齢者医療の問題は人間社会を対象とするものであり、自分自身を対象化しなければならず、分析は容易ではない。高齢社会の到来が声高らかに叫ばれ、様々なサービス機能を持った施設が多く立ち並ぶその中に、認知症患者が満ちる様になる。そして新しい施設が建てば建つほど家族が引き取らずに施設に入れる様になり、家族と疎遠になった認知症患者で満ちるのであれば、悪循環であり、人間性を喪失した不気味な社会が出来ないだろうか。

医学部学生ですら、認知症の実態は教育されず、私はM病院で初めて学んだ[*3]。まして、日本が世界一の高齢化社会になった時、社会を支える今の青少年期の世代に、高齢者に確実に増え続けている認知症の様々な問題点を十分に教育しているとは言い難い。

認知症の問題は、森岡氏によれば「姥捨て山問題」として考えられる。これらの問題点の解決への指針を現在の公の論議の場に求めた場合、3つの考え方に落ち着くと言う。ひとつは、「共苦の実践を勧める考え方」であるが、これは「要するに正論の倫理学であり、多くの人間がみずからエゴを脱却できないという事実に目を閉ざしている」。2番目は「自己決定権の考え方（この場合は介護者の）」であるが、これは、「私がこれ以上苦しむのがいやだから他者を捨て、今度はその捨てた行為によって私が苦しむという苦しみの重層性が全く見えないような構成になっている」。3番目の「生命の質の考え方」（価値の低い生命は生かしておく必要はない）によると、「私がこれ以上苦しむのがいやだから他者を捨てるということを、その段階で実質的に肯定しており、この開き直りとも見える肯定の壁によって、その先に潜む問題が遮断されるかっこうになっている」。

いま「生命をどう捉えるか」を考えなければならないのではないだろうか。個人—家族—地域（施設）—国家制度にいたるまで「生命」を機軸にした新しい哲学とそれを実際の行政に活かすシステムが求められているのではないだろうか[*4]。この本[*5]にはM病院という、高齢者医療の現場において考えられた問題点がいくつか記載されているが、今後この様な現場での討論が活発になって行くことを期待する。

引用文献

1) 森岡正博：生命学への招待：バイオエシックスを越えて．勁草書房，1988.

第Ⅱ部

認知症医療学の実践（1）：
地域調査

E. 地域調査の方法論

──ポイント──

1. 調査の目的と前提
　認知症の地域調査は，あくまで「手段」に過ぎない．目的は，「地域力」を向上させることである．地域調査は「介入」の一環であると考えられる．介入とは，マネジメントの側面を有しているが，地域における実態の把握は，調査によって当然発見されることが予想される認知症高齢者への「受け皿」を整備してから開始すべきである．

2. 調査の項目
　生活歴情報で最も重要な情報は，「学校教育年数」である．病歴として脳卒中の危険因子，脳卒中や物忘れの有無と両者の時間的順序関係を調査する．保健師の事前訪問情報，本人の面接を合わせて，結果的に臨床的認知症尺度（CDR）が判定出来るように調査用紙を工夫する．地域調査で神経心理検査は，時間をかけないことが原則であるが，最低でもMMSEは施行した方がよい．

3. 調査の手法
　自治体が地域における認知症の実態を把握するには，いくつかの方法がある．全数調査は時間・手間がかかるが自治体全体の結果が分かる．無作為抽出法は導線が長くなるので，保健師が生活情報を入手しにくいものの，母集団（自治体全体）の傾向を推計出来る．特定集団の健診やモデル地区調査は，選択バイアスが生じやすいものの，保健福祉との連携体制を整備しやすく，詳細な調査も可能である．

4. モデル地区調査の実際
　①自治体の首長による意思表示，②認知症対策委員会の設置，③専門家への委嘱状交付，④200人規模のモデル地区の選定，⑤MRI脳健診の拠点の選定，⑥拠点医療機関（受け皿）の選定と地域医療ネットワーク，⑦地域住民への説明会，という「7段構え」で行うとよい．

1. 調査の目的と前提

　認知症の地域調査は，あくまで「手段」に過ぎない．目的は，「地域力」を向上させることである．筆者の言う「地域力」とは，地域住民の力，保健師の力，医師・看護師等の医療機関の力，首長を中心とする行政の力を含む，民主主義国家の基礎である自治体の「力」である．認知症とは，その定義から保健医療福祉連携が不可欠である旨，既に述べたが，首長を中心とする行政の力に焦点を当てて考えても，保健福祉課や高齢介護課だけでなく，自治体の病院事業や，教育や経済も関連せざるを得ない問題である．認知症とは，その全ての「結節点」に他ならない．

　筆者は，地域調査は「介入」の一環である

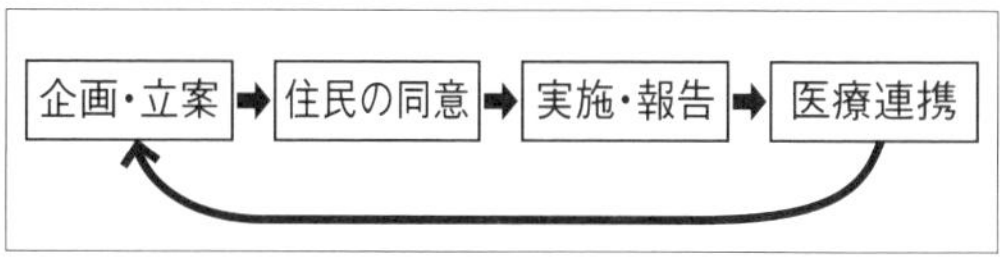

図16. 調査の全体

と考えている。介入とは、マネジメントの側面を有している。地域における実態の把握は、調査によって当然発見されることが予想される認知症高齢者への「受け皿」を整備する前に、開始されるべきではない。調査によって発見された認知症高齢者を、物忘れ外来を行う医療機関や、介護保険を利用出来る福祉施設などの医療福祉ネットワークに繋げる所で行って初めて、はじめの調査は完了したとも言える。そして、医療連携をすることで、また新たな企画が立案される場合がある（図16）。

重要公式9
地域調査＝介入の一環
※調査を開始する前に、病気が見つかった場合の「受け皿」（＝医療連携の拠点）を整備すること。

2. 調査項目

1）生活歴

生活歴として、幼少期・青年期・成人期・初老期に分けて、家族構成や学校時代、仕事や子育て、引退後の生活等のポイントを把握しておくと、高齢者の理解が進む。幼少期・青年期における最も重要な情報は、「学校教育年数」である。これは、MMSE（Mini-Mental State Examination）[1]等の心理検査のカットオフ値が教育年数によって異なるからである。一般に教育年数6年（尋常小学校）の場合、MMSEのカットオフは17/18（すなわち、17点以下は認知機能低下ありで18点以上は低下なし）、教育年数8年（尋常小学校高等科）の場合、20/21、10年以上（女学校や旧制中学校）の場合、23/24である。教育年数の場合、本人の陳述だけではなく、必ず家族の確認をとることが重要である。

序論にも書いたが、親が卒業した学校を知らないという人がいる。これは、単なる「教育歴」の問題ではない。父母の世代の教育歴を知るということは、その時代背景と歴史を理解することでもある。例えば、女学校の卒業者は、当時は女性の高学歴者が少なく、また家柄も良いため、極めてプライドが高い。そのため、心理社会的介入の1つである回想法グループワークを行う際、同じグループのメンバーの選定にも気を遣う。また、大東亜戦争経験者にとって、その問題を回想法のテーマに出来るかどうかは、陸軍士官学校や海軍兵学校卒業者の様に自分の武勇伝を誇る場合もあれば、徴兵されて悲惨な体験を語る場合もあるため、個々人の経歴や経験を調べた上で慎重に決めなければならない。また、家庭の事情により、学校教育を受けられずに、幼い弟や妹たちの面倒をみなければならなかった高齢者もいる。その方が言われる「（尋常）小学校6年しか出ていないから字が書けない」とは、単にMMSE等の心理検査のカットオフ値を決める数字以上の、「歴史と物語」を含んでいるのである。

表7、8に戦前と戦後の学校教育年数一覧を示す。

2）病歴

病歴として高血圧、糖尿病、脂質異常症、心臓病、不整脈等の脳卒中の危険因子については、何年前から罹患しているのか、服薬治療中であるのかを聴取する。一過性脳虚血発作や脳卒中についても聴取する。最も重要な情報は、①脳卒中になったことがあるか、あるとすればそれは何年か、②物忘れがあるか、あるとすればそれは何年からか、③脳卒中との時間的関係はどうか、である。脳卒中になったことがなく、徐々に物忘れが進行した場

表7. 学校教育年数一覧（戦前）

教育機関	進学の順番		備考	学歴	就学年数	教育年数合計
初等教育（義務）	義務教育	1 尋常小学校		○	6	6
	義務教育	1 国民学校	戦時中	○	6	6
		1 尋常高等小学校	小学と高等科含む	○	8	8
中等教育	小学卒業後	2 (尋常小学校)高等科(二年制)		○	2	8
	小学卒業後	2 (尋常小学校)高等科(三年制)	一部のみ	○	3	9
	小学卒業後	2 (旧制)中学校(四年制)	戦前後期のみ	○	4	10
	小学卒業後	2 (旧制)中学校(五年制)		○	5	11
	小学卒業後	2 (旧制)高等女学校(三年制)	一部のみ	○	3	9
	小学卒業後	2 (旧制)高等女学校(四年制)		○	4	10
	小学卒業後	2 実業学校(商業、工業、農業など)	職業教育	△	*2〜4	*8〜10
	小学高等科卒業	3 実業学校(商業、工業、農業など)	職業教育	△	*2〜4	*10〜12
	旧制中学卒業後	3 (旧制)高等学校	大学の予科	○	2	13
師範学校	高等科2年卒業後	3 師範学校　予科1年、本科一部4年	後に本科5年のみ	○	5	13
	高等科3年卒業後	3 師範学校　本科一部		○	4	13
	旧制中学卒業後	3 師範学校　本科二部		○	1	12
	旧制女学校卒業後	3 師範学校　本科二部		○	2	12
	旧制中学卒業後	3 高等師範学校		○	3	14
	旧制女学校卒業後	3 高等師範学校		○	4	14
大学		4 帝国大学		○	3	15
		4 帝国大学医学科		○	4	16
		4 大学　(その他)		○	3	15
		5 大学院		○	3	18
		5 大学院		○	4	19
専門学校	旧制中学卒業後	3 専門学校	新制では大学	×△	3	11
	旧制中学卒業後	3 専門学校	新制では大学	×△	4	11
その他	高等科卒業後	3 青年学校		×		8
	高等科卒業後	3 裁縫学校		×		8
	女学校卒業後	3 裁縫学校		×		10

注意：当時は、旧制中学あるいは旧制女学校卒業であることが、エリート教育として、また学歴として重要。その他、予科、研究科は学歴に追加。旧制の専門学校の大部分は、新制では大学に昇格している。学歴に入れるか入れないかは検討のこと。

合、アルツハイマー病の可能性が高い。脳卒中の前から物忘れが徐々に進行し、脳卒中の後に物忘れがさらに進行した場合、アルツハイマー病＋脳卒中の可能性が高い。脳卒中の前は正常で、普段通りの生活をしていたものの、脳卒中後に物忘れが始まった場合、血管性認知症の可能性が高い。

> **重要公式10**
> 認知症の調査で重要な情報
> ①脳卒中になったことがあるか、あるとすればそれはいつか？
> ②物忘れがあるか、あるとすればそれはいつからか？
> ③脳卒中との時間的関係はどうか？

表8. 学校教育年数一覧（戦後）

教育機関	進学の順番	最終学歴	教育年数	就業年数	教育年数合計
義務教育	1	小学校	○	6	6
	2	中学校	○	3	9
	3	高等学校	○	3	12
高校卒業が原則	4	専門学校	×	2	12
高校卒業が原則	4	専門学校	×	3	12
高校卒業が原則	4	専門学校	×	4	12
高校卒業が原則	4	短期大学（二年制）	○	2	14
高校卒業が原則	4	短期大学（三年制）	○	3	15
高校卒業が原則	4	大学（四年制）	○	4	16
高校卒業が原則	4	大学医学部	○	6	18
四年制大学卒業が原則	5	大学院 修士課程	○	2	18
修士卒業が原則	6	大学院 博士課程	○	3	21
医学部卒業が原則	5	医学部大学院	○	4	22

※新制中学は、旧制の尋常小学校高等科と旧制中学を含む新しいしくみである。
※旧制中学は、前期3年を新制中学、後期2年に1年加えて新制高校とし、実質的には新制高校にその役割を移行している。
※新制大学は、旧制の帝国大学の他に、旧制の専門学校、師範学校等大学に昇格したものが多くみられる。

3）臨床的認知症尺度

保健師の事前訪問情報、本人の面接を合わせて、結果的に臨床的認知症尺度（Clinical Dementia Rating：CDR）[5] が判定出来るように調査用紙を工夫する。

4）神経心理検査

地域調査で神経心理検査は、時間をかけないことが原則であるが、最低でも、MMSEは施行した方がよい。

3. 調査の手法

自治体が地域における認知症の実態を把握するには、いくつかの方法がある。自治体の高齢者全員を対象に全数調査を行う方法、無作為に標本を抽出して分析を行い、もとの母集団の特徴を推定する方法、自治体の中でモデル地区を選定する方法等である。全数調査、無作為抽出法、モデル地区調査の長所・短所を表9に示す。

1）全数調査

文字通り、自治体の高齢者全員にアクセスする方法である。悉皆調査ともいう。調査結果イコール自治体全体の結果であるので、まさに自治体の結果が分かることは長所であるが、時間や手間がかかること、詳細な調査が困難であることが短所である。

調査内容としては、郵送法によるアンケート調査や、MMSEなどの簡易認知症スクリーニング検査が適している。郵送でない場合、実際の調査部隊としては、自治体の民生委員などが適しているが、その調査要員の水準を一定に保つために教育研修も欠かせないことが短所である。予算としては、アンケート調査の印刷代や郵送費、民生委員への謝金などで済むため、規模の割にはそれほどかからない。人数が多いため全例にMRI脳健診を行うことは不可能で、保健福祉との連携は容易で

表9. 実態調査の方法

	長所	短所
全数調査	自治体全体の結果が分かる	時間・手間がかかる 詳細な調査は困難
無作為抽出法	統計的手法に基づけば，母集団（自治体全体）の傾向を推計できる 詳細な調査も可能	無作為抽出する元リスト（住民基本台帳等）の活用が困難導線が長くなるので，保健師が生活情報を入手しにくく，地域に密着した調査になりにくい
特定集団の健診	詳細な調査が可能 保健福祉との連携体制を整備できる	特定集団の選定でバイアスが生じることがある
モデル地区調査	詳細な調査が可能 保健福祉との連携体制を整備できる	モデル地区の選定でバイアスが生じることがある

はない。MRI脳健診者を全数調査の中から無作為に抽出して行うなど，他の方法と組み合わせて行う場合もある。

2）無作為抽出法

　自治体の高齢者集団から，標本を抽出して分析し，元の母集団（自治体全体）の傾向を推計する方法である。まさに統計学の基本であるが，統計的手法に基づけば，母集団の傾向を推計出来ること，また詳細な調査も可能であることが長所である。しかし，無作為抽出する元リスト，例えば住民基本台帳等の活用が，実践的に容易ではないことが短所である。また，導線が長くなるので，保健師が生活情報を入手しにくく，地域に密着した調査になりにくい。従って，保健福祉との連携は容易ではないことが短所である。

3）特定集団の健診

　特定集団に属する高齢者が，自治体の中で特に偏っていないと判断される場合に，その特定集団を自治体の代替集団として調査することは可能である。特定集団が，例えば「脳健診希望者集団」の場合，バイアスがかかるので，健診とは無関係な外的基準ある必要がある。筆者が1997年に，ブラジルのグランジ・サンパウロ圏に在住する日本人高齢者移民の医療協力調査を行った際[2〜4,6)]，同地域の全数調査や無作為抽出法が困難であったため，対象にしたのが，宮城県出身者の移民からなる宮城県人会である。それは当時，宮城県が宮城県出身の高齢者移民に対して敬老金を給付していたため，名簿が管理されていたこと，ブラジル移民の中でも宮城県出身者が特に偏ってはいないと思われたことによる。

4）モデル地区調査

　今まで認知症の対策事業を行ったことがない自治体の場合，筆者が推奨するのは，200人規模のモデル地区調査である。内容は，MRI脳健診と認知症の心理検査などを含む。全数調査や無作為抽出法と異なり，詳細な調査が可能であること，保健福祉との連携体制を整備出来ること等が利点である。予算は600万円程度である。

　まず200人規模である理由であるが，認知症の有病率は5〜10％であるが，有病率の値を意味あるものとして95％の信頼区間を得るためには，男女同数で計155名（男女それぞれ78名）必要である。しかし，調査に同意しない，もしくは脱落する者が想定されるため，200人程度の地域集団を選定する。また200人であれば，保健師によって1人1人の顔が分かるため，日常生活の情報を把握することも容易であり，認知症が発見された場合の医療連携という点でも，個々人に対する支援が円滑

に進められるからである。

　予算を600万円とする根拠は，MRIは保険適応の場合，撮像方法にもよるが1人約25,000円程度である。200人規模の健診の場合，500万円必要である。それに加えて，100万円程度の予算（心理士の人件費や消耗品その他），総額600万円があれば，1つのモデル地区が立ち上がる。認知症は脳の病気であるため，MRI検査は必要である。希望者を募ってMRI健診をする方法もあるが，希望者は，脳の健康に関心の高い高齢者か，神経質な高齢者が多い。認知症は，本人の自覚が少ない病気であるため，調査を希望しない高齢者こそ，認知症の疑いが高いことに注意すべきである。そのため200人の集団を，「外的基準」によって選定する必要がある。

4. モデル地区調査の実際

　以下の「7段構え」で行うとよい。

1）自治体の首長による意思表示

　まず初めに行うべきことは，市長・町長など自治体の最高責任者による，意思の表明である。地域住民の選挙によって選ばれた首長による，「○○市（町）として，認知症対策，認知症高齢者の支援を行う」という積極的な意思表明がなければ，絶対に自治体において認知症対策は進まない，というのが筆者の実感である。保健福祉課や高齢介護課などの行政組織の官僚は，首長の指揮下にあるからであり，また，住民による調査の同意書も「○○市（町）長宛」であるからである。田尻プロジェクトの場合，当時の町長の峯浦・堀江両氏によるリーダーシップのもと，積極的な意思表明があったために，地域における認知症対策が進展したのである。

> **重要公式 11**
> ※地域調査の開始（＝自治体における認知症対策の開始）には，自治体の首長の明確な意思表示が必要。

2）認知症対策委員会の設置

　次に行うことは，自治体に「認知症対策委員会」を設置することである。委員長は，首長もしくは副首長とし，保健福祉課，介護保険課などの行政の責任者と，大学関係者，医療関係者が一堂に会する委員会を設置する。そして中期的な認知症対策の視点（戦略）と同様に，短期的な認知症関連の調査をどの様に行うか（戦術）の両方を議論する。大学関係者は副委員長として，首長を補佐する立場がよい。また，後述するMRI脳健診病院の院長，MRI検査の責任者，「受け皿」病院・診療所の関係者や医師会関係者にも委員になってもらう方がよい。他の自治体への公文書の請求や大学関係の文書の公開，自治体内の部門を超えた連携等は全てこの公式委員会を通して行う。必ず議事録を取り，次回に申し送る。

3）専門家への委嘱状交付

　そして，大学関係者や専門家に対して，自治体として認知症対策委員会の委員を委嘱するという，委嘱状を交付しなければならない。大学関係者にとっては，調査や認知症対策は，あくまで自治体を基礎にした活動であることの自覚を持たせるためである。一方，自治体側にとっては，よくある「健診事業」の様に，業者に委託してしまって当事者意識をなくしてしまう事態を避けるためでもある。筆者の経験では，自治体における認知症対策調査で，比較的「敷居」が高いのが，この第三条件である。掛声だけであとは業者に委託してしまえばよい，という発想の自治体では，認知症対策は進展しない。

4) 200人規模のモデル地区の選定

認知症対策委員会を設置し、委嘱状の交付も終了したら、その委員会において認知症対策に関する議論を開始する。中・長期的な展望の議論の後、200人規模のモデル地区を選定する。地区を選定する場合、行政区の長に話をして希望を募る方法よりは、自治体の東部・西部等「外的基準」に基づき事務局が決定する方がよい。あるいは、東部・西部等の地区から、無作為に200名を抽出する方法でもよい。

5) MRI脳健診の拠点の選定

そして、自治体内の病院で、MRI検査が可能である公的病院を選定する。なるべく調査地域に近い病院があればよい。週1日ないし2日程度、調査専用の検査枠を確保する。公的病院にとっては、健診事業費による収入が見込まれる。MRIがない場合は、CTでも脳健診としては十分である。また、「MRI無料脳健診」は、調査の同意率を増加させる1つの手法でもある。

6) 拠点医療機関（受け皿）の選定と地域医療ネットワーク

調査の「受け皿」として、週1日程度、物忘れ外来を行うことが出来る病院・診療所を選定する。公的病院が望ましいが、認知症対策委員会の承認のもと、医師会に協力を依頼してもよい。この受け皿の選定を行わないまま、調査を開始すべきではないというのが、筆者の考えである。

そこで行うべき仕事の第1は、調査で発見された異常者を、医療機関に紹介する情報提供書（紹介状）の作成である。これは、地域の調査場所では決して行えない、しかし調査を完了させるために欠かせない重要な活動である。具体的には、MRI健診で偶然発見された脳動脈瘤や脳腫瘍、歩行障害とMRI所見から正常圧水頭症が疑わしい場合、確定診断のために脳脊髄液の穿刺検査が必要になるので、脳神経外科への紹介が必要である。抑うつや精神症状が目立つ場合、精神科への紹介も必要である。第2に、認知症の原因として、アルツハイマー病が疑わしい場合は、拠点医療機関において医療福祉連携を行う。軽度認知障害（CDR 0.5）の場合、早期発見・早期治療（二次予防）のため、保健師と連携して定期的に受診してもらう体制を組む。

この様な活動を通じて、調査に関わった保健師と物忘れ外来の看護師が、調査情報と医療情報の両方を共有し、症例検討会を定例化させる。「保健師―看護師」のラインが出来れば、その後、「ケアマネージャー―保健師―看護師―かかりつけ医」の医療介護連携のシステムを構築しやすいからである。

> **重要公式 12**
> 医療福祉連携の要＝看護（保健）
> ※調査に関わった保健師と物忘れ外来の看護師が、情報を共有し症例検討会を行い、「保健師―看護師」のラインが出来れば、その後、「ケアマネージャー―保健師―看護師―かかりつけ医」の医療介護連携を構築しやすい。

7) 地域住民への説明会

調査を行うにあたって、当然であるが地域住民に説明会を行い、同意書を取得する。同意書の宛名は必ず自治体の首長とし、自治体内に住民からの問い合わせ窓口を設ける。また、調査の分析その他の研究に関しては、大学相手の同意書も必要になる。調査の説明だけでなく、認知症に関する教育講演も行う方がよい。認知症に関する正しい医学的知識の普及は、地域力の向上のために極めて重要であるからである。高齢社会を迎え認知症の調査も特に珍しくなくなったが、筆者が田尻プロジェクトを開始した1988年当時は、MMSEの説明をしに地域に入った際、「100から順番に7ずつ引くなんて俺だって出来ねえ」と、

ある民生委員から怒鳴られたことがあった。まさに隔世の感がある。

引用文献

1) Folstein MF, Folstein SE, McHugh PR：'Mini-Mental State'：A practical method for grading the cognitive state of patients for the clinician. J Psychiatr Res 1975；12：189-198.
2) Meguro M, Meguro K, Caramelli P, et al.：Elderly Japanese emigrants to Brazil before World War II：I. Clinical profiles based on specific historical background. Int J Geriatr Psychiatr 2001a；16：768-774.
3) Meguro K, Meguro M, Caramelli P, et al.：Elderly Japanese emigrants to Brazil before World War II：II. Prevalence of senile dementia. Int J Geriatr Psychiatr 2001b；16：775-779.
4) Meguro K, Meguro M, Caramelli P, et al.：An environmental change does not affect dementia prevalence but affects depressive sate and physical activity：A trans-cultural study of Japanese elderly subjects and Japanese elderly immigrants in Brazil. Psychogeriatrics 2001c；1：295-302.
5) 目黒謙一：認知症早期発見のためのCDR判定ハンドブック．医学書院，東京，2008．
6) 目黒謙一：ブラジル高齢者移民：認知症の調査を通じて見た物語と歴史．新興医学出版社，東京，2010．

F. 地域調査の実際

── ポイント ──

1. 田尻プロジェクト

1) 1991年全数調査
　まず町の現状を把握する目的で65歳以上高齢者の全数調査を施行，94％の住民から回答が得られた。認知症疑いは，MMSEでは住民の7％であったが，家族の思い当たりは5％と少なく，初期認知症が見過ごされている可能性が示唆された。

2) 1996年調査
　全数調査と年齢・性の構成を合わせた200名を抽出し，170名にMRIを施行。認知症の有病率を8～10％と想定出来たこと，神経心理検査の結果には，年齢と教育年数が関連することが分かった。

3) 1998年有病率調査
　65歳以上高齢者の51％，1654名にCDRと神経心理検査を施行し，497名にMRIを施行。認知症は8.5％で，原因はアルツハイマー病が多いこと，CDR 0.5は30.1％であることが分かった。この調査は，MRIを施行した我が国初の大規模地域調査である。

4) 2003年発症率調査
　有病率調査当時，認知症でなかった高齢者で，MRIを施行した224名を追跡した。5年間で認知症が発症したのは，より高齢で，CDRの家庭生活や地域生活の項目が0.5で，神経心理検査で記憶および遂行機能の障害が目立つ群であった。

2. 栗原プロジェクト

　栗原市内にある行政区の中から，事前に市がモデル地区として指定した地区に住む75歳以上の後期高齢者368名を対象とし，最終的に200名（54％）から文書による同意が得られた。調査内容は田尻プロジェクトとほぼ同じである。その結果，調査参加者の79％が高血圧の基準を満たしていたが，11％は今回の調査で初めて発見され，今まで指摘されていないことが分かった。今回198名にCDR判定を施行することが出来たが，認知症の有病率は15.2％であった。

1. 田尻プロジェクト

　筆者が臨床・研究のフィールドにしている宮城県田尻町（現・大崎市[*1]）における取り組みについて，認知症を中心した4つの大きい調査に関して概要を述べる。田尻プロジェクト（スキップ構想）とは，「地域における脳卒中・認知症・寝たきり予防プロジェクト」として，1988年に宮城県田尻町が発案し，宮城県保健福祉部を介して東北大学に要請があったものである[9]。行政主導で開始され，大学が協力して学術活動が進展し，その科学的根

拠（エビデンス）を保健医療福祉現場に還元するという，一連の活動が統合されたことが大きい特徴であった。その拠点として1997年に保健医療福祉の統合型施設スキップセンターが設立された。このフィールドでは，疫学調査，神経心理評価，さらに医療福祉介入の統合的視点に基づいた活動を行った。

1）1991年全数調査

脳卒中・認知症・寝たきり予防プロジェクトの発案を受けて，まず町の現状を把握する必要があると考え，1991年に当時の65歳以上の在宅高齢者全員（約2300人）の悉皆調査を施行した[1,3]。調査内容は，認知症スクリーニング検査MMSE（Mini-Mental State Examination）[2]，抑うつ尺度，ソーシャルサポート等である。地域の民生委員に協力を依頼し，調査を施行した。その結果，実に94％という高い回答率を得て，住民自らの健康を自らで守るという雰囲気が醸成された。

その結果分かったことであるが，農家が多い田尻町の高齢者は8割が自分の家，6割が自分の部屋を有する，恵まれた住居環境にあり，ソーシャルサポートは家族優位であった。介護人は娘と嫁で半数以上を占め，MMSEでは6～10％が認知症範囲であったが[6]，家族から見て認知症が思い当たるのは5％と少なく，初期認知症が見過ごされている可能性が示唆された。既往は，高血圧，消化器疾患，心臓病が多く，診療を受けているのは6割であった。風邪，発熱，腹痛等の症状への対処行動は，薬局や病院に自分で行く等，自分で対処する場合が多かったが，物忘れについては「放置する」も3割に認められた。福祉サービスの利用状況は利用したことがあると答えたのはわずか2％で，その理由は「必要ない」であった。

この様に，農業中心の田尻町は，住居環境に恵まれ家族中心のソーシャルサポートが充実していて福祉サービスの利用度は低い。しかし訪問して分かったが，その広い住居環境を活用できず「寝かせきり」となっている場合が多かった。

これらを踏まえて当時提言した3点，即ち，①脳卒中・認知症・寝たきり予防センター（仮称）の設置，②大学と連携した認知症研究室の設置，③行政の円滑化，は現在振り返ってみても決して的外れでなかったと考えている。即ち第1点は，地域医療の中核として診療所を有したスキップセンターが機能したからであり，第2点は医学的エビデンスを地域医療現場に還元すべく，運営検討委員会（当時）が両者の調整機能を担ったからであり，さらに第3点については，町民1人1人に対して脳卒中・認知症・寝たきり予防という観点から事業の統合や組織改革が進展したからである。

2）1996年調査

1991年全数調査の対象者と，年齢・性の構成を合わせた200名を抽出し，170名に頭部MRI（Magnetic Resonance Imaging）検査を施行した。認知症の有病率を8～10％と想定出来たこと[6]，神経心理検査の結果には，従来言われていたように年齢の影響だけではなく，教育年数の効果が強いことが認められた。また，認知症の原因としては，アルツハイマー病が多いことが想定され，海馬の萎縮が早期から認められることが分かった。この調査で観察法として「臨床的認知症尺度（CDR）」[10]，および認知機能検査としてCASI（Cognitive Abilities Screening Instrument）[11] *2を初めて導入したが，MRIの重要性の確認と，その後の有病率調査の基礎をなすものであった。

---

*1 平成18年3月31日，田尻町を含む1市6町の合併により大崎市が誕生した。
*2 Cognitive Abilities Screening Instrument（CASI）：1994年にTengらによって発表された認知機能スクリーニング検査。MMSEと長谷川式検査を統合発展させた内容で，短時間でいくつかの認知ドメインを評価出来る。

3）1998 年有病率調査
①有病率調査

1997 年に開設された，保健医療福祉の統合型施設であるスキップセンターを拠点に，認知症の有病率調査を施行した．65 歳以上の高齢者住民の 51％，1654 名から文書による同意を受け，CDR 判定と神経心理検査を施行し，さらに無作為抽出した 497 名には MRI 検査を施行した．

具体的には，保健師が家庭を訪問し，家族から対象高齢者の家庭や地域活動の状況を聴取後，MMSE などの簡易認知症検査を行った．次いでセンターにて専門医による面接と神経学的診察，臨床心理士による神経心理検査を行い，認知症の診断と CDR 判定を行った．認知症状態の高齢者にはセンターの診療所受診を勧め血液検査や MRI・SPECT 検査を施行し，原因疾患の鑑別診断を行った．精査を要する症例は大学病院にて診断を検討した．

その結果，図 17 に示す様に認知症は 65 歳以上の高齢者の 8.5％であること[8]，原因疾患としては図 18 に示す様に従来言われていた様に血管性認知症ではなく，脳血管障害を伴うアルツハイマー病が多いこと[8]，CDR 0.5 状態は 30.1％を占め，心理社会的介入の後，ある程度の認知機能の向上が認められること[5] が分かった．この調査は，MRI を施行した我が国初の大規模地域調査である．また，在宅ケアが困難な症例には，認知症対応型デイケアや特別養護老人ホーム，介護老人保健施設の利用を勧めた．

② MRI 検査の結果

有病率調査における MRI データベースを分析した[7]．即ち，340 名の CDR 0（健常），113 名の CDR 0.5（軽度認知障害），32 名の CDR 1 以上の認知症（うち 20 名がアルツハイマー病）を対象に，3 つの CDR 群効果と，60 歳代，70 歳代，80 歳代（以上）の 3 年齢群の効果を検討した．MRI の評価は，前頭葉・外側側頭葉・海馬・海馬傍回・扁桃体・頭頂葉・後頭葉皮質の萎縮度，白質病変の程度，脳室の拡大度を，視認法にて 0（萎縮・病変・拡大などの所見なし），2（所見が明らかにあり），1（0 と 2 の中間），3（著明にあり）の 4 検法にて，日常臨床で用いるように，シャウカステンに MRI フィルムを映して，2 人の神経科医が独立に判定した．この 2（所見あり）が日常臨床上，明らかに所見として認められるレベルであるが，2 および 3 を「陽性所見」として評価した．

その結果，図 19 に示す様に CDR 0 群では高齢群ほど脳の各部位の萎縮，側脳室の拡大の「陽性所見」を示す高齢者の割合が増加した．CDR 0.5 群では，図 20 に示す様に年齢群効果

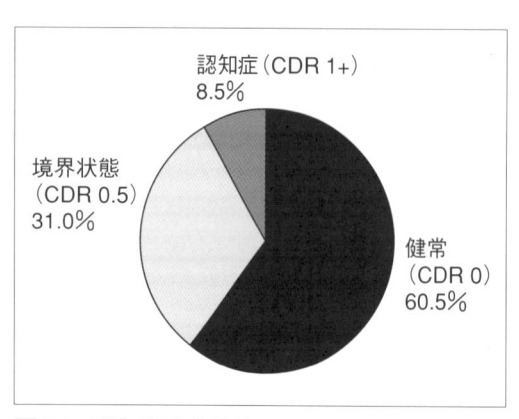

図 17．認知症の有病率

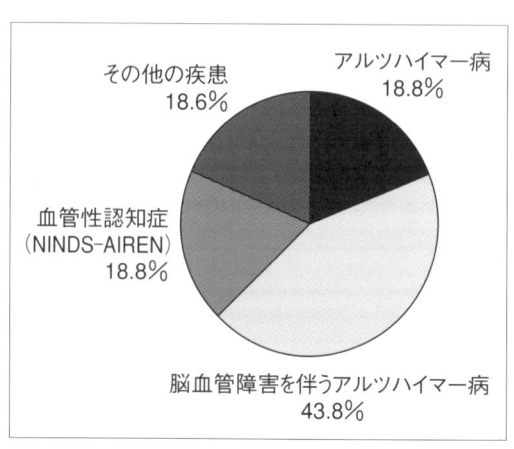

図 18．認知症の原因疾患の割合

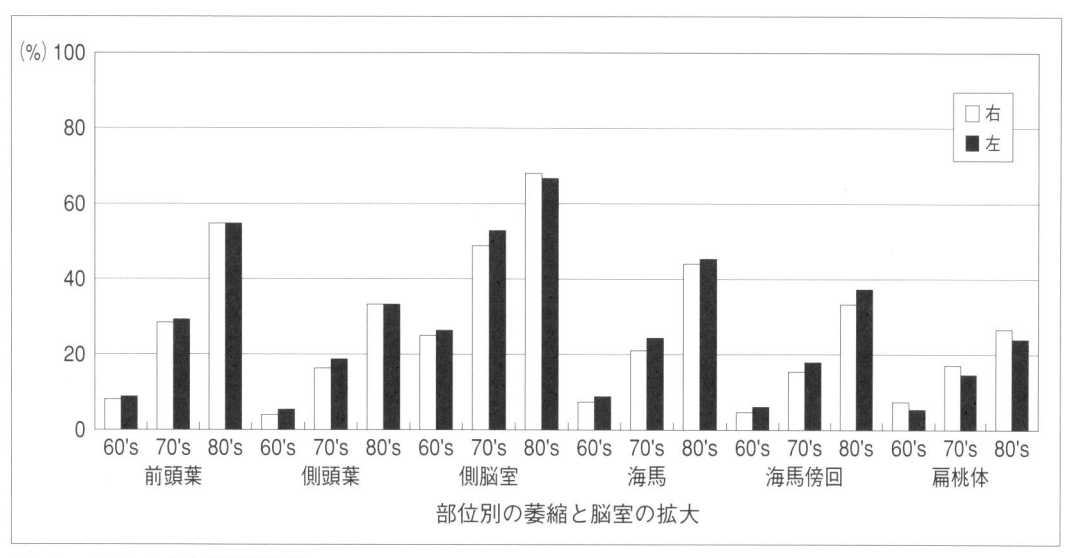

図19. CDR 0 の年齢群効果

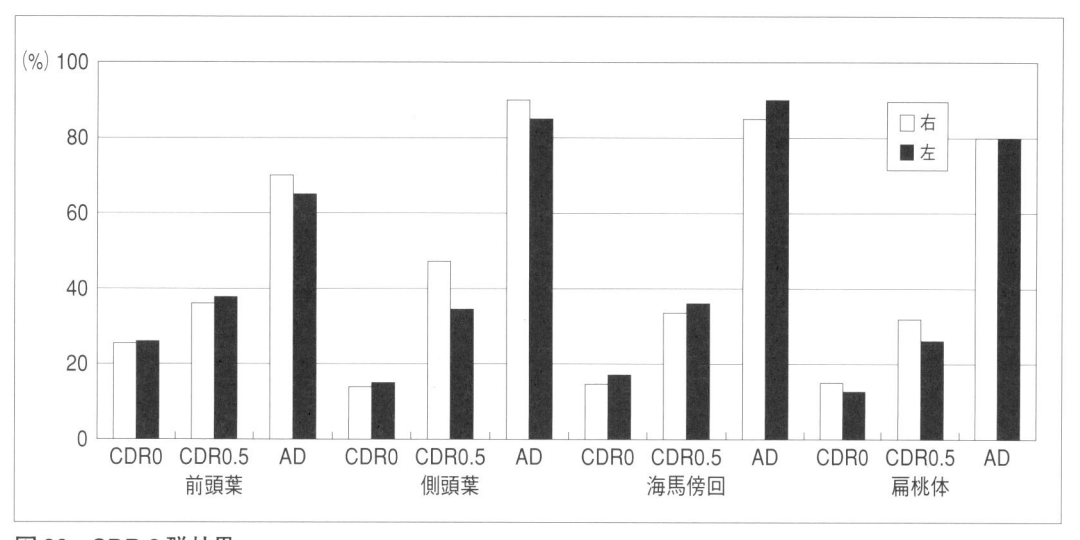

図20. CDR 3 群効果

はCDR 0群ほど目立たず，アルツハイマー病群では，年齢群効果を認めなかった。CDR 0群の80歳代は図21に示す様に，全体的にアルツハイマー病群と同様の萎縮を示したが，外側側頭葉と内側側頭葉（海馬・海馬傍回・扁桃体）の萎縮は，有意に異なり，アルツハイマー病群で萎縮が顕著であった。CDR 0.5群においては，扁桃体の萎縮が認められた（図21

矢印）。扁桃体の萎縮は，前方内嗅皮質の萎縮を反映していると考えられるので，同部位と側頭葉の萎縮は，「年相応」ではなく「病気の早期」と考えるべきである。

4）2003年発症率調査

1998年の有病率調査当時，認知症ではなかった高齢者（即ちCDR 0もしくは0.5状態）

62　F．地域調査の実際

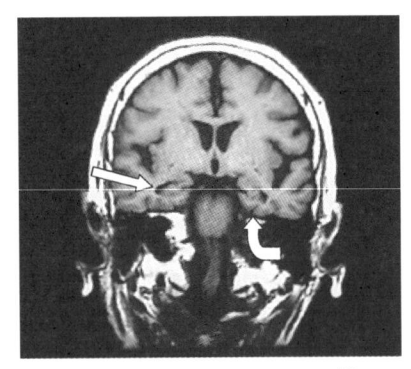

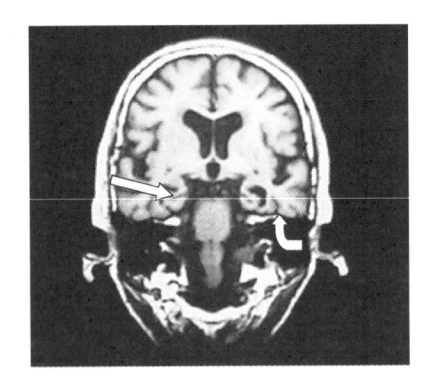

橋レベルの冠状団

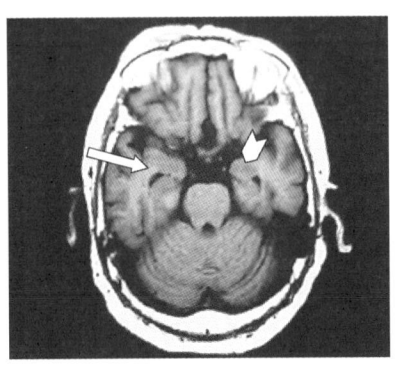

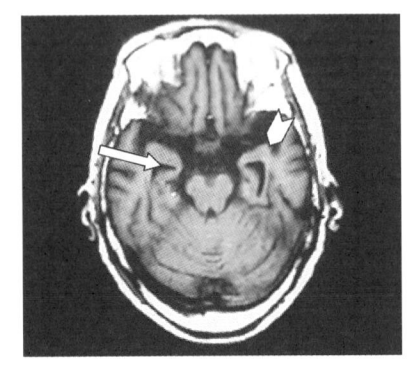

側脳室下角レベルの軸状断

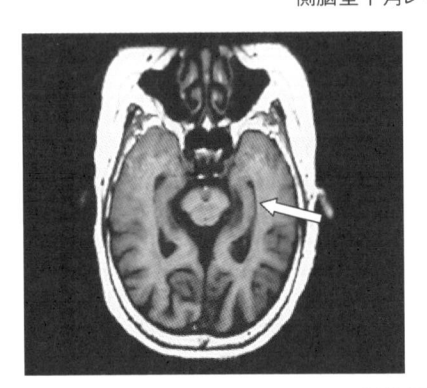

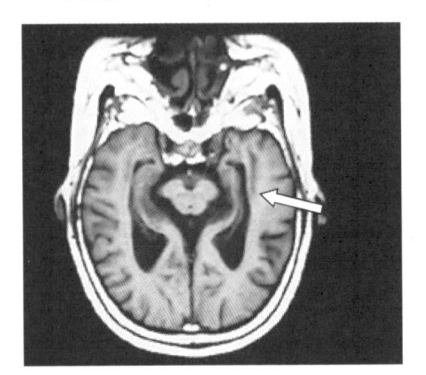

海馬長軸断面

図21．80歳代のCDR 0とアルツハイマー病患者のMRI所見

で，1998年調査においてMRI検査を施行した224名の追跡調査を施行した。その結果，5年間で認知症が発症したのは，①より高齢で，②CDR 0.5の中でも記憶だけでなく家庭生活や地域生活等の項目も0.5であった群で，③かつ神経心理検査で記憶および遂行機能の障害が目立つ群，であることが認められた。

心理社会的介入に関しては，認知症特にアルツハイマー病への効果が報告されている見当識訓練と回想を取り入れたグループワーク[4]

を行い，認知機能改善の可能性や認知症の発症遅延効果の有無を検討した．その結果，6ヵ月間で認知機能の改善は認められるものの[5]，認知症の発症遅延効果はないという結果であった．また，内科疾患や生活習慣，その他にも認知症発症への影響は認められなかった．CDRを基本にした保健医療福祉連携の重要性が改めて確認された．

2. 栗原プロジェクト

1) 調査の内容と結果

田尻プロジェクトの影響を受けて，宮城県栗原市でも，平成20年度から3年間の予定で「脳卒中・認知症・寝たきり予防」プロジェクトが開始された．特に，75歳以上の「後期高齢者」を対象にしたものであった．以下に初年度の結果の要点を示す．

栗原市内にある行政区の中から，事前に市がモデル地区として指定した地区に住む75歳以上の後期高齢者368名を対象とし，最終的に200名（54％）から文書による同意が得られた．調査内容は田尻プロジェクトとほぼ同じ，一般身体診察（身長・体重・血圧・脈拍，胸部聴診），神経心理学的検査，Clinical Dementia Rating（CDR）判定および頭部MRI検査である．

その結果，血管性危険因子としては，調査参加者の実に79％が高血圧の基準を満たしていたが，11％は今回の調査で初めて発見され，今まで指摘されていないことが分かった．高血圧の正しい管理の必要性が示された．糖尿病は，調査参加者の20％が糖尿病の基準を満たしていたが，3％は今回の調査で初めて発見され，今まで指摘されていないことが分かった．また，調査参加者の57％が脂質異常症の基準を満たしていたが，17％は今回の調査で初めて発見され，今まで指摘されていないことが分かった．心疾患は，調査参加者の30％が心疾患の既往を有していた．心疾患に関しては，今回の調査では心電図等の検査は試行していないので，病歴と服薬内容に基づく結果である．

認知症の有病率としては，平成20年度調査としては198名にCDR判定を施行することが出来た．判定の結果，CDR 0（健常）が47.5％，CDR 0.5（認知症疑い）が37.4％，CDR 1（軽度認知症）が9.6％，CDR 2（中程度認知症）が5.6％であった．即ち，認知症の有病率は，全体の15.2％であった．CDR判定で認知症とされた30名の原因疾患について，調査情報とMRI所見から暫定診断を試みた．その結果，アルツハイマー病は14％，脳梗塞を伴うアルツハイマー病は31％，血管性認知症は31％，皮質下血管性認知症は10％，正常圧水頭症（疑い）＋脳梗塞が7％，レビー小体型認知症が3％，脳腫瘍が3％であった．

MRI検査の結果，調査参加者の55％に脳梗塞の所見を認めた．18％は，神経症候や抑うつ，認知症などを認めない無症候性脳梗塞，24％は認知症以外の症候を有する脳梗塞，13％は認知症を伴っていた．年齢群別には，80歳以上で半数以上が脳梗塞の所見を有していた．

2) 提言

高血圧は，調査参加者の実に79％に認められ，しかも11％は今回の調査で初めて指摘されたという状況であった．また，脂質異常症の17％，慢性腎臓病の12％も今回の調査で初めて指摘されている．今後，脳卒中の第一次予防ならびに再発防止のために，これら危険因子の適切な内科的管理を進めていく必要がある．

健常と認知症の境界領域を，軽度認知障害（Mild Cognitive Impairment：MCI）と称するが，CDRではCDR 0.5状態にほぼ該当する．過去の報告によれば，毎年CDR 0.5状態の5～15％程度が，認知症に移行することが知られている．今回の調査では調査参加者の56％がCDR 0.5であったことより，地域在住後期高齢者の半数以上がCDR 0.5状態であることが示

唆される。認知症への移行を可及的早期に検出する第二次予防体制（早期発見・早期治療）の整備と，合併する危険因子の内科的管理が必要である。

今回の調査結果から，認知症の原因疾患について暫定診断を試みたが，アルツハイマー病は14％，脳梗塞を伴うアルツハイマー病は31％，血管性認知症は31％，皮質下血管性認知症は10％，正常圧水頭症（疑い）＋脳梗塞が7％，レビー小体型認知症が3％，脳腫瘍が3％であった。今後，臨床的経過を観察しつつ精査を行い，原因疾患を診断し，治療していくことが求められている。

引用文献

1) Ambo H, Meguro K, Ishizaki J, et al.：Depressive symptoms and associated factors in a cognitively normal elderly population：the Tajiri Project. Int J Geriatr Psychiatr 2001；16：780-788.
2) Folstein MF, Folstein SE, McHugh PR：'Mini-Mental State'：A practical method for grading the cognitive state of patients for the clinician. J Psychiatr Res 1975；12：189-198.
3) Ishizaki J, Meguro K, Ambo H, et al.：A normative, community-based study of Mini-Mental State in elderly adults：the effect of age and educational level. J Gerontol Psychol Sci 1998；53B：359-363.
4) Ishizaki J, Meguro K, Yambe Y, et al.：The effect of group work therapy in patients with Alzheimer's disease. Int J Geriatr Psychiatr 2000；15：532-535.
5) Ishizaki J, Meguro K, Ohe K, et al.：Therapeutic psychosocial intervention for elderly subjects with very mild Alzheimer's disease in a community：The Tajiri Project. Alzheimer Dis Assoc Disord 2002；16：261-269.
6) Ishii H, Meguro K, Ishizaki J, et al.：Prevalence of senile dementia in a rural community-based study in Japan：the Tajiri Project. Arch Gerontol Geriatr 1999；29：249-265.
7) Ishii H, Meguro K, Yamaguchi S, et al.：Different MRI findings for normal elderly and very mild Alzheimer's disease in a community：Implications for clinical practice. Arch Gerontol Geriatr 2006；42：59-71.
8) Meguro K, Ishii H, Yamaguchi S, et al.：Prevalence of dementia and dementing diseases in Japan：The Tajiri Project. Arch Neurol 2002；59：1109-1114.
9) 宮城県田尻町，1991年3月．田尻町保険医療，福祉の将来構想並びに基本計画策定に関する調査報告書：第Ⅰ部，第Ⅱ部 スキップ構想，第Ⅲ部 計画実地に関する問題点と提言．
10) Morris JC：The Clinical Dementia Rating（CDR）：current version and scoring rules. Neurology 1993；43：2412-2414.
11) Teng EL, Hasegawa K, Homma A, et al.：The Cognitive Ability Screening Instrument（CASI）：a practical test for cross-cultural epidemiological studies of dementia. Int Psychogeriatr 1994；6：45-58.

G. 認知症の疫学：最近10年間の動向

葛西真理, 中村 馨, 目黒謙一：アルツハイマー病の疫学：最近10年間の傾向. BRAIN AND NERVE 2010；62：667-678（医学書院）より改変

―― ポイント ――

1. 診断基準の問題

①認知症やアルツハイマー病の有病率を検討する場合，診断基準を明らかにする必要がある。アルツハイマー病の診断基準には，NINCDS-ADRDAおよびDSM-IVがある。しかし，DSM-IVにより診断する場合，レビー小体型認知症や特発性正常圧水頭症も含まれてしまう可能性があることに注意が必要である。

②一方，血管性認知症の診断基準には，NINDS-AIREN，DSM-IV，DSM-III-R，ADDTC，Hachinski虚血点数，ICD-10があるが，基準間の一致率は良好ではない。その最大の理由は認知症と因果関係が推定される血管病変の確認の困難さにある。ICD-10以外について，DSM-IV，ADDTC，NINDS-AIRENの順に血管性認知症と診断される割合が高い。

③DSM-IVによるアルツハイマー病の診断基準の場合，レビー小体型認知症や特発性正常圧水頭症が含まれてしまう可能性があるため，アルツハイマー病とそれらの疾患との鑑別診断が重要である。

2. 有病率

①最近10年の傾向としては，疾患別に見るとアルツハイマー病が最も多く，次に抑うつ，血管性認知症であった。調査地域（国）別では，SwedenやGermany，Spainが多いものの，China，India，Brazil，Koreaなど，いわゆる新興国からの報告が多く見られた。

②外国の報告では，認知症の粗有病率は65歳以上では，India（2001）の2.4％からKorea（2002）の8.2％であった。75歳以上では，Italy（2002）の15.8％という報告が見られた。我が国の認知症の粗有病率は，65歳以上では3.8％から11.0％と幅が見られた。

③外国および日本の調査研究とも，認知症とアルツハイマー病の有病率は年齢に伴い増加していたが，認知症の有病率の調査間におけるばらつきが大きかった。理由として，診断基準の問題に加え，疫学調査の手法の問題，高齢化率，死亡率の問題などが考えられる。

3. 発症率

有病率調査同様，発症率調査も年齢に伴い認知症およびアルツハイマー病の発症が増加する見解で一致していた。今後，75歳以上の高齢者が急増することが予想され，認知症の有病率，発症率が増える可能性が高い。

疫学研究の目的は，有病率や発症率を検討し，危険因子を解明，早期発見と予防・治療に応用することである。本章では，認知症全般の有病率について最近10年の研究の傾向を

述べ，原因疾患として最も多い疾患であるアルツハイマー病の問題についても触れる。

1. 診断基準の問題

認知症やアルツハイマー病の有病率を検討する場合，診断基準を明らかにする必要がある。認知症の主な診断基準はDiagnostic and Statistical Manual of Mental Disorders 4th ed (DSM-IV)[1]，Diagnostic and Statistical Manual of Mental Disorders 3rd Edition Revised (DSM-III-R)[2]，DSM-III[3]，International Classification of Diseases, 10th Revision (ICD-10)[37]等がある。

アルツハイマー病の診断基準には，National Institute of Neurologic and Communicative Disorders and Stroke and the AD and Related Disorders Association Work Group (NINCDS-ADRDA)[18]およびDSM-IVがある。しかし，DSM-IVにより診断する場合，レビー小体型認知症や特発性正常圧水頭症[31]も含まれてしまう可能性があることに注意が必要である。

一方，血管性認知症の診断基準には，National Institute of Neurological Disorders and Stroke/Association Internationale pour la Recherche et l'Enseignement en Neurosciences (NINDS-AIREN)[26]，DSM-IV，DSM-III-R，the state of California Alzheimer's Disease Diagnostic and Treatment Centers (ADDTC)[7]，Hachinski 虚血点数[9]，ICD-10 があるが基準間の一致率は良好ではない[25]。その最大の理由は認知症と因果関係が推定される血管病変の確認の困難さにある。ICD-10以外について，DSM-IV，ADDTC，NINDS-AIRENの順に血管性認知症と診断される割合が高い。即ち，DSM-IVに基づきアルツハイマー病もしくは血管性認知症を診断している場合，その疫学の値には注意が必要である。

2. 有病率

1) 最近10年の傾向

これらを踏まえた上で，最近10年の認知症，アルツハイマー病，血管性認知症の有病率報告について検討した。検索日は2010年2月19日，検索方法はPubMed (Medline)を使用し，最近10年の論文（2000.2.23～2010.2.19）を対象とした。

表10に認知症とアルツハイマー病の有病率に関する論文の検索式と検索件数を示す。"dementia"，"prevalence"，"(Diagnostic and Statistical Manual of Mental Disorders OR DSM)"は190件であった。(Alzheimer disease OR Alzheimer's disease)を追加すると84件，(National Institute OR NINCDS-ADRDA)，さらにJapan，(magnetic resonance imaging OR MRI)を追加すると，筆者ら[26]の1件が検索された。第2行の190件について，疾患別に見るとアルツハイマー病が最も多く，次に抑うつ，血管性認知症であった。調査地域（国）別では，SwedenやGermany，Spainが多いものの，China，India，Brazil，Koreaなど，いわゆる新興国からの報告が多く見られた。これはこの10年に見られた傾向である。

2) 外国の認知症有病率とアルツハイマー病/血管性認知症比

表11に，海外における認知症の有病率調査と診断基準を示す。この海外の15論文は，表10の検索結果の中で，先の"dementia"，"prevalence"，"(Diagnostic and Statistical Manual of Mental Disorders OR DSM)"，(Alzheimer disease OR Alzheimer's disease)の84件のうち，地域調査における有病率と診断基準が明記されていた論文である。先進国の調査研究はあまり見られず，いわゆる新興国での調査研究が多くなっている。表11は診断基準別に示しているが，認知症の診断基準は全てDSM-IV・DSM-III-R・DSM-IIIのいずれかを用いていた。認知症の粗有病率は65

表10. 認知症とアルツハイマー病の有病率について最近10年の研究の傾向

Keywords					件数	
dementia prevalence					2440	
dementia prevalence	("Diagnostic and Statistical Manual of Mental Disorders" OR "DSM")				190	
dementia prevalence	("Diagnostic and Statistical Manual of Mental Disorders" OR "DSM")	("Alzheimer disease" OR "Alzheimer's disease")			84	
dementia prevalence	("Diagnostic and Statistical Manual of Mental Disorders" OR "DSM")	("Alzheimer disease" OR "Alzheimer's disease")	("National Institute" OR "NINCDS-ADRDA")		24	
dementia prevalence	("Diagnostic and Statistical Manual of Mental Disorders" OR "DSM")	("Alzheimer disease" OR "Alzheimer's disease")	("National Institute" OR "NINCDS-ADRDA")	Japan	2	Meguro, 2002 Ikeda, 2001
dementia prevalence	("Diagnostic and Statistical Manual of Mental Disorders" OR "DSM")	("Alzheimer disease" OR "Alzheimer's disease")	("National Institute" OR "NINCDS-ADRDA")	Japan ("magnetic resonance imaging" OR "MRI")	1	Meguro, 2002

検索日 2010.2.19　最近10年（2000.2.23～2010.2.19）について PubMed（Medline）にて検索

歳以上では，Vasら（India）[32]の2.4％からLeeら（Korea）[15]の8.2％であった。75歳以上では，Benedettiら（Italy）[4]の15.8％という報告が見られた。

表11の文献1～5は，アルツハイマー病はNINCDS-ADRDA，血管性認知症はNINDS-AIRENを用いた報告である。アルツハイマー病/血管性認知症比は，Suhら（Korea）[29]の1.8からJhooら（Korea）[13]の4.8であった。ProbableおよびpossibleアルツハイマーPA病（NINCDS-ADRDA）対血管性認知症（NINDS-AIREN）の場合，アルツハイマー病の比率が高くなると思われた。文献6～9は，アルツハイマー病はNINCDS-ADRDA，血管性認知症はHachinski虚血点数を用いた報告である。アルツハイマー病/血管性認知症比は，de Silvaら（Sri Lanka）[8]の5.0からZhouら（China）[42]の7.3と，アルツハイマー病の比率が高く見られた。文献10～15までは，アルツハイマー病はDSM-IV/DSM-III-R/DSM-III/ICD-10のいずれか，血管性認知症はNINDS-AIREN/DSM-IV/DSM-III-R/DSM-III/Hachinski虚血点数/ICD-10のいずれかを用いた報告である。アルツハイマー病/血管性認知症比は，Shajiら（India）[28]とWangら（China）[35]の1.4からWangtongkumら（Thailand）[36]の6.0と幅が見られた。

3）我が国の認知症有病率とアルツハイマー病/血管性認知症比

表12に，我が国における認知症の有病率調査を，診断基準別かつ年代順に示す。外国の報告同様，認知症の診断基準は全てDSM-IV・DSM-III-R・DSM-IIIのいずれかを用いていた。認知症の粗有病率は，65歳以上ではYamadaら[39]の3.8％からWada-Isoeら[33]の11.0％と幅が見られた。

表12の文献1～3までは，アルツハイマー病はNINCDS-ADRDA，血管性認知症はNINDS-AIRENを用いた報告である。アルツハイマー病/血管性認知症比はYamadaら[39]の2.1からWada-Isoeら[33]の4.1であった。文献4～6までは，アルツハイマー病はNINCDS-ADRDAまたはDSM-IV/DSM-III-R/DSM-IIIのいずれか，血管性認知症はDSM-IV/DSM-III-R/DSM-IIIのいずれかまたはHachinski虚血点数を用いた報告である。アルツハイマー病/血管性認知症比は，Ikedaら[12]の0.7から

表11. 海外における認知症の有病率調査と診断基準（最近10年）

※表は，アルツハイマー病の診断基準をまとめて示してある

No.	著者	発表年	地域（国）	対象	対象者数	調査年	粗有病率	ADの割合	VaDの割合	AD/VaD	Diagnostic criteria Dementia	Diagnostic criteria AD	Diagnostic criteria VaD
1	Jhoo JH[13]	2008	Korea (Seongnam)	65歳以上	1,118	2005	6.3%	76.2%	15.9%	4.8	DSM-Ⅳ	NINCDS-ADRDA	NINDS-AIREN
2	Zhang ZX[40]	2006	China (four areas)	55歳以上	34,807	1997	3.0%	71.3%	28.7%	2.5	DSM-Ⅳ, ICD-10	NINCDS-ADRDA	NINDS-AIREN
3	Suh GH[29]	2003	Korea	65歳以上	1,215	2005	6.8%	61.8%	35.3%	1.8	DSM-Ⅲ-R	NINCDS-ADRDA	NINDS-AIREN
4	Lee DY[15]	2002	Korea (Seoul)	65歳以上	953	1999	#8.2%	65.9%	24.4%	2.7	DSM-Ⅳ	NINCDS-ADRDA	NINDS-AIREN
5	Zhou B[41]	2001	China (Shanghai)	55歳以上	15,910	1997	*5.3%	*50.9%	-	-	DSM-Ⅳ	NINCDS-ADRDA	NINDS-AIREN
6	Hall KS[10]	2009	U.S. (Indianapolis)	70歳以上	1,892	2001	7.5%	90.7%	11.0%	7.3	DSM-Ⅲ-R, ICD-10	NINCDS-ADRDA	Hachinski
7	Zhou DF[42]	2006	China (Linxian)	50歳以上	16,095	1999	5.8%	80.5%	14.3%	5.0	DSM-Ⅳ	NINCDS-ADRDA	Hachinski
8	de Silva HA[8]	2003	Sri Lanka	65歳以上	703	2000	4.0%	71.4%	-	-	DSM-Ⅲ-R	NINCDS-ADRDA	Hachinski
9	Benedetti MD[4]	2002	Italy (Buttapietra)	75歳以上	238	1996	15.8%	43.0%	-	-	DSM-Ⅳ	NINCDS-ADRDA	NINDS-AIREN
10	Wangtongkum S[36]	2003	Thailand (Chiang Mai)	45歳以上	2,311	2004	2.4%	75.0%	12.5%	6.0	DSM-Ⅳ	DSM-Ⅳ, DSM-Ⅲ-R	
11	Bottino CM[5]	2008	Brazil (Sao Paulo)	60歳以上	1,563	2000	6.8%	59.8%	15.9%	3.8	DSM-Ⅳ		
12	Shaji S[28]	2005	India (Kerala)	65歳以上	1,934	-	3.4%	54.0%	39.0%	1.4	DSM-Ⅳ	ICD-10	ICD-10
13	Vas CJ[32]	2001	India (Mumbai)	40歳以上	24,488	-	*2.4%	*62.5%	-	-	DSM-Ⅳ		
14	Wang W[35]	2000	China (Beijing)	65歳以上	3,728	1995	3.5%	54.3%	40.0%	1.4	DSM-Ⅲ-R, ICD-10	DSM-Ⅲ-R, ICD-10	DSM-Ⅲ-R, ICD-10
15	Lyketsos CG[17]	2000	U.S. (Cache County)	65歳以上	5,092	1995	6.5%	65.0%	19.0%	3.4	DSM-Ⅳ	DSM-Ⅳ	DSM-Ⅳ

* 文献5と文献13の粗有病率とアルツハイマー病，血管性認知症の割合は，65歳以上の対象者の値を示す。　# 年齢標準化した有病率を示す。
調査年は，調査開始年を示す。

AD: Alzheimer disease, VaD: Vascular dementia
DSM-Ⅳ: Diagnostic and Statistical Manual of Mental Disorders 4th ed,
DSM-Ⅲ-R: Diagnostic and Statistical Manual of Mental Disorders 3rd Edition Revised
ICD-10: International Classification of Diseases, 10th Revision
NINCDS-ADRDA: National Institute of Neurologic and Communicative Disorders and Stroke and the AD and Related Disorders Association Work Group
NINDS-AIREN: National Institute of Neurological Disorders and Stroke/Association Internationale pour la Recherche et l'Enseignement en Neurosciences

表12. 日本における認知症の有病率調査と診断基準（最近10年）

※表は、アルツハイマー病の診断基準をまとめて示してある

No.	著者	発表年	地域	対象	対象者数	調査年	粗有病率	ADの割合	VaDの割合	AD/VaD	Diagnostic criteria Dementia	AD	VaD
1	Wada-Isoe K[33]	2009	島根県海士町	65歳以上	945	2008	11.0%	63.6%	15.5%	4.1	DSM-IV	NINCDS-ADRDA	NINDS-AIREN
2	Meguro K[20]	2002	宮城県田尻町	65歳以上	1,654	1998	8.5%	62.6%	18.8%	3.3	DSM-IV	NINCDS-ADRDA	NINDS-AIREN, ADDTC, DSM-IV
3	Yamada T[39]	2001	京都府綴野町	65歳以上	3,715	1998	3.8%	55.3%	26.3%	2.1	DSM-III-R	NINCDS-ADRDA	NINDS-AIREN
4	Ikeda M[12]	2001	愛媛県中山町	65歳以上	1,162	1997	4.8%	35.0%	47.0%	0.7	DSM-III-R	NINCDS-ADRDA	DSM-IV
5	Wakutani Y[34]	2007	鳥取県大山町	65歳以上	1,851	2000	5.9%	47.5%	37.3%	1.3	DSM-III-R/III	DSM-III	DSM-III, Hachinski
6	Yamada M[38]	2008	広島県	60歳以上	1,774	1992	6.4%	44.7%	33.3%	1.3	DSM-IV	DSM-IV	DSM-IV

調査年は、調査開始年を示す。
AD: Alzheimer disease, VaD: Vascular dementia
DSM-IV : Diagnostic and Statistical Manual of Mental Disorders 4th ed,
DSM-III-R: Diagnostic and Statistical Manual of Mental Disorders 3rd Edition Revised
ICD-10: International Classification of Diseases, 10th Revision
NINCDS-ADRDA: National Institute of Neurologic and Communicative Disorders and Stroke and the AD and Related Disorders Association Work Group
NINDS-AIREN: National Institute of Neurological Disorders and Stroke/Association Internationale pour la Recherche et l'Enseignement en Neurosciences
ADDTC: the state of California Alzheimer's Disease Diagnostic and Treatment Centers, Hachinski ischemic score

Wakutaniら[34]およびYamadaら[38]の1.3であった。

4）認知症とアルツハイマー病の年齢別有病率の国際比較

図22に，表11の文献で認知症の年齢別有病率が明記されていた報告と，筆者らの報告の結果を重ねて示す。いずれも高齢になるほど有病率が増加していた。Korea（Seoul）[15]の有病率がほかの報告よりも高かったが，教育年数の低さ（教育年数0年が43.4％），医療サービスの利用の低さ（高血圧症，糖尿病等の管理の低さ），アルコール依存症の有病率が高いこと等をその理由に挙げている。一方India（Mumbai）[32]の有病率は他の報告よりも低かったが，理由として認知症はまだまれな疾患として考えられていること，APOE ε4の発症率がインドでは他に比べ低いこと，認知症発症後の生存率が低いこと，認知症発症後の患者が都市部であるMumbaiから地方へ移住することを挙げている。

図23に同様，表11の文献でアルツハイマー病の年齢別有病率が明記されていた報告と，筆者らの報告を重ねて示す。アルツハイマー病の有病率は国際的にほぼ一致し，高齢になるほどアルツハイマー病の有病率が増加していた。

5）代表的なメタ解析の紹介

アメリカ，ヨーロッパ，東アジアにおける認知症およびアルツハイマー病の有病率調査のメタ解析を紹介する。これらはいずれもメタ分析であり，被引用件数の多い論文である。

①アメリカ

Hebertら[11]は2000年のアメリカの人口調査を用い，2000～2050年までのアルツハイマー病の有病率と推定有病率を報告した。イリノイ州シカゴの近隣する3地区の65歳以上高齢者の79％がこの調査に参加した。アルツハイマー病の診断はNINCDS-ADRDAを用いた。

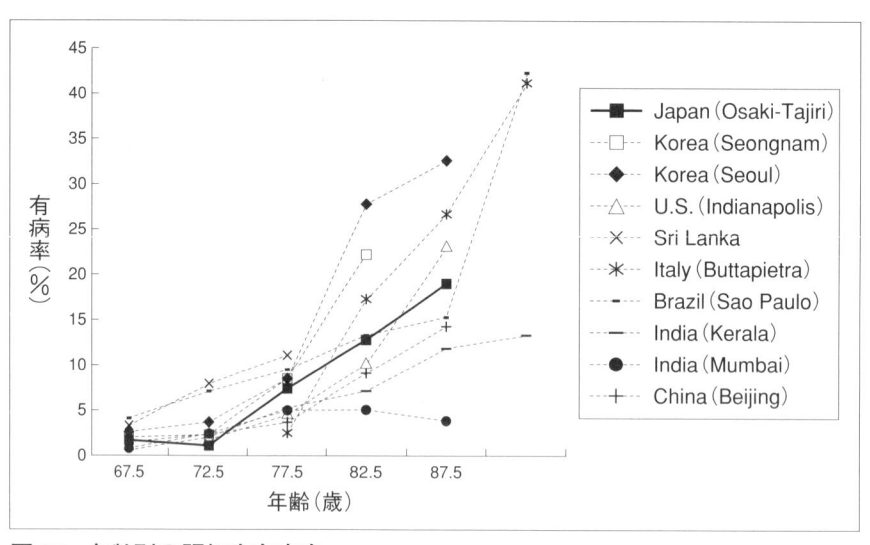

図22. 年齢別の認知症有病率
年齢別の認知症有病率について，日本（Osaki-Tajiri）および海外の報告をグラフに示す。

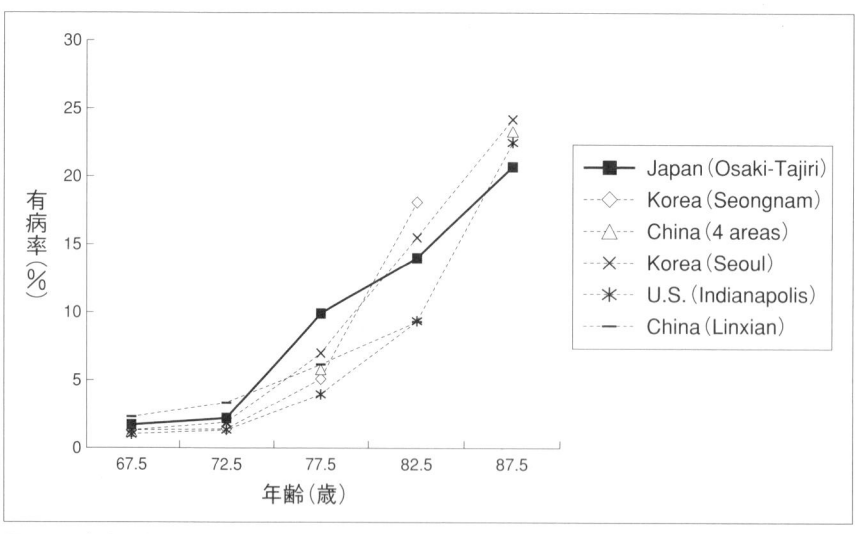

図23. 年齢別のアルツハイマー病有病率
年齢別のアルツハイマー病有病率について，日本（Osaki-Tajiri）および海外の報告をグラフに示す。

その結果，アメリカにおけるアルツハイマー病患者は，450万人であった。65～74歳のアルツハイマー病患者は30万人（7％），75～84歳は240万人（53％），85歳以上は180万人（40％）であり高齢ほど増加していた。50年後のアルツハイマー病の推定有病率はおよそ3倍の1320万人（1130～1600万人の範囲）に増加すると述べている。

②ヨーロッパ

Loboら[16]は65歳以上を対象とした11コホートのヨーロッパ地域研究を統合し，認知症

とそのサブタイプの有病率を推定した。認知症の診断基準はDSM-Ⅲ-R，CAMDEX，AGE-GATのいずれかで，アルツハイマー病はNINCDS-ADRDA，DSM-Ⅲ-Rのいずれかを用いていた。年齢調整有病率は，認知症全体では6.4％，アルツハイマー病は4.4％であった。年齢別では65～69歳では0.8％，90歳以上ではおよそ28.5％であった。同様にアルツハイマー病の有病率は65～69歳では0.6％，90歳以上では22.2％であった。認知症は女性に多く見られ，アルツハイマー病は年齢に伴い急激に増加する可能性を示唆している。

③東アジア

これまでアジアは，北アメリカとヨーロッパと異なりアルツハイマー病の有病率が血管性認知症より低いという報告があったが，最近では使用する診断基準やアジアの高齢化により，その差はなくなりつつある。

Suhら[30]は，1980～1999年の期間における日本・韓国・中国と，ヨーロッパ・アメリカの認知症の有病率を比較した。認知症およびアルツハイマー病の診断基準は，Hachinski虚血点数，DSM-Ⅳ，DSM-Ⅲ-R，CAMDEX，NINCDS-ADRDAを用いた。日本における認知症有病率は，1980年代4.8～5.8％（アルツハイマー病/血管性認知症：1.2～1.7），1990年代6.7～7.2％（アルツハイマー病/血管性認知症：0.5～2.2），韓国は1990年代6.8～10.8％（アルツハイマー病/血管性認知症：0.2～0.6），中国は1980年代0.5～1.2％（アルツハイマー病/血管性認知症：1.1～5.6），1990年代4.0～7.8％（アルツハイマー病/血管性認知症：0.4～0.6）であった。一方，ヨーロッパ・アメリカの場合，1980年代10.3％（アルツハイマー病/血管性認知症：1.0），1990年代4.7～11.9％（アルツハイマー病/血管性認知症：0.0～0.5）であった。1980年代では，日本・韓国・中国はヨーロッパ・アメリカに比べ認知症の有病率が低くアルツハイマー病よりも血管性認知症の方が多かったが，1990年代では認知症・アルツハイマー病の有病率ともに，差がなくなってきているとしている。

④日本

我が国の報告は，**表10**で示した筆者ら[20]とIkedaら[12]の論文を比較して紹介する。筆者らは1988年より，宮城県田尻町（現・大崎市）にて「地域における脳卒中・認知症・寝たきり予防プロジェクト」（大崎-田尻プロジェクト）を行ってきた。1998年に65歳以上の地域在住高齢者1,654名を対象に有病率調査を行い，認知症の有病率は8.5％，認知症疑い，Clinical Dementia Rating（CDR）0.5群は31.0％であることを報告した。さらにランダムサンプリングされた497名について詳細な神経心理学的検査，MRI，血液検査等を行った。アルツハイマー病の診断はNINCDS-ADRDA，血管性認知症はNINDS-AIRENに準拠して検討したところ，probableアルツハイマー病は18.8％，脳血管障害を伴うpossibleアルツハイマー病は43.8％，血管性認知症は18.8％，その他が18.6％であった。probableアルツハイマー病と脳血管障害を伴うpossibleアルツハイマー病を合わせたアルツハイマー病の割合は62.5％（20/32）であった。

Ikedaら[12]は1997年，愛媛県中山町の65歳以上高齢者1438名を対象に，第1段階としてスクリーニング検査（Mini-Mental State Examination：MMSEなど）を行い，第2段階として診察，第3段階として頭部CTと血液検査を行った。アルツハイマー病の診断基準はNINCDS-ADRDA，血管性認知症はDSM-Ⅳを用いた。その結果，65歳以上の認知症の有病率は4.8％（60/1255）でアルツハイマー病は35％（21/60），血管性認知症は47.0％（28/60）であった。Ikedaらの方が血管性認知症の割合が高かった理由は，診断基準としてDSM-Ⅳを用いたためと思われる。筆者らの結果も，DSM-Ⅳで診断した場合血管性認知症が50％となり，彼らの結果に近づく。

6）その他の疾患の有病率

その他の疾患として，レビー小体型認知症，前頭側頭型認知症，特発性正常圧水頭症の有病率について述べる。レビー小体型認知症の有病率は，65歳以上高齢者120名を対象とした報告では0.53％[33]，前頭側頭型認知症の有病率は50～59歳群では3.6 per 100,000，60～69歳群では9.4 per 100,000，70～79歳群では3.8 per 100,000[27]，特発性正常圧水頭症の有病率については，我々の報告であるが65歳以上高齢者の1.4％であった[31]。

7）最近の有病率調査の考察

外国および日本の調査研究とも，認知症とアルツハイマー病の有病率は年齢に伴い増加していたが，認知症の有病率，アルツハイマー病/血管性認知症比の調査間におけるばらつきが大きかった。理由として，診断基準の問題に加え，疫学調査の手法の問題，高齢化率，死亡率の問題等が考えられる。多数の地域調査研究を比較検討するためには，国際的に統一された認知症の疫学調査方法の確立が必要と思われる。また，DSM-IVによるアルツハイマー病の診断基準の場合，レビー小体型認知症や特発性正常圧水頭症が含まれてしまう可能性があるため，アルツハイマー病とレビー小体型認知症，特発性正常圧水頭症等との鑑別は今後重要になると思われる。

3．発症率

1）最近10年の傾向

有病率と同様に，最近10年間の認知症とアルツハイマー病の発症率の文献について概説する。表13に最近10年の研究の傾向を示す。検索日は2010年2月19日，PubMeb（Medline）を使用し最近10年間（2000.2.23～2010.2.19）を対象とした。"dementia"，"incidence"，"(Diagnostic and Statistical Manual of Mental Disorders OR DSM)"は119件であった。さらに，(Alzheimer disease OR Alzheimer's disease)を追加すると57件であった。"dementia"，"incidence"，(Alzheimer disease OR Alzheimer's disease)，"Japan"，(magnetic resonance imaging OR MRI)の検索では2件あり，そのうち1件は筆者らの大崎-田尻プロジェク

表13．認知症とアルツハイマー病の発症率について最近10年の研究の傾向

Keywords					件数	
dementia	incidence				1665	
dementia	incidence	("Diagnostic and Statistical Manual of Mental Disorders" OR "DSM")			119	
dementia	incidence	("Diagnostic and Statistical Manual of Mental Disorders" OR "DSM")	("Alzheimer disease" OR "Alzheimer's disease")		57	
dementia	incidence	("Diagnostic and Statistical Manual of Mental Disorders" OR "DSM")	("Alzheimer disease" OR "Alzheimer's disease")	("National Institute" OR "NINCDS-ADRDA")	24	
dementia	incidence	("Diagnostic and Statistical Manual of Mental Disorders" OR "DSM")	("Alzheimer disease" OR "Alzheimer's disease")	("National Institute" OR "NINCDS-ADRDA") Japan	4	
dementia	incidence		("Alzheimer disease" OR "Alzheimer's disease")	Japan ("magnetic resonance imaging" OR "MRI")	2	Meguro, 2007 Kuzuhara, 2005

検索日 2010.2.19　最近10年（2000.2.23～2010.2.19）について PubMed（Medline）にて検索

ト が 検索 された[19]。2 行目 の 119 件 に つい て 疾患別 に みる と, アルツハイマー病 が 最も 多く 57 件, 次に 脳卒中 が 35 件, 血管性認知症 が 28 件 で, 調査地域（国）別 に みる と Sweden が 最も 多く 22 件, 次に Spain, Japan, Netherlands, United States と 続いた。

2）外国の認知症とアルツハイマー病の発症率

Kukull ら[14] は, 1994 年 より 2 年 ごと に 認知症 の ない 65 歳以上 高齢者 に 前向き コホート 調査 を 行った。無作為抽出 された 6782 名 の うち 適格者 は 5422 名 で, 同意 を 得たのは 2581 名, 2 年後 の 再調査 に 参加 した の は 2356 名 であった。診断基準 は, 認知症 は DSM-Ⅳ, アルツハイマー病 は NINCDS-ADRDA を 用いた。2 年後, 認知症 は 215/2356 名（9.1％）, アルツハイマー病 は 151/2356 名（6.4％）において 発症 した。認知症 は 全対象者 では 14.3 per 1000 person-years で, 65〜69 歳群 は 2.8 per 1000 person-years, 90 歳以上群 では 56.1 per 1000 person-years と 年齢 に 伴い 発症率 が 増加 した。アルツハイマー病 は 全対象者 では 20.3 per 1000 person-years で, 65〜69 歳群 は 4.7 per 1000 person-years, 90 歳以上群 では 84.2 per 1000 person-years と 年齢 に 伴って 増加 した。

また, アメリカ の Cache County study[23] では, 65 歳以上 の 高齢者 5677 名 の うち 3308 名 を 対象 に 3 年間 の 追跡調査 を 行った。認知症 の 診断基準 は DSM-Ⅲ-R, アルツハイマー病 は NINCDS-ADRDA, 血管性認知症 は NINDS-AIREN を 用いた。3 年後, 認知症 の 発症 は 全対象者 では 25.5 per 1000 person-years（3 年後 発症率 は 5.6％）で, 65〜69 歳群 は 2.2 per 1000 person-years, 90 歳以上群 では 110.1 per 1000 person-years であった。アルツハイマー病 は 全対象者 では 16.8 per 1000 person-years（3 年後 発症率 は 3.7％）, 65〜69 歳群 は 2.2 per 1000 person-years, 90 歳以上群 では 73.6 per 1000 person-years と 年齢 に 伴って 発症率 が 増加 した。認知症 を 発症 した 185 名 の うち probable アルツハイマー病 は 22％, possible アルツハイマー病 は 42％, 血管性認知症 は 13％ であった。probable アルツハイマー病, possible アルツハイマー病 を 合わせた AD の 割合 は 64％ であった。

3）日本の認知症とアルツハイマー病の発症率

筆者ら は, 1998 年 の 調査対象者 の うち 無作為抽出 された 771 名 に 対し, 5 年後 の 2003 年 と 7 年後 の 2005 年 に 追跡調査 を 行った[19]。204 名 の CDR 0 高齢者（healthy）と 335 名 の CDR 0.5 高齢者（questionable dementia）が 調査 に 参加 した。5 年後, CDR 0 高齢者 の 3.9％（8/204）, CDR 0.5 高齢者 の 37.0％（20/54）が 認知症 を 発症 し, CDR 0.5 高齢者 の 方 が 明らか に 高い 発症率 であった。また 7 年後, CDR 0.5 高齢者 の 40.2％ が 認知症 を 発症 した。診断基準 は, DSM-Ⅳ, アルツハイマー病 は NINCDS-ADRDA, 血管性認知症 は NINDS-AIREN を 用いた。認知症 の 原因疾患 としては, probable アルツハイマー病 が 42.9％, 脳血管障害 を 伴う possible アルツハイマー病 が 17.9％, 血管性認知症 が 17.9％, レビー小体型認知症 が 7.1％ であった。probable アルツハイマー病 と 脳血管障害 を 伴う possible アルツハイマー病 を 合わせた アルツハイマー病 の 割合 は 60.8％ であり, 前述 した Cache County study の 割合 と ほぼ 一致 していた。

4）その他の認知症と発症率

レビー小体型認知症 の 発症率 は 112 per 100,000 person-years[24], 前頭側頭型認知症 の 発症率 は 45〜64 歳群 で 3.5 per 100,000 person-years[22], 特発性正常圧水頭症 の 発症率 は 5.5/100,000[6] と の 報告 が あった。

4. 結論

最近 10 年間 に おける 外国 および 日本 の 地域調査 を 概観 したが, 有病率調査・発症率調査 ともに 年齢 に 伴い 認知症 および アルツハイマー病 の 割合 が 増加 する と の 見解 で 一致 してい

た．今後，75歳以上の高齢者が急増することが予想され，認知症・アルツハイマー病の有病率，発症率が増える可能性が高い．今後の認知症およびアルツハイマー病患者の治療・ケアおよび医療費について国家戦略をたてるためには，認知症やアルツハイマー病の標準的な疫学方法の確立と，日本の複数地域のコホート研究を統合した分析が必要と思われる．

引用文献

1) American Psychiatric Association Committee on Nomenclature and Statistics：Diagnostic and Statistical Manual of Mental Disorders（DSM-Ⅳ），Forth Edition. American Psychiatric Association, Washington DC, 1994.

2) American Psychiatric Association Committee on Nomenclature and Statistics：Diagnostic and Statistical Manual of Mental Disorders（DSM-Ⅲ-R），Third Revised. American Psychiatric Association, Washington DC, 1987.

3) American Psychiatric Association Committee on Nomenclature and Statistics：Diagnostic and Statistical Manual of Mental Disorders（DSM-Ⅲ），Third Edition. American Psychiatric Association, Washington DC, 1980.

4) Benedetti MD, Salviati A, Filipponi S, et al.：Prevalence of dementia and apolipoprotein e genotype distribution in the elderly of buttapietra, verona province, Italy. Neuroepidemiology 2002；21：74-80.

5) Bottino CM, Azevedo D Jr, Tatsch M, et al.：Estimate of dementia prevalence in a community sample from São Paulo, Brazil. Dement Geriatr Cogn Disord 2008；26：291-299.

6) Brean A, Eide PK：Prevalence of probable idiopathic normal pressure hydrocephalus in a Norwegian population. Acta Neurol Scand 2008；118：48-53.

7) Chui HC, Victoroff JI, Margolin D, et al.：Criteria for the diagnosis of ischemic vascular dementia proposed by the State of California Alzheimer's Disease Diagnostic and Treatment Centers. Neurology 1992；42：473-480.

8) de Silva HA, Gunatilake SB, Smith AD：Prevalence of dementia in a semi-urban population in Sri Lanka：report from a regional survey. Int J Geriatr Psychiatry 2003；18：711-715.

9) Hachinski VC, Iliff LD, Zilhka E, et al.：Cerebral blood flow in dementia. Arch Neurol 1975；32：632-637.

10) Hall KS, Gao S, Baiyewu O, et al.：Prevalence rates for dementia and Alzheimer's disease in African Americans：1992 versus 2001. Alzheimers Dement 2009；5：227-233.

11) Hebert LE, Scherr PA, Bienias JL, et al.：Alzheimer disease in the US population：prevalence estimates using the 2000 census. Arch Neurol 2003；60：1119-1122.

12) Ikeda M, Hokoishi K, Maki N, et al.：Increased prevalence of vascular dementia in Japan：a community-based epidemiological study. Neurology 2001；57：839-844.

13) Jhoo JH, Kim KW, Huh Y, et al.：Prevalence of dementia and its subtypes in an elderly urban Korean population：results from the Korean Longitudinal Study on Health And Aging（KLoSHA）. Dement Geriatr Cogn Disord 2008；26：270-276.

14) Kukull WA, Higdon R, Bowen JD, et al.：Dementia and Alzheimer disease incidence：a prospective cohort study. Arch Neurol 59：1737-1746, 2002.

15) Lee DY, Lee JH, Ju YS, et al.：The prevalence of dementia in older people in an urban population of Korea：the Seoul study. J Am Geriatr Soc 2002；50：1233-1239.

16) Lobo A, Launer LJ, Fratiglioni L, et al.：Prevalence of dementia and major subtypes in Europe：A collaborative study of population-based cohorts. Neurologic Diseases in the Elderly Research Group. Neurology 2000；54（Suppl 5）：S4-9.

17) Lyketsos CG, Steinberg M, Tschanz JT, et al.：Mental and behavioral disturbances in dementia：findings from the Cache County Study on Memory in Aging. Am J Psychiatry 2000；157：708-714.

18) McKhann G, Drachman D, Folstein M, et al.：Clinical diagnosis of Alzheimer's disease：report of the NINCDS-ADRDA Work Group under the auspices of Department of Health and Human Services Task Force on Alzheimer's Disease. Neurology 1984；34：939-944.

19) Meguro K, Ishii H, Kasuya M, et al.：Incidence of dementia and associated risk factors in Japan：The Osaki-Tajiri Project. J Neurol Sci 2007；260：175-182.
20) Meguro K, Ishii H, Yamaguchi S, et al.：Prevalence of dementia and dementing diseases in Japan：the Tajiri project. Arch Neurol 2002；59：1109-1114.
21) Meguro K, Ishii H, Yamaguchi S, et al.：Prevalence and cognitive performances of clinical dementia rating 0.5 and mild cognitive impairment in Japan：The Tajiri Project. Alzheimer Dis Assoc Disord 2004；18：3-10.
22) Mercy L, Hodges JR, Dawson K, et al.：Incidence of early-onset dementias in Cambridgeshire, United Kingdom. Neurology 2008；71：1496-1499.
23) Miech RA, Breiner JC, Zandi PP, et al.：Incidence of AD may decline in the early 90s for men, later for women：The Cache County study. Neurology 2002：58：209-218.
24) Perez F, Helmer C, Dartigues JF, et al.：A 15-year population-based cohort study of the incidence of Parkinson's Disease and dementia with Lewy bodies in an elderly French cohort. J Neurol Neurosurg Psychiatry 2009 Dec 3.［Epub ahead of print］.
25) Pohjasvaara T, Mäntylä R, Ylikoski R, et al.：Comparison of different clinical criteria（DSM-Ⅲ, ADDTC, ICD-10, NINDS-AIREN, DSM-Ⅳ）for the diagnosis of vascular dementia. Stroke 2000；31：2952-2957.
26) Roman GC, Tatemichi TK, Erkinjuntti T, et al.：Vascular dementia：Diagnostic criteria for research studies-Report of the NINDS-AIREN International Workgroup：Neurology 1993；43：250-260.
27) Rosso SM, Donker Kaat L, Baks T, et al.：Frontotemporal dementia in The Netherlands：patient characteristics and prevalence estimates from a population-based study. Brain 2003；126：2016-2022.
28) Shaji S, Bose S, Verghese A：Prevalence of dementia in an urban population in Kerala, India. Br J Psychiatry 2005；186：136-140.
29) Suh GH, Kim JK, Cho MJ：Community study of dementia in the older Korean rural population. Aust N Z J Psychiatry 2003；37：606-612.
30) Suh GH, Shah A：A review of the epidemiological transition in dementia-cross-national comparisons of the indices related to Alzheimer's disease and vascular dementia. Acta Psychiatr Scand 2001；104：4-11.
31) Tanaka N, Yamaguchi S, Ishikawa H, et al.：Prevalence of possible idiopathic normal-pressure hydrocephalus in Japan：the Osaki-Tajiri project. Neuroepidemiology 2009；32：171-175.
32) Vas CJ, Pinto C, Panikker D, et al.：Prevalence of dementia in an urban Indian population. Int Psychogeriatr 2001；13：439-450.
33) Wada-Isoe K, Uemura Y, Suto Y, et al.：Prevalence of dementia in the rural island town of Ama-cho, Japan. Neuroepidemiology 2009；32：101-106.
34) Wakutani Y, Kusumi M, Wada K, et al.：Longitudinal changes in the prevalence of dementia in a Japanese rural area. Psychogeriatrics 2007；7：150-154.
35) Wang W, Wu S, Cheng X, Dai H, et al.：Prevalence of Alzheimer's disease and other dementing disorders in an urban community of Beijing, China. Neuroepidemiology 2000；19：194-200.
36) Wangtongkum S, Sucharitkul P, Silprasert N, et al.：Prevalence of dementia among population age over 45 years in Chiang Mai, Thailand. J Med Assoc Thai 2003；91：1685-1690.
37) World Health Organization：The ICD-10 Classification of Mental and Behavioral Disorders：Clinical Descriptions and Diagnostic Guidelines. World Health Organization. Geneva, Switzerland. 50-51, 1992.
38) Yamada M, Mimori Y, Kasagi F, et al.：Incidence of dementia, Alzheimer disease, and vascular dementia in a Japanese population：Radiation Effects Research Foundation adult health study. Neuroepidemiology 2008；30：152-160.
39) Yamada T, Hattori H, Miura A, et al.：Prevalence of Alzheimer's disease, vascular dementia and dementia with Lewy bodies in a Japanese population. Psychiatry Clin Neurosci 2001；55：21-25.
40) Zhang ZX, Zahner GE, Román GC, et al.：Sociodemographic variation of dementia subtypes in china：Methodology and results of a prevalence study in Beijing, Chengdu, Shanghai, and Xian. Neuroepidemiology 2006；27：177-187.

41) Zhou B, Hong Z, Huang M：Prevalence of dementia in Shanghai urban and rural area. Zhonghua Liu Xing Bing Xue Za Zhi 2001；22：368-371［Chinese］.

42) Zhou DF, Wu CS, Qi H, et al.：Prevalence of dementia in rural China：impact of age, gender and education. Acta Neurol Scand 2006；114：273-280.

コラム3：
「超早期認知症」への対応を町ぐるみで検討・実践[※1]

田尻町スキップセンター
田尻町国民健康保険診療所（現・大崎市民病院田尻診療所）

[※1] エーザイ株式会社 Signal View Plus より

保健・医療・福祉の複合施設を拠点に，地域ネットワークを展開

「認知症の原因疾患によるものですが……」。グループホームのスタッフから，取材中に何度もこうした言葉が聞かれた。田尻町では，認知症に関する正しい知識を，医療従事者のみならず保健（行政）・福祉のスタッフが共有し，これをもとに町の施策や，お年寄り1人1人に配慮したケアプランが立てられている。また，保健・福祉スタッフが得た情報は速やかに医師に伝わる流れが整っている。こうしたネットワークのひとつの拠点となっているのが，保健・医療・福祉の複合施設『田尻町スキップセンター』（図24）であり，その設立の契機となったのが大規模調査で明らかになった町民のニーズであった。

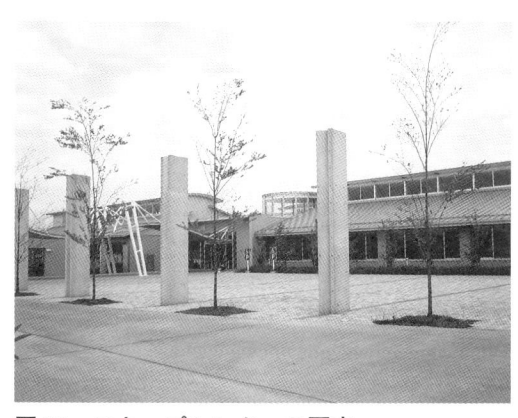

図24. スキップセンターの写真

大規模調査で「健常と認知症の境界状態」を検証

田尻プロジェクト：疫学調査を地域の包括的予防活動に役立てる（表14）

予防の前提として，まず町の現状を把握

1988年，田尻町が『田尻プロジェクト』（地域における脳卒中・認知症・寝たきり予防プロジェクトを発案し，県を介して東北大学に協力の要請があった。大学ではこれを受けて複数のワーキンググループが始動した。大学の医学研究と地域医療とを結びつけることで，地域における保健・医療・福祉の連携を進めるという画期的なプロジェクトが，こうして動き出したのである。

予防のためにはまず町の現状把握ということで，1991年，65歳以上の在宅高齢者全員（約2300人）に対して『脳卒中・認知症の予防対策・寝たきりゼロの対策』に関するアンケートの悉皆調査を実施した。その結果，認知機能検査から疑われる認知症の有病率は推定8％なのに対し，家族から見て認知症症状が思い当たるのは5％にとどまった。福祉サービスを利用したことがあると答えたのはわずか2％。農業中心で，住居環境と家族のサポートが充実しているという地域特性もあるが，家庭訪問を通して，身体機能上は「寝たきり」の状態ではないのに，「寝かせきり」となっている場合も数多く認められた。また，物忘れについては「放置する」という回答が3

割にのぼった。

調査結果を分析するなかで『脳卒中・認知症・寝たきり予防センター（仮称）』設立の提案がなされ，1997年4月，国保診療所を有する保健・医療・福祉の統合型施設『田尻町スキップセンター』が開設された。

同センターで予防の様々な試みが始まるのに伴い，現時点における有病率の確認→予防活動に対する数年後の評価が重要という考えから，まず1998年11月～2000年3月，1654名対象の大規模有病率調査を実施した。これは脳検診と神経心理学的検査を含み，認知症の有無・原因疾患ならびにCDR（Clinical Dementia Rating）を判断するもので，調査の結果，65歳以上の8.5％が認知症，30.1％がCDR 0.5（認知症疑い状態）であった。また認知症の原因疾患では，脳血管障害を伴うアルツハイマー病が多い傾向が認められた。

認知症とは何かを知る。すべてはそこからはじまる

次いで2003年，有病率調査当時，認知症ではなかった高齢者群（CDR 0および0.5）がどのくらい認知症になっているのか，発症率調査を実施した。その結果，CDR 0および0.5全体のおよそ11％が認知症を発症していた。さらに，CDR 0.5から1以上に悪化，つまり認知症を発症した群と，発症しなかった群との差異を検討したところ，同じCDR 0.5状態でも，その下位分類によって認知症への移行率が異なることが確認された（表15, 16）。

こうした一連の調査研究の目的は，あくまでその成果を保健・医療・福祉の活動に役立てることにある。例えば調査の結果，CDR 0群（健常高齢者群）では，認知機能に対する加齢の影響はほとんど認められなかった。一方，0.5群は0群に比較して認知機能が低く，また数年後に認知症に移行する例が含まれている。つまり，「加齢に伴い認知機能が低下する」「認知症は歳のせいだから仕方ない」という誤解は，0.5群と0群を分離しないことから生じている可能性が大きい。こうした認識は，医療はもとより行政の施策や適切なケアの出発点になる。調査を調査で終わらせない。それが『田尻プロジェクト』の大きな特徴といえる。

表14. 田尻プロジェクト（スキップ構想プロジェクト）の経緯

1991年　悉皆調査（在宅高齢者　約2300人）
・認知症の有病率は推定8％
・家族が「ボケ」と思う症状は，目や耳の機能や歩行能力の低下など
1997年　スキップセンター開設
・紹介機能をもつ国保診療所を併設
1998年～　有病率調査（在宅高齢者　約1700人）
・MRI，神経心理学的検査を含む面接法
・高齢者の8.5％が認知症，約3割がCDR 0.5
・町民の認知症への理解が高まる
2003年　発症率調査（在宅高齢者 224人）
・CDR 0および0.5全体の約11％が認知症を発症

表15. 発症率調査とCDR 0.5

認知症を発症した群（CDR 0.5 decliner）では発症しなかった群（CDR 0.5 non-decliner）に比較してCDR 0.5/incipient DAT（Dementia of Alzheimer Type）およびCDR 0.5/DATが多い。この結果は，記憶以外の項目についても正しく判定することが，CDR 0.5 declinerの早期検出に重要であることを意味している。

表16. CDR 0.5群への心理社会的介入の効果

見当識訓練・回想法を取り入れたグループワーク（週1回6ヵ月）やミニデイサービス（月1回継続）により
・情緒面，QOLや一部認知機能が改善
・認知症の発症に関して現在のところ有意差は認められず

スキップセンターの
医師たちより

連携の実践的ノウハウと診断のポイント

目黒　謙一

①調査の受け皿としての診療所機能

　調査をすれば必ず健常ではない方が見つかる。フォローが必要になる。その点で1991年の悉皆調査の際は，まだ診療所機能がなかったためにいろいろな面で対応に苦労した。

　1997年に国保診療所を有するスキップセンターができてからは，地元医師会や福祉施設などとの連携が非常にスムーズになった。『もの忘れ外来』での日常診療においても，脳画像検査については東北大やほかの医療機関にお願いするというように紹介がルーチン化している。

　紹介機能をもつ国保診療所を有している点が，スキップセンターと一般の保健センターとの最大の違いと言えるだろう。

②症例検討会でチーム医療の基盤づくり

　毎月，スキップ関連職員30～40人による合同勉強会を開いている。内容は各種講習会や症例検討会等だが，症例検討会では認知症を中心とした実際のケースについて，グループに分かれてケアプランを作成している。ここで重要なのは，保健・医療・福祉のスタッフをシャッフルすること。必ず多職種でグループを組み，それぞれの視点を交えながらケアプラン，つまり"チーム医療の処方箋"を検討している。びっくりするくらい質の高いプランができる。

③ケアマネージャーへのアドバイス

　当センターではケアマネージャーさんがよく診療所に顔を見せ，気軽に情報交換をしている。しかし一般的には，時間的制約もあり，医師とケアマネージャーの連携は十分とは言えないようである。

　そこで私はケアマネージャーさんに，他地域の先生に質問する際は，疾患に則してポイントを絞るように伝えている。例えば心不全の患者さんなら「水分制限はどの程度にしましょうか？」というように。主治医の先生は「1日1000 ml以下にして下さい」などと答えて下さるので，それを1日の生活のなかでどう割り振るか考えればいいわけだ。

④医療と福祉を近づけるのは「看護」

　医療はどちらかというと生活を制限し，福祉は生活のサポートに主眼を置く。どうしても両者の距離は開いてしまいがちだが，それを埋める連携の要は「看護」というのが私の持論である。実際に田尻町では，保健福祉課の保健師さんが診療所の師長を務めたり，診療所の看護師さんが保健福祉課や田尻福祉会に出向するなど，活発な人事交流を進めている。

　従来とは異なる世界を経験して初めてわかることがある。私にしても，大学病院の専門外来から田尻町に来て，地域に埋もれている認知症の患者さんがいかに多いかを実感することが出来た。

⑤血管性認知症を階段状に悪化させない

　CDRの最大のポイントは，その人の病前の状態との比較を尋ねることにある。この点で私は，その人にとっての正常値がわからない心理テストよりも，CDRの評価を重要視している。

　田尻町の有病率調査では高齢者の約3割がCDR 0.5であったが，基本的にこの状態は「アルツハイマー病の超早期」と考えて大きなズレはない。血管性認知症に進むのであれば，0.5にとどまるケースは少なく，ストンと認知機能が低下して後は緩徐に改善もしくは現状維持となるのが通常である。「血管性認知症は階段状に悪化する」とよく言われるが，それは脳血管障害を再発する場合であり，医療的管理によって極力避けなければならない。

むしろ階段状に悪化するのはアルツハイマー病である。アルツハイマー病の患者さんの診療では，安定していると思っていると，ある時期に言語障害が出現するといったケースをよく経験する。脳の変性を神経ネットワークで代償していたのが，ある結節点に達し，ストンと一段悪化したように見えるわけである。ちょうど氷が，ある段階まで溶けると大きく形を崩すのと一緒だ。

ここで特に注意を要するのは脳血管障害を伴うアルツハイマー病である。これを血管性認知症と過剰診断してしまうと，「血管性認知症でも結局は認知症が進行するのだからリハビリをしても意味はない」という"治療的ニヒリズム"に陥りやすくなってしまう。

⑥基本は，CDRの正しい判定

ワシントン大学のモリス教授は，CDR 0.5には下位分類があると主張しているが，おそらくそれは間違いないだろう（図25）。少なくともほとんどの項目が0.5に該当するような人は，確実に認知症に移行する。従ってCDRをいかに正しく判定するかが，経過予測の上で極めて重要なわけである。田尻プロジェクトの結果，CDR 0.5 decliner（認知症に移行する群）を検出出来，かつ薬物療法により移行率を3％以上低下させられれば，経済効果が認められる可能性が示唆された。

種々の検査所見からCDR 0.5 declinerを検出しようという試みもあるが，アルツハイマー病はあくまで臨床病理的な概念であり，何らかの検査所見が認められても，アルツハイマー病を発症しないまま人生を終える人がいる。こうした認識がないと，検査所見でCDR 0.5 declinerと判定し，同様の所見でアルツハイマー病の発症を証明するという循環論法（堂々めぐり）になってしまうので，注意が必要である。

他職種の情報を医師が集約
山口　智

内科診療において，最近の患者さんの状態について家族から十分な情報が得られない場合は，保健福祉課に行けば担当の保健師さんやケアマネージャーさんから家での様子を聞くことが出来る。同様に福祉スタッフからも情報が得られるし，また「利用者の様子が最近おかしいので」と受診してくるケースも少なくない。この様に地域の人々を多職種のスタッフで見守り，その情報を集約して診療に役立てる体制が整っている。

CDR 0.5群を地域でフォロー
石井　洋

CDR 0.5レベルでは，医療機関への受診はあまり期待出来ない。その点で田尻町では，例えば地域ごとにミニデイサービスが行われており，そこで気がかりな点があると私たちに

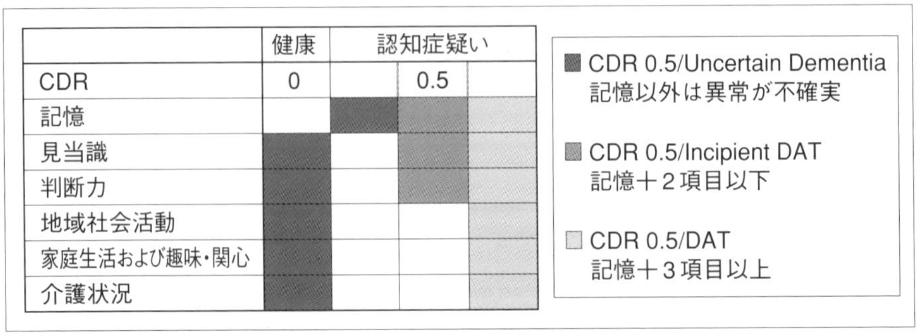

	健康	認知症疑い	
CDR	0	0.5	
記憶			
見当識			
判断力			
地域社会活動			
家庭生活および趣味・関心			
介護状況			

■ CDR 0.5/Uncertain Dementia
記憶以外は異常が不確実

■ CDR 0.5/Incipient DAT
記憶＋2項目以下

□ CDR 0.5/DAT
記憶＋3項目以上

図25．CDR 0.5の下位分類
（目黒謙一：痴呆の臨床―CDR判定用ワークシート解説．神経心理学コレクション．医学書院，2004．）

表17. CDR別介入の指針（保健医療福祉マネジメントへの活用）

CDR 0	・体操やゲーム，読書などの知的活動を本人が楽しんで行える場合は，QOLを高め，地域社会の活性化と言う点でも意義がある ・ただし認知症の発症予防（第一次予防）と混同しないことが重要
CDR 0.5	・心理社会的介入に認知症の発症遅延効果は認められないとしても，情緒面の改善，QOLの維持向上の意義は極めて大きく，積極的に行うべき ・CDR 0と異なり，記憶課題などの学習効果はそれほど大きくないので，学習に無理な負担をかけるような"訓練"は要注意
CDR 1～2	・社会性の向上を主目標にした心理社会的介入を図る ・原因疾患別の治療的アプローチを行う ・ADについても，徘徊など行動心理学的症候（BPSD）の第二次予防，および中核症状についても第三次予防がある程度可能

情報が届くようになっている。また大規模調査の結果，注意を要する方々については保健師さんがフォローし，何かあれば受診につなげてくれる。住民の方々も含め，認知症の早期発見・早期治療という意識は，他地域に比べてかなり高いのではなだろうか（表17）。

顔を合わせる。検討し合う。方向性が1つになる

　町民が生涯，健やかで安心して暮らせる町を目指し，脳卒中・認知症・寝たきりの第一次予防（発症防止），第二次予防（早期発見・早期治療），第三次予防（悪化の防止，機能維持）に努める。こうした共通認識をもつことに加え，『田尻プロジェクト』を進めるにあたって関係者が強く意識したのは多職種が日常的に顔を合わせ，情報と思いを共有する」ことであった。今も，週1回の合同責任者会議，地域ケア会議などを通して，行政の動きや日々の出来事やヒヤリハットの報告，個別ケアの検討等が続けられている。

医師会との密な連携
富田　栄
田尻町保健福祉課　国民健康保険診療所
課長兼事務長（当時）

　田尻町には病院がない。だから「地域全体がベッド」，つまり出来るだけ在宅で高齢者をケアしていこうという意識が以前から浸透している。ひとつにはこうした背景があるために，地域ぐるみで予防に取り組むという構想が実現出来たのではないだろうか。地元の先生方もとても協力的で，医師会の毎月の定例会には必ず行政の担当者が参加して情報交換を行っている。現在，田尻町を含む1市6町による合併協議が進んでいるが，合併後の私たちの活動がさらに幅広く展開される予定である。

専門職が正しい理解を
大谷　みち子
田尻町保健福祉課　技術補佐兼地域生活支援係長（当時）
保健師　社会福祉士　介護支援専門員

　有病率調査，発症率調査を通して，地域住民の方々の認知症に対する関心はとても高まっている。それだけに，多くの地域の方々と接する保健・福祉のスタッフが，認知症を正しく理解することが重要である。例えばミニデイサービスの活動にしても，認知症の方々にとって何が本当に効果的なのか，常に意識していかなければいけないと思っている。一方で第一次予防にあたる生活習慣予防については，地域の方々のなかからリーダーが育ってほしい。そうした勉強の場を整えることも私たちの役目だと認識している。

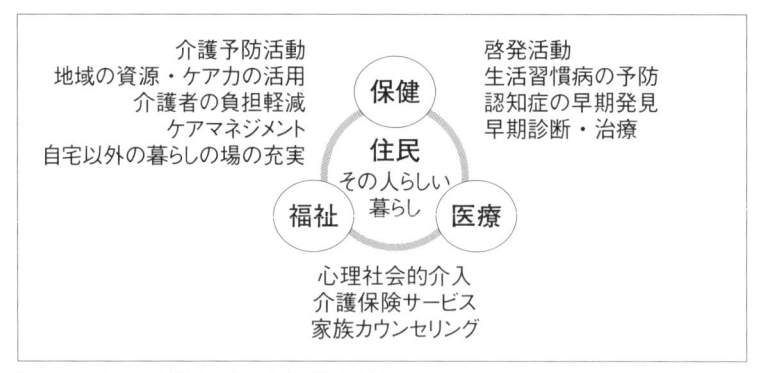

図26. 町が目指す認知症予防の体系
(目黒謙一:痴呆の臨床—CDR判定用ワークシート解説. 神経心理学コレクション. 医学書院, 2004.)

福祉事業の「モデル」を目指して

　デイサービスを快適に利用してもらうことでQOLの維持向上につなげる。グループホームで生き生きと暮らしてもらうことで,認知症になっても怖くないんだという意識を地域全体に広めていく。福祉スタッフのそうした願いを,連携が支えている(図26,表18)。

職員研修にも連携効果
関　文郎
社会福祉法人　田尻福祉会　施設長兼管理者
特別養護老人ホームかごぼうの里／ケアハウスさくらの園／スキップデイサービス／大貫デイサービス／スキップホームヘルプサービス／グループホームひだまり

　福祉施設は今後,厳しいサービス競争の時代に入る。その中で地域の方々に利用していただくためには,職員の質の向上が欠かせない。当福祉会では,利用者のご家族に気持ちよく施設を訪ねていただけるよう,職員の接遇教育等にも力を入れている。私たちが恵まれている点は,国保診療所の先生に講師になっていただく等,連携を職員研修にも活かせることである。逆にこちらで企画した救命救急法の講習会に看護師さんや保健師さんが参加する等,総合的な質の向上が図られている。

表18. 認知症に関する医療情報を得ることで

・原因疾患をふまえた適切なケアが可能
・経過予測に基づいた落ち着いた対応が可能
・家族の納得,精神的安定につながる説明が可能

疾患に応じた対応・説明
菱沼　優子
社会福祉法人　田尻福祉会　サービス3課課長(当時)
大貫デイサービス／グループホームひだまり

　グループホームの利用者が国保診療所を受診する際は同行し,診断名や心理テストの結果を聞いている。血管性認知症の場合には脳血管障害の再発予防に努めるなど,認知症の原因疾患に応じた対応が必要になるからである。アルツハイマー病など変性疾患では,どうしても認知症が進行してしまうが,そうした知識があれば症状の変化にも落ち着いて対応出来るであろう。またご家族に「怒りっぽいのはこうした種類の病気だからですよ」といった説明をすることで,納得していただける部分があるのではないかと感じている。

第Ⅲ部

認知症医療学の実践（2）：
保健医療福祉システム

H. 物忘れ外来との連携

---- ポイント ----

1. 有病率調査後の田尻診療所受診者の推移

　田尻プロジェクトにおける4つの地域調査の結果，保健医療福祉の連携が進み1997年4月，診療所を有する保健・医療・福祉の統合型施設，スキップセンターが開設され，診療も開始された。受診者に関しては，認知症疾患は増加の一途をたどる。これは1998年11月～2000年3月にかけて施行された有病率調査事業の影響が大きい。

2. 物忘れ外来における家族の介護負担感

　認知症患者の行動障害が，介護負担を増悪させる要因であることが報告されている。平成19年4月～平成20年5月までの物忘れ外来初診の連続外来症例92名を対象に，BEHAVE-AD-FWおよびCCI尺度を用いて，行動障害ならびに介護者の負担感を評価した。その結果，介護負担感と行動障害に正の相関が認められた。しかし行動障害が殆どないケースでも，介護負担が介護者1名もしくはその家族に集中してしまうことや，介護に関する専門の身近な相談者がいないことが介護負担感を高める要因であることが分かった。また自由記載の内容から，病気自体の症状に関することが多く認められ，認知症について理解が不足しているために負担感が高くなっていることが窺われた。このことから，在宅介護を支援していくためには，介護者に一手に負担がかからない様にすること，専門医の診断のもと認知症の原因疾患を正しく理解し，その患者にあった対応を行うことが重要である。

3. 問題ある物忘れ外来患者の家族の例

　外来患者の家族の殆どは，真面目に患者を思い，医療スタッフと信頼関係を結び，医療介護スタッフが適切な治療やケアを行うに際しての「パートナー」である。しかし家族は医療福祉の従事者ではなく，「生身の人間」である。中には，情報をゆがめたり，協力しなかったりする場合もある。医療介護スタッフは，その様な家族もいることを頭に入れておかなければならない。

[*1] 目黒謙一，石井　洋，山口　智，ほか：田尻町スキップセンター・国保診療所外来受診者の推移から見た脳卒中・痴呆・寝たきり予防プロジェクトの進展．―特に有病率調査事業の痴呆予防への効果．病院管理 2002；215：45-51．より

---

1. 有病率調査後の田尻診療所受診者の推移[*1]

　これまでに述べた4つの地域調査の結果，保健医療福祉の連携，特に保健と医療の連携が進むことになったが，それを医療側，即ち田尻診療所の受診患者の側から見るとどうなるであろうか。

　1997年4月，診療所を有する保健・医療・福祉の統合型施設，スキップセンターが開設

され，診療も開始された。内科常勤医師1名，非常勤神経科医師1名（もの忘れ外来専門），非常勤心理士1名（週3日），非常勤理学療法士1名，作業療法士1名，特殊外来として，耳鼻科週3日，眼科週2日の体制であった。以下に診療所内科受診者の推移を通して，主に認知症の問題に焦点を当てて田尻プロジェクトの進展を概観する。

1）第1期（草創期）

1997年4月にオープンした国保診療所の外来受診者は，半年後の11月（9～12月平均）には，高血圧49名，脳血管障害41名，認知症20名，糖尿病8名が受診している（まとまった数字が計算可能であったのが11月の時期）。

その後，図27に示す様に1998年4月には糖尿病患者はほぼ横ばいになる。グラフが煩雑になるので示していないが，虚血性心疾患，脂質異常症，心房細動などの慢性疾患もほぼ同様である。1998年の終わりには高血圧109名，脳血管障害82名，認知症46名が受診している。病名は重複を含んでいるが，脳血管障害を伴う認知症患者の増加によって，脳血管障害の患者も同様に増加していることが分かる。この脳血管障害を有する認知症は以前，血管性認知症と診断されていたものであるが，実際には血管性認知症はそれほど多くはなく脳血管障害を伴うアルツハイマー病である場合が多い[8]。

2）第2期（有病率調査事業）

1997年4月よりスキップセンターにおいて，脳卒中・認知症・寝たきり予防の様々な試みが開始された[3,4,12]。まず現時点におけるそれらの有病率を同定し，数年後どの様に予防出来たかを評価することが町にとって重要であると考え，1998年11月～2000年3月まで有病率調査を施行した。

第1段階として，MRI受診者を無作為に選出，脳検診ならびに神経心理学的検査を含む面接法により，認知症の有無ならびにCDRを判定した。脳卒中その他の症状も詳細に検討した。第2段階として，MRI受診者以外の高齢者に対しても同様に調査を施行したが，用いた神経心理学的検査は，1997年に当研究室で行ったブラジル在住日本人高齢者への医療協力調査[5,6,9]で用いたものと同じであるため，「ブラジルバージョン」と呼んでいた。これは地域在住高齢者における認知症の有病率の国際比較を可能にするものであった[7,9]。さらに第3段階として，寝たきりを理由にスキップセンターを受診出来なかった，80歳代の高齢者を中心に家庭訪問を実施した。

具体的には毎週2日，診療所常勤医師とは

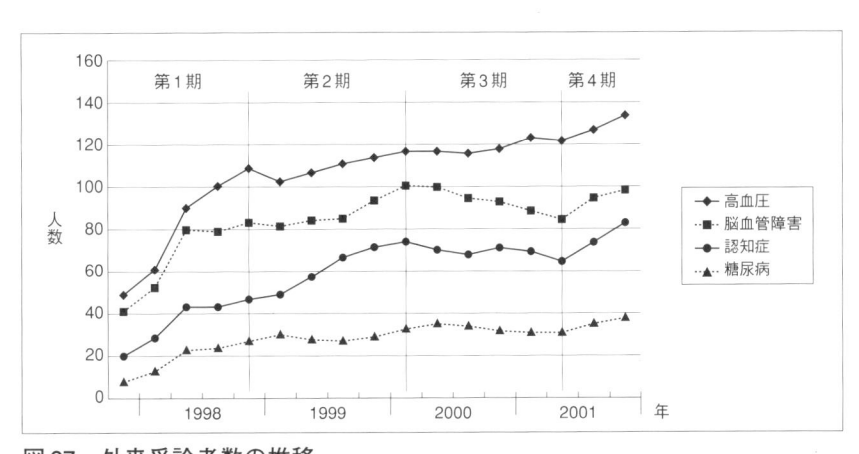

図27. 外来受診者数の推移
第1～4期の説明は本文。受診者数は3ヵ月間の平均のべ人数を示す。

別にそれぞれ神経科医1名，心理士2名，担当保健師数名のチームが十数名の高齢者を面接し，家族の方からのアンケート，保健師の訪問による日常生活の情報を参考に，対象者のCDRを判定した。毎日の集計では十数名中，CDR 0が10名前後，CDR 0.5が3ないし4名，CDR 1が1ないし2名，と認知症の有病率が8％前後であることを実感させられ，無作為抽出法の威力を見せつけられた。また，在宅高齢者を十数名スクリーニングするとほぼ確実に1名以上はCDR 1の高齢者が発見されるので，改めて高齢者における認知症疾患の有病率の高さが窺われた。

診療所受診者に関しては，図27に示される様に認知症疾患は2000年初期に向かって増加の一途をたどる。これは1998年11月〜2000年3月にかけて施行された有病率調査事業の影響が大きい。この時期の脳血管障害患者の伸びが，認知症に比べて目立たないのは，脳血管障害を伴わないアルツハイマー病等の認知症疾患の初期が，調査を通じて見つかり診療所を受診したことによると思われる。

3）第3期（老人保健施設との連携）

田尻町スキップセンターには，特別養護老人ホーム「かごぼうの里」が隣接しているが，2000年4月導入の介護保険制度の影響もあり，近隣市町村の施設に認知症患者が紹介されることが多くなった。これは外来通院中であった認知症患者の一部が，その病気の進行により，家族による在宅介護が困難になって来たことによる。

図27に示される様に，脳血管障害と認知症の受診者が緩やかに減少しているのが分かる。

4）第4期（心理療法の充実）

2001年4月より，診療所の非常勤心理士を1名増やし，週1日4名とした（うち1名は言語聴覚士）。これは心理検査の評価を充実させるだけではなく，患者の症状に合わせた心理療法・言語療法を丁寧に施行するためである。

具体的には，
①失語症の言語評価と言語訓練
②認知症・失語症の音楽療法[13]
③認知症の神経心理検査による評価（一般的知能検査の他，精神年齢が算出可能な田中ビネー式検査
④回想法や見当識訓練法，コラージュ等による心理療法[1,2]
⑤以前，活け花の先生をしていた患者や，「料理の順番が分からない」前頭葉症状を認める患者等，適応を選んだ心理・作業療法としての活け花や調理実習

診療所受診者の推移を見ると図27に示される様に，再び脳血管障害や認知症患者が増加していることが分かる。これは上記の心理療法を充実させた専門外来に，福祉施設からも含めて紹介患者が増えたことによる。

以上，外来受診者の推移を通して，主に認知症に焦点を当てて田尻プロジェクトの進展を概観した。特に有病率調査は，田尻プロジェクトを軌道に乗せる上で最も意義の大きかったものであった。脳卒中の危険因子は喫煙，高血圧，高脂血症等医学的には確立されているものが少なくない。それらの多くは，生活習慣病と言われるように食生活を中心とした日常の生活習慣が関係するため，いかにして医学的に分かっていることを生活の場で実施するかということになる。「分かっているけれどもやめられない」喫煙をどうするか，慣れ親しんだ塩分の多い食生活をどう変更するか，医療だけではない，保健や健康の増進の問題とも関連する問題である。

認知症に関しては，まず一般的な誤解を解くことが重要である。一般的用語「ボケ」と医学用語「認知症」は異なる。認知症とは，脳の病変により後天的に生じた慢性的な知的機能障害による社会活動の低下状態であり，原因疾患は様々である。即ち認知症を論ずる場合，原因別に検討せず高齢社会における福祉問題として議論することや，生活習慣との

*2 福土美智，藤井久美，佐々木久美，山崎亜希子，田中きえ子，斎藤せい子：第3回大崎市民病院看護部院内看護研究発表論文集：物忘れ外来を受診した認知症患者の行動障害と家族の負担感：認知症の正しい理解と医療介護連携の必要性について．2008.10.18より改変

関連を論じるのは誤りである。

寝たきりは，かつて脳卒中後遺症を中心とした身体機能障害に対する，家族・介護者の負担の問題として提起された操作的な用語である。しかし見かけ上の重症度とは異なり，身体機能上，ベッド上に座位保持も不可能なほど姿勢反射の異常や体幹部の筋力低下を示す方は少なく，家族が「寝たきり」と言っていたある方は，介助下に歩行も出来る能力があった。しかし家族の介護能力や家屋構造の問題から，いわゆる「寝かせきり」になっている方が多く認められた。同居している家族・介護者は医療従事者ではなく生活者としての生身の人間である。在宅医療ではその家族の医療への理解・協力の程度の評価なしに一括した議論は出来ない。

この様に，脳卒中・認知症・寝たきり予防，どれをとっても高齢者とその家族・介護者の個別の問題の重要性が認められる。それらの予防活動を進めていくために保健・医療・福祉の連携を検討する場合，症例に応じた個別的な対応が重要であることを改めて指摘しておきたい。

2. 物忘れ外来における家族の介護負担感に関する調査[※2]

1）目的

大崎市民病院田尻診療所の物忘れ外来では，初診時に患者への一般的な検査や神経心理検査に加えて，家族からBEHAVE-AD-FW尺度を利用して徘徊や興奮・不眠等の行動障害や，CCI尺度を用いて介護負担感の聴取を行っている。認知症患者は行動障害を伴っていることが多いが，これは家族の介護負担を高め，在宅介護の継続を困難にさせる点の1つである。このため家族だけでは介護が難しい時など，介護保険の申請を勧めたり，ケアマネージャーに診察へ同席してもらいサービスの有効利用を勧めたりして，医療介護の連携を図っている。今回，在宅介護を支援していくために，認知症患者の行動障害と家族の介護者負担感との関係について検討した。

2）対象と方法

平成19年4月〜平成20年5月までの物忘れ外来初診の連続外来症例92名を対象に，BEHAVE-AD-FWおよびCCI尺度を評価した。ここにBEHAVE-AD-FW（Behavioral Pathology in Alzheimer's Disease Frequency-Weighted Severity Scale）[11]とは行動障害の評価尺度であり，介護者との面接から得られる情報によって評価する。A 妄想観念，B 幻覚，C 行動障害，D 攻撃性，E 日内リズム障害，F 不安・恐怖，G 抑うつの7項目について，総合点0〜300点で評価し，得点が高いほど症状が強いことを示す。CCI（Cost of Care Index）[10]とは介護者の負担感を測る尺度で，介護者に質問用紙に回答してもらい評価する。A 介護者の個人的社会的制約，B 介護者の心身の健康，C 介護に関する意欲，D 患者について感じる不愉快なこと，E 経済的負担の5つの分野で得点化され，得点が高いほど，負担感が高いことを示す。

3）結果
①全体の傾向

図28に示す様に，全体的に，BEHAVE-AD-FW得点が高い（行動障害が多い）ほど，CCI得点が高い（介護負担が大きい）傾向が得られ，正の相関が認められた。BEHAVE-AD-FWの平均は15.9点，CCIの平均は45.9点である。

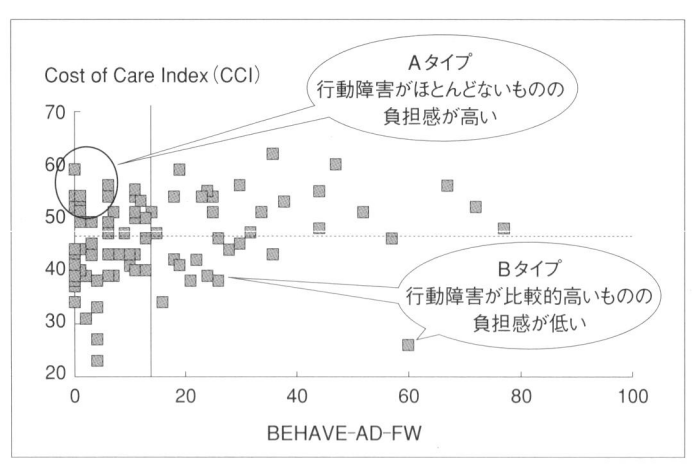

図28. 行動障害と介護負担感の関係

しかし，BEHAVE-AD-FW得点が低いにもかかわらずCCI得点が高い症例（Aタイプ：8例），BEHAVE-AD-FW得点が高いにもかかわらずCCI得点が低い症例（Bタイプ：2例）が認められた．

②全体の傾向からずれるA・Bタイプについて

介護認定を受けていたのは，Aタイプの場合1例のみで，Bタイプは2名とも介護認定を受け，サービスを利用していた．

相談出来る介護支援者の有無については，Aタイプは5名が家族・親戚，1名が介護サービス，Bタイプは1名介護サービスと回答していた．介護を手伝ってくれる介護支援者の有無については，Aタイプの5名が家族・親戚，1名が介護サービス，Bタイプは2名とも介護サービスと回答していた．

Aタイプの介護保険サービス利用はわずか1名であり，殆どの方が家族介護のみであることが分かった．Bタイプは2例とも介護保険サービスを利用しており，デイサービス，ホームヘルパー，ショートステイ等多くのサービスを活用していた．

③Aタイプの介護負担内容

CCIの5分野では，「介護者の個人的社会的制約」「介護者の心身の健康」が共通して高値であった．負担内容の自由記載からは，「何回話しても忘れる」「毎日同じことを聞かれる」など，病気自体の症状に関する内容が多く認められた．

4）考察

これまで，行動障害の存在が認知症患者の介護負担を増悪させる要因であることが報告されており，今回の介護負担感と行動障害の散布図からも正の相関が認められた．しかしAタイプの様に行動障害が殆どないケースでも，介護負担が介護者1名もしくはその家族に集中してしまうことや，介護に関する専門の身近な相談者がいないことが介護負担感を高める要因であることが分かった．また自由記載の内容から，病気自体の症状に関することが多く認められ，認知症について理解が不足しているために負担感が高くなっていることが窺われた．このことから，在宅介護を支援していくためには，介護者に一手に負担がかからないようにすること，専門医の診断のもと認知症の原因疾患を正しく理解し，その患者にあった対応を行うことが重要である．

> **重要公式 13**
> 介護者の負担＝行動障害による場合が多い．
> しかし，病気の無理解から来る場合もある．

3. 問題ある物忘れ外来患者の家族の例

　外来患者の家族のほとんどは，真面目に患者を思い，医療スタッフと信頼関係を結び，医療介護スタッフが適切な治療やケアを行うに際しての「パートナー」である．しかし家族は医療福祉の従事者ではなく，「生身の人間」である．中には，情報をゆがめたり，協力しなかったりする場合もある．医療介護スタッフは，そのような家族もいることを頭に入れておかなければならない．

1) 在宅の事例1
- 診断：アルツハイマー病
- 家族の訴え

　患者の娘（実の娘である！）が言うには，自分が母を1日中介護しているが，午後の行動障害がひどく，暴言に悩まされている．お金を盗まれたと言い，時々暴力も振るってくるので，危険である．先日は隣の家に包丁を持って押しかけた．以前は優しい母親だったのに，と隣人を連れてきて診察室で泣いた．隣人の「証言」もあったためスタッフはその話を信用し，老健施設の予約をした．しかし，時々付き添ってくる夫は，患者本人に特にそのような行動障害があるとは訴えていなかった．田尻診療所の看護師が訝しがって，日中にその家に何度か電話をしたが，患者本人と夫しかおらず，娘は家に全くいなかった．全て，患者を施設に入れようとした娘の嘘だったのである．

- 教訓

　臨床的認知症尺度（CDR）判定には，家族・介護者情報が不可欠である．また，BEHAVE-AD-FW等の行動障害の尺度も，家族・介護者による観察情報によって判定される．しかし，家族は医療福祉従事者ではなく，「生身の人間」である．家族の話は，そのまま鵜呑みにしてはならず，別の家族から確認を取ったり，また保健師による訪問なども行ったりすることが必要である．

2) 在宅の事例2
- 診断：レビー小体型認知症
- 家族の訴え

　患者本人は「息子の付添いで診療所に来た」と思い込んでいて，自分の治療が始まるとは全く思っていなかった．小生の外来では，初診時に「物忘れや体の不調があるから，診てもらう」という最低限の本人の「同意」がなければ，診察室には入れないことにしている．しかし，その「同意」をめぐって家族が理解を示さず，「認知症だから同意は不要」と主張し，「同意」を原則とする診療についてクレームまで（！）つけた．

- 教訓

　「認知症だから同意は不要」とは誤った極論である．もちろん認知症の場合，「病気についての理解」は不足しているし，病気についての自覚も少ない（病態無関心）．むしろ家族によって異常を指摘されていることが多いが，「家族に騙されて連れてこられた」という思いは，後に妄想を誘発しやすいので注意が必要である．患者は「操り人形」ではないのである．小生の外来では，意識障害などの緊急の場合を除き，初診時に「物忘れや体の不調があるから，診てもらう」という最低限の本人の「同意」がなければ，診察室には入れないことにしている．そのことを何回も理解させなければならない（！）家族も，存在するのである．

3) 福祉施設入所の事例
- 診断：アルツハイマー病
- 家族の訴え

　アルツハイマー病に合併して，洞不全症候群があり，徐脈になり失神も起こしたため，ペースメーカーの挿入を循環器科医に依頼すべく，家族に説明をした．しかし，「そこまで

しなくてよい」（！）と主張し理解が得られなかった。そのうちに2度目の失神発作があったため筆者が強く勧めたところ，家族はしぶしぶ了承した。通常の医療行為の範囲内であり，特に自己負担の医療費が高額なわけでもなく，2度も失神発作を起こしている危険な状態であることを説明したが，ペースメーカー挿入までに時間を要した。いまだ理由は不明である。

・教訓

　成年後見人制度は，認知症など財産管理能力がなくなった場合，法定後見人を定め，本人の代わりに金銭的な財産を保護出来るようにしているが，医療行為に関しては，法定後見の対象外である。しかし，身体の健康も大切な「財産」である。家族が「そこまでしなくてよい」と勝手に判断して，本人の健康障害を看過してよいはずがない。その様な家族ほど，あまり面会にも来ないことが多く，日々真面目にケアしている介護スタッフのほうがよっぽど「家族」である。しかし，本人の「同意」能力がない場合，「家族の同意」が代替同意とされる。医療介護スタッフは，公平に患者の立場に立って，ベストの治療やケアを提供していることを，家族に理解してもらえるよう努力しなければならない。

引用文献

1) Ishizaki J, Meguro K, Yambe Y, et al.：The effect of group work therapy in patients with Alzheimer's disease. Int J Geriatr Psychiatr 2000；15：532-535.
2) 石崎淳一：コラージュに見る痴呆高齢者の内的世界：中等度アルツハイマー病患者の作品から．心理臨床学研究 2001；19(3)：278-289.
3) 大江恭子，木村悦子，土屋恵美子，ほか：「痴呆疑い」高齢者へのデイケア的心理介入の試み．第22回全国地域保健婦学術集会講演集，2000；170-171.
4) 大森志津，田代史子，土屋恵美子，ほか：視聴覚障害を伴う高齢者の認知機能評価について：4事例の検討．第21回全国地域保健婦学術集会講演集，1999；218-219.
5) Meguro M, Meguro K, Caramelli P, et al.：Elderly Japanese emigrants to Brazil before World War II：I. Clinical profiles based on specific historical background. Int J Geriatr Psychiatr 2001a；16：768-774.
6) Meguro K, Meguro M, Caramelli P, et al.：Elderly Japanese emigrants to Brazil before World War II：II. Prevalence of senile dementia. Int J Geriatr Psychiatr 2001b；16：775-779.
7) Meguro K, Meguro M, Caramelli P, et al.：An environmental change does not affect dementia prevalence but affects depressive sate and physical activity：A trans-cultural study of Japanese elderly subjects and Japanese elderly immigrants in Brazil. Psychogeriatrics 2001c；1：295-302.
8) Meguro K, Ishii H, Yamaguchi S, et al.：Prevalence of dementia and dementing diseases in Japan：The Tajiri Project. Arch Neurol 2002；59：1109-1114.
9) 目黒謙一：ブラジル在住高齢者移民：認知症の調査を通じて見た物語と歴史．新興医学出版社，2010，東京．
10) 溝口 環，飯島 節，新野直明，ほか：Cost of Care Indexを用いた老年患者の介護負担の検討．日老医誌 1995；32：403-409.
11) Reisberg B, Borenstein J, Fransses E, et al.：BEHAVE-AD：A clinical rating scale for the assessment of pharmacologically remediable behavioral symptomatology in Alzheimer's disease. In Alzheimer's disease：Problems, Prospects and Perspectives, Altman HJ（ed.）. Plenum Press, New York 1987, pp1-16.
12) 佐藤恵美子，木村悦子：デイサービスの対象者の現状把握から個別援助を考える：脳卒中・痴呆老人の症状別プログラム作成の試み．平成10年度北海道・東北地区看護研究学術集会集録，1998；64-65.
13) 山口 智，石崎淳一，目黒謙一，ほか：歌唱時の歌詞表出が良好な重度失語症例．臨床神経心理 2001；49-53.

I. 介護保険と福祉施設

―― ポイント ――

1. 要介護度認定と福祉施設の利用

介護保険の施設サービスと要介護度の重症度対象者について，多施設を横断的に調査した。対象は2006年2月に当講座関連グループの施設を利用者した4741名。内訳は通所介護（DS）1473名，通所リハビリテーション（DC）1957名，認知症対応型共同生活介護（グループホーム：GH）334名，短期入所生活介護（ショートステイ：SS）162名，介護老人保健施設（老健）815名。その結果，GHは他施設に比べ有意に年齢が高く，施設ごとの要介護度はDS・DC，GH，SS，老健の順に重度になった。最も多かった要介護度はDS・DCは要介護1，GHは要介護2，SS・老健は要介護4であった。認知症高齢者に限定した分析では，老健は要介護度・認知症自立度・日常生活自立度がいずれも重度であった。

2. グループホーム「A」の調査

地域における認知症包括システムの設計の一助とするために，介護福祉拠点である認知症グループホームの入所者を対象に，専門医との連携の実態を調査した。宮城県に位置する施設を対象に，専門医によるスタッフへの聞き取りと入所者記録の調査を行った。その結果，医療連携について，症例によって大きい差が認められた。特に，徘徊等の行動障害については，専門医との連携がある場合に，有意に少ない傾向が得られた。今後，認知症の原因疾患別の介護医療連携を進めていく必要がある。そのために，認知症に関する基礎的知識の啓発と，グループホームにおける身体リハビリを可能にする法整備が必要であると考えられた。

[*1] 葛西真理，目黒謙一：認知症高齢者の要介護度に関連する要因．老年精神医学会雑誌 2011（印刷中）より改変

1. 要介護度認定と福祉施設の利用に関する調査[*1]

1）目的

2000年4月に発足した介護保険制度における主な介護サービス施設の種類は，通所介護（デイサービス，Day Service：DS），通所リハビリテーション（デイケア，Day Rehabilitation Care：DC），認知症対応型共同生活介護（グループホーム，Group Home for the Elderly with Dementia：GH），短期入所生活介護（ショートステイ，Short-Stay Service：SS），介護老人保健施設（Long-Term Care Health Facilities：HF，老健）等がある。

Araiら[2]は要介護度はBarthel IndexおよびMini-Mental State Examination（MMSE）と有意に相関すると報告している。また，介護保険の要介護度と認知障害は介護保険の一次判定と概ね相関するが，身体障害を持つ患者には認知障害の調整が必要であるとの報告[7]や，脳卒中の有無と認知症の有無は介護負担に関連するという報告[12]がある。

しかし，介護保険制度における施設サービスの種類と要介護度の重症度について詳細に

検討した研究は少ない。今回，どの要介護度の対象者がどの種類の施設サービスを受けているのかについて，多施設を横断的に調査し，施設利用者全体と認知症患者に限定した場合の施設サービスの種類と要介護度の重症度との関係について検討した。

2）方法
①対象

対象は2006年2月にSGグループ施設を利用した4741名である。通所介護（DS）1473名，通所リハビリテーション（DC）1957名，認知症対応型共同生活介護（グループホーム：GH）334名，短期入所生活介護（ショートステイ：SS）162名，介護老人保健施設（老健）815名である。

②介護保険の施設サービスについて

表19にDS，DC，GH，SS，老健における施設の特徴，利用者数，主なスタッフの職種を示す。

表20に要介護度と区分支給限度基準額（居宅サービス）（2006年2月現在）を示す。要介護度，介助量の目安，支給限度額/月を示す。

表19. 各施設サービスの構成

	施設の特徴	利用者数*	主なスタッフ
DS	通所，介護	10〜50	RN, CW
DC	通所，リハビリテーション	20〜100	RN, PT/OT/ST, CW
GH	入所，認知症対応	9/ユニット	CW
SS	入所（短期）	10〜40	RN, CW
老健	入所（長期），医療	50〜150	MD, RN, PT/OT, CW, NRD

*利用者数は，今回対象としたSGグループ施設の利用者を示す。

・DS＝Day service（通所介護，デイサービス），DC＝Day Rehabilitation Care（通所リハビリテーション），GH＝Group Home for the Elderly with Dementia（認知症対応型共同生活介護，グループホーム），SS＝Short-Stay Service（短期入所生活介護），老健＝介護老人保健施設。
・RN＝registered nurse（看護師・准看護師），CW＝care worker（介護福祉士・介護士），PT＝physical therapist（理学療法士），OT＝occupational therapist（作業療法士），ST＝speech-language-hearing therapist（言語聴覚士），MD＝medical doctor（医師），NRD＝national registered dietitian（管理栄養士・栄養士）。

表20. 要介護度と区分支給限度基準額（居宅サービス）

要介護度	介助量の目安	支給限度額/月
要支援	社会的支援の必要な状態	6,150 単位
要介護1	生活の一部に部分的な介助が必要な状態	16,580 単位
要介護2	中等度の介護が必要な状態	19,480 単位
要介護3	重度な介護が必要な状態	26,750 単位
要介護4	最重度の介護が必要な状態	30,600 単位
要介護5	過酷な介護が必要な状態	35,830 単位

・1単位＝10〜10.72円（地域やサービスにより異なる）
・2006年2月現在での基準額を示す。
・Source: Ministry of Lobor, Health and Welfare, Long-term Care Insurance in Japan, http://www.mhlw.go.jp/english/topics/elderly/care/2.html（2008/2/4）

1単位は10〜10.72円で換算する（地域やサービスにより異なる）（2006年2月現在）。

③分析方法

分析1

DS，DC，GH，SS，老健の各施設の対象者の年齢，性別，要介護度について調べ，その割合とヒストグラムを求めた．統計学的な方法として，性別と要介護度はKruskal-Wallis testを用いpost hoc testとしてMann-Whitney testを用いた．年齢はone-way analysis of variance（ANOVA）を用いpost hoc testとしてScheffe testを用いた．

分析2

認知症患者の施設利用状況を調べるために，各施設にアンケート調査を行い，施設ごとの認知症自立度（認知症度）と日常生活自立度（寝たきり度）の分布を調べた．認知症自立度は，ごく軽度低下レベルのⅠ〜最重度Mまでを1〜8までの8段階に換算して集計した．日常生活自立度は，自立から寝たきりCまでを0〜8までの9段階に換算して集計した．統計学的な方法として，性別，要介護度，認知症自立度，日常生活自立度はKruskal-Wallis testを用いpost hoc testとしてMann-Whitney testを用いた．年齢はone-way ANOVAを用いpost hoc testとしてScheffe testを用いた．

3）結果

①分析1

表21に，全対象者の分布を示す．各施設の平均年齢（SD）と女性の割合は，DSは81.2（8.5）歳（女性67.2％），DCは，79.3（9.0）歳（女性65.6％），GHは83.5（6.9）歳（女性78.4％），SSは82.4（8.7）歳（女性63.6％），老健は82.6（9.0）歳（女性71.4％）であった．統計学的分析より，性別は有意差が見られ（H＝28.27，p＜0.001），GHはDS，DC，SSよりも有意に年齢が高かった．年齢は有意差が見られ（F＝33.62，p＜0.001），GHは他施設に比べ有意に年齢が高かった．要介護度は有意差が見られ（H＝1063.93，p＜0.001），DS・DC，GH，SS，老健の順に有意に重度であった．

表21. 全対象者の分布

	n(4741)	女性(%)	年齢(歳)	要介護度
DS	1473	67.2	81.2	1.9
DC	1957	65.6	79.3a	1.8
GH	334	78.4ab	83.5ab	2.3ab
SS	162	63.6c	82.4b	3.1abc
老健	815	71.4b	82.6ab	3.6abcd

・年齢（歳），要介護度は平均値を示す．
・Post hoc tests; a: $p<0.01$ vs. DS, b: $p<0.01$ vs. DC, c: $p<0.01$ vs. GH, and d: $p<0.01$ vs. SS．
・DS＝Day service（通所介護，デイサービス），DC＝Day Rehabilitation Care（通所リハビリテーション），GH＝Group Home for the Elderly with Dementia（認知症対応型共同生活介護，グループホーム），SS＝Short-Stay Service（短期入所生活介護），老健＝介護老人保健施設．

DSとDCの要介護度の分布はほぼ同様であったため，DSとDCをあわせた要介護度の分布を図29に，GHは図30，SSは図31，老健は図32に示す．図33は，DS，DC，GH，SS，老健における要介護度の割合を帯グラフに示す．図29〜32より，DS＆DCは要介護1，2の順に多く，GHは要介護2，1の順に多く，SSは要介護4，3の順に多く，老健は要介護4，5の順に多く見られた．図33より，各施設サービスにて最も多かった要介護度の割合は，DSは，要介護1（41.1％），DCは要介護1（40.9％），GHは要介護2（33.5％），SSは要介護4（32.7％），老健は要介護4（31.7％）であった．

②分析2

分析1の各施設のスタッフ（相談員，ケアマネージャー）に対し，アンケート調査を行った結果，有効回答は利用者数に換算して1029名分であった（1029/4741名：21.7％）．1029名のうち認知症自立度Ⅰ以上の認知機

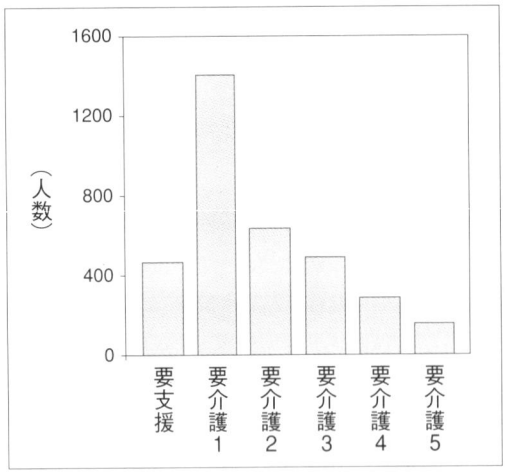

図29. DS & DC の要介護度の分布 (n=3,430)

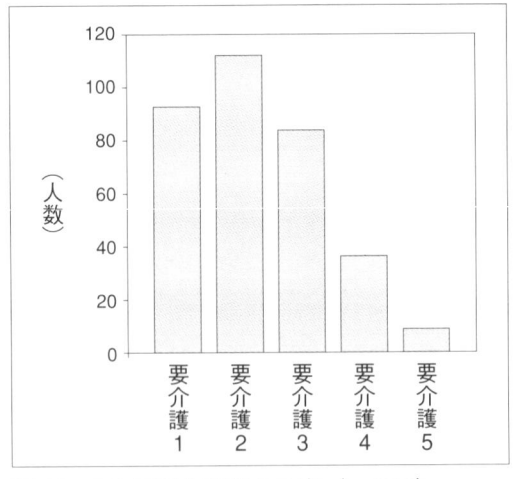

図30. GH の要介護度の分布 (n=334)

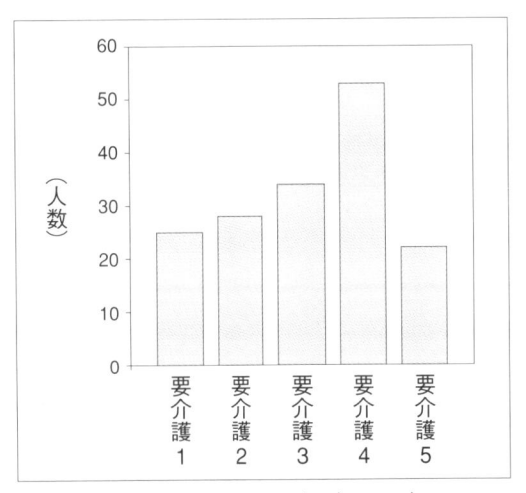

図31. SS の要介護度の分布 (n=162)

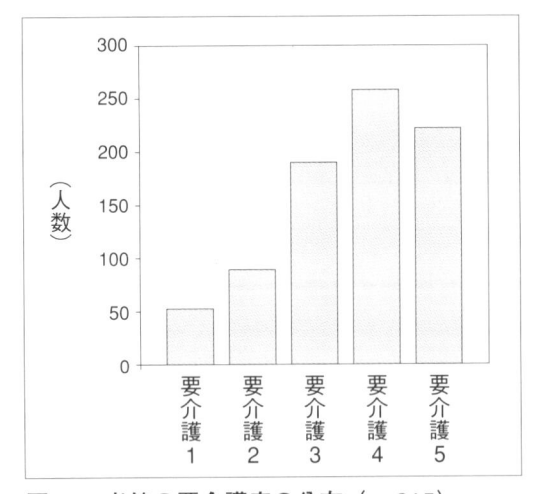

図32. 老健の要介護度の分布 (n=815)

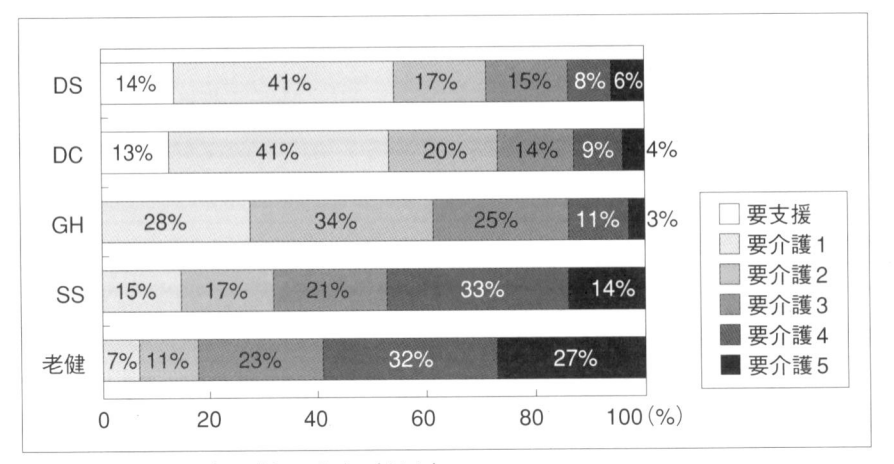

図33. 施設サービスごとの分布 (割合)

低下群は946名で，認知症の割合は91.9％（認知症自立度Ⅰ以上/有効回答＝946/1029名）であった。SSは回答が殆どなかったため，分析から除外した（表22）。

統計学的分析では，年齢・性別は有意差は見られなかった。要介護度は有意差が見られ（H＝254.7, p＜0.001），GHはDS & DCに比べ要介護度が重度で，老健はDS & DC, GHに比べ要介護度が重度であった。認知症自立度（範囲：1〜8，ごく軽度Ⅰ〜最重度M）は有意差が見られた（H＝205.5, p＜0.001）。日常生活自立度（範囲：0〜8，自立〜寝たきりC）は有意差が見られた（H＝292.6, p＜0.001）。老健は要介護度，認知症自立度，日常生活自立度においていずれもDS & DC, GH

よりも重度であった。認知症高齢者に限定した場合の施設ごとの分析では，DS・DCは要介護度，認知症自立度，日常生活自立度がいずれも軽度低下，GHは要介護度と認知症自立度は中等度低下だが日常生活自立度は軽度低下，老健は，要介護度，認知症自立度，日常生活自立度がいずれも重度低下という結果であった。表23に各施設サービスと要介護度のまとめを示す。

4）考察

本研究で明らかになったことは，本来，在宅復帰のためにリハビリテーションを行う中間施設として位置づけられているはずの「介護老人保健施設（老健）」において，要介護4,

表22．認知症患者のみの結果（アンケートより別集計）

	n	女性 %	年齢	要介護度	認知症度*	寝たきり度#
DS & DC	474	72.4	81.2	2.0	2.3	3.6
GH	97	83.5	83.3	2.3a	3.4a	3.8
老健	375	72.0	81.9	3.6ab	3.8ab	5.7ab

・認知症患者のみの結果（946/1,029, 91.9％）（アンケートより別集計）を示す。
・表の年齢（年），要介護度，認知症，寝たきり度は平均値
・*認知症度（認知症自立度）（範囲；1〜8，ごく軽度Ⅰ〜最重度M）
・#寝たきり度（日常生活自立度）（範囲；0〜8，自立〜寝たきりC）
・Post hoc tests a；$p < 0.05$ vs. DS & DC, b；$p < 0.05$ vs. GH.
・DS＝Day service（通所介護，デイサービス），DC＝Day Rehabilitation Care（通所リハビリテーション），GH＝Group Home for the Elderly with Dementia（認知症対応型共同生活介護，グループホーム），老健＝介護老人保健施設。

表23．施設サービスごとの分布（割合）

	施設の特徴	要介護度	認知症度	寝たきり度
DS	通所，介護	軽度	軽度	軽度
DC	通所，リハビリテーション	軽度	軽度	軽度
GH	入所，認知症対応	中等度	中等度	軽度
SS	入所（短期）	重度	—	—
老健	入所（長期），医療	重度	重度	重度

・認知症度：認知症自立度（範囲；1〜8，ごく軽度Ⅰ〜最重度M）
・寝たきり度：日常生活自立度（範囲；0〜8，自立〜寝たきりC）
・DS＝Day service（通所介護，デイサービス），DC＝Day Rehabilitation Care（通所リハビリテーション），GH＝Group Home for the Elderly with Dementia（認知症対応型共同生活介護，グループホーム），SS＝Short-Stay Service（短期入所生活介護），老健＝介護老人保健施設。

※2 目黒謙一：グループホームにおける専門医連携と入所者の行動障害．訪問介護と看護 2008；13：922-929．より改変[11]．

5といった重度患者の割合が非常に多かったと言う点である．また，老健では，認知症自立度，日常生活自立度の両方とも，重度に障害されている対象者の割合が多かった．これは，「老健の特養化」とも言うべき現象であり，介護保険財源の圧迫，医療・介護スタッフの負担増，入所の長期化の悪循環を引き起こす要因であると考えられる．

本研究の限界点として，今回，訪問介護，訪問リハビリテーションについては，データの集計が出来ず，検討することが出来なかった．認知症自立度と日常生活自立度のアンケートは回収率が低く，施設からの情報収集の徹底の難しさが明らかとなった．この研究は，2006年2月のデータを基に分析したが，その後，介護保険法は改定したため，新たな介護保険制度下での検討が必要と思われる．

これらのデータを基に，今後，対象者の要介護度や障害の特徴に適した，包括的な介護保険サービスの提供の検討と，介護保険の科学化についてさらなる検討が必要であると思われる．

2．グループホームAの調査※2

1）背景と目的

高齢社会を迎えた我が国において，65歳以上高齢者の8.5％という高い有病率を示す認知症は，社会的関心が高い．認知症とは，脳の病気のために記憶や言語等の複数の認知機能が障害を受け，社会生活の水準が低下した状態をさす症候である．その原因疾患は様々であるが，地域在住高齢者の疫学調査によれば，アルツハイマー病が多く認知症全体の60％を占め，血管性認知症は20％で，その両者で全体の80％を占める[9]．

医療側からみた場合，認知症を原因疾患別にとらえることが重要である．即ち，アルツハイマー病は原因不明の進行性の神経変性疾患であるが，可及的早期に発見してドネペジルなどの進行を遅延させる薬剤[5]を服用し，全経過のいずれかの時期において出現する妄想や徘徊等の「認知症の行動心理学的症候（Behavioral and Psychological Signs and Symptoms of Dementia：BPSD）」，いわゆる「行動障害」を，薬剤と環境調整により治療することが大事である[10]．また，見当識訓練や回想を取り入れたグループワーク等の心理社会的介入を行うことにより，生活の質を高めることが可能である[6]．一方，血管性認知症は，その本態が脳血管障害後遺症であるため，再発作を防ぐ薬剤に加えて，高血圧等の危険因子の管理が重要である．また，心理社会的介入としては，個別性を重んじた介入が重要視される[1]．麻痺や失語などに対するリハビリテーションも考慮されなければならない．

しかし多くの介護福祉施設では，認知症の原因疾患の同定や，疾患別の治療・ケア方針の検討，それに基づいた家族・介護者の支援体制などについて，十分検討されていないのが実情である．

認知症高齢者が，住み慣れた地域で「その人らしく」生活していくためには，全人的な介護福祉と同時に，アルツハイマー病や血管性認知症等，原因疾患別の医療的アプローチが必要不可欠である．なぜなら，「認知症」は脳の病気による症候名であって，医学的な病名ではなく，介護医療従事者は「病気」をもつ「ひと」を見なければならないからである．今回，地域における認知症包括システムの設計の一助とするために，介護福祉拠点である認知症グループホームの入所者を対象に，専門医との連携の実態を調査した．

2）方法
①対象施設
　宮城県に位置する，4ユニット入所者32名で，近隣に認知症専門医が勤務する施設が存在する，グループホームAを調査対象にした。調査期間は，平成19年12月～平成20年2月で，スタッフへの聞き取り調査を施行した。

②調査項目
入所者の臨床的特徴
　年齢・性，入所前の所在（在宅・老健など），介護保険情報：要介護度および自立度，行動心理学的症候（行動障害）を聴取した。行動障害は，BEHAVE-AD-FW[13]に準拠し，妄想・幻覚・行動異常（徘徊）・攻撃性・日内リズム障害（昼夜逆転）・感情障害・不安恐怖の7カテゴリー，および意欲低下について，0：なし，1：まれにあり，2：あり，3：大いにあり，の4検法で聴取し，2・3の場合を「有」として，内容を記載した。また，0・1の場合，薬剤によりコントロールされているのか，もともと目立たないのかを調査した。

専門医との医療連携
　専門医との医療連携の程度を，A・B・Cの3段階に評価した。即ち，

　A：連携あり

　認知症専門医によって診断され，その紹介状によってグループホームAに入所し，入所後も引き続き，専門医の診療を受けている場合。もしくは，内科等かかりつけ医の紹介状によって入所したものの，入所後に認知症専門医によってCT・MRIの画像診断を施行，認知症の原因疾患の診断を受け，診療を受けている場合。

　B：部分的連携のみ

　グループホームA入所に関して専門医の診療を受け，原因疾患の診断を受けているものの，入所後は内科等かかりつけ医の診療のみで，専門医療がなされていない場合。

　C：連携なし

　全く専門医の診療を受けておらず，画像診断も施行されていない場合。診断は「老人性認知症」の症候診断か，記載はあるものの根拠が明らかではない場合。

　ここで，認知症専門医を以下のように定義する。即ち，神経変性疾患で，精神症状を伴いやすいアルツハイマー病患者に対する，神経内科医および精神科医。または脳血管障害後遺症としての血管性認知症患者に対する，神経内科医。または脳外科手術の適応が問題になる正常圧水頭症や，硬膜下血腫患者に対する神経内科医および脳外科医である。

3）結果
　表24に，全入所者の特徴を示す。以下にまず，①入所者全体の傾向を述べ，②次いで医療連携の有無による行動障害への効果を検討し，③そして医療連携の有無について，症例に基づき検討する。

①入所者全体の傾向
入所者の臨床的特徴
①入所者は男性7名，女性23名で，平均年齢は85.7歳であった。

②入所前に在宅・宅老所の場合が最も多く19例で，老健が11例であった。

③要介護度は2が最も多く10例，次いで要介護3・4・5の順に9例，8例，3例であった。認知症自立度はⅡaが最も多く8例，次いでⅣが7例，Ⅲaが5例であった。障害自立度はA1が最も多く11例，次いでA2が7例であった。入所者の要介護度の悪化は，入所の長期化に伴う日常生活動作レベルの低下や合併症の悪化，また行動障害の改善があっても介護職者が常に見守り等の支援を行っていること等に起因していると考えられる。

原因疾患の診断
①原因疾患の診断がついている症例は13例で，入所者全体の43.3％であった。内訳は

表24. グループホームA入所者の特徴

ID	氏名	年齢	性	診断a	入所前	前主治医	現主治医	医療連携b	要介護度	認知症自立度	障害自立度	有無	いわゆる[行動障害] 内容
ユニットS													
1	NM	72	女	アルツハイマー病	宅老所	K神内科*	T診療所	A	4	Ⅳ	A2	なし	コントロール良好
2	SS	84	女	正常圧水頭症	在宅	T診療所*	S医院	B	4	Ⅱa	A1	なし	目立たず
3	SK	90	女	硬膜下血腫	在宅	T脳外科*	S医院	B	4	M	C1	有	意欲低下
4	KS	89	女	老年期精神疾患	老健N	T精神科*	S医院	B	4	M	C2	有	妄想・幻覚・昼夜逆転・意欲低下
5	AT	88	男	血管性認知症?	老健N	M内科	S外科	C	4	Ⅲb	B1	有	妄想・幻覚・昼夜逆転
6	OS	78	女	精神発達遅滞?	在宅	S外科	S外科	C	4	Ⅱa	自立	有	妄想
7	YS	85	女	混合型認知症?	在宅	K病院	T内科	C	3	Ⅲb	A1	有	徘徊・昼夜逆転
8	ET	90	女	アルツハイマー病?	老健N	M内科	M内科	C	2	Ⅰ	A1	なし	目立たず
ユニットK													
9	ST	85	女	アルツハイマー病	在宅	K精神科	S医院	B	3	Ⅳ	A2	有	妄想・感情障害
10	TM	88	女	血管性認知症	在宅	T脳外科*	S医院	B	4	Ⅲb	B2	有	意欲低下
11	TK	89	女	血管性認知症	老健N	老健N*	S内科	B	4	Ⅲa	B2	有	妄想
12	WY	89	男	アルツハイマー病	在宅	T診療所	S内科	B	5	Ⅳ	C2	なし	目立たず
13	SG	91	男	アルツハイマー病?	老健N	老健N	T内科	C	3	Ⅳ	A2	有	幻覚
14	TS	88	女	老人性認知症	在宅	T内科	T内科	C	2	Ⅲa	A2	有	感情障害
15	AK	77	女	精神疾患?	老健A	S医院	S医院	C	2	Ⅱb	A2	なし	幻覚・感情障害・意欲低下
16	ST	84	男	老人性認知症	老健A	S医院	S医院	C	2	Ⅰ	A1	なし	目立たず
17	SK	85	男	血管性認知症?	在宅	M内科	T内科	C	2	Ⅳ	A1	有	目立たず
ユニットT													
18	TR	82	男	アルツハイマー病	老健N	T診療所*	T診療所	A	2	Ⅲa	A1	なし	コントロール良好
19	ST	79	女	老人性認知症	在宅	S医院	M内科	C	3	Ⅱa	A1	なし	目立たず
20	TN	83	女	パーキンソン病?	在宅	I病院	S医院	C	5	Ⅳ	C2	なし	昼夜逆転・意欲低下
21	KK	85	男	軽度認知障害?	老健N	S病院	S病院	C	3	Ⅰ	A1	有	徘徊・幻覚
22	AK	86	男	老人性認知症	老健N	S病院	S病院	C	2	Ⅳ	A2	なし	徘徊・徘徊
23	SJ	96	女	脳腫瘍	在宅	S病院	S病院	C	3	Ⅱa	A1	有	妄想・徘徊
ユニットA													
24	AI	92	女	アルツハイマー病	在宅	S医院	T診療所*	A	3	Ⅲa	B1	なし	コントロール良好
25	SH	82	女	アルツハイマー病	在宅	K病院	T診療所*	A	5	Ⅱa	B1	なし	コントロール良好
26	IM	82	男	レビー小体型認知症	在宅	Y病院	T診療所*	A	2	Ⅱa	J2	なし	コントロール良好
27	GM	90	女	脳腫瘍	老健N	S脳外科*	T病院	B	3	Ⅰ	A1	有	行動異常・昼夜逆転
28	ON	86	女	アルツハイマー病?	在宅	W医院	S医院	C	3	Ⅱa	A2	なし	目立たず
29	TK	84	女	老人性認知症	宅老所	Y病院	Y医院	C	2	Ⅱa	A1	なし	目立たず
30	SH	91	女	老人性認知症	在宅	Y病院	S医院	C	4	M	B2	有	攻撃性

*：認知症の専門医（原因疾患別に判定）
a 診断：画像診断を施行し，臨床的診断が確からしいと思われる診断名．画像診断未施行には，？を記載
b 医療連携 A：入所前・後ともに専門医の診療，B：入所前のみ専門医の診療，C：入所前後ともに専門医の診療，C：入所前後ともに専門医の診療なし

NINCDS-ADRDA基準[8]によるアルツハイマー病が6例（表6#1, 9, 12, 18, 24, 25），ADDTC基準[3]による血管性認知症が2例（表6#10, 11），レビー小体型認知症が1例（表6#26），正常圧水頭症が1例（表6#2），硬膜下血腫が1例（表6#3），脳腫瘍が1例（表6#27）であった。1例は老年期精神疾患であった（表6#4）。

②そのうち，入所後も専門医の診療を受けているのは，アルツハイマー病4例（表6#1, 24, 25），レビー小体型認知症1例（表6#26）の，計5例であった。

③「老人性認知症」という症候診断が7例，記録から推定されるものの，画像診断を施行しておらず，診断基準を満たすかどうか疑わしい症例が10例であった。

認知症専門医との医療連携

①医療連携Aは5例，Bは8例，Cは17例で，医療連携が全く行われていない例が最も多く56.7％であった。

②入所後も専門医の診療を受けているアルツハイマー病の4例は，ドネペジルの継続処方と，行動心理学的症候が出現した場合の向精神薬の投与，高血圧等の合併症の内服治療が行われており，コントロールが良好であった。また，本人の生活歴や趣味を考慮した心理社会的介入も行われており，QOLが維持されていた。レビー小体型認知症の1例は，幻視の治療が行われていた。

③入所後の専門医診療を困難にしている理由としては，以下が聴取出来た。
・ケアスタッフに認知症の基本的知識や医療連携の必要性の認識等に関する水準の違いが見られること。
・専門医の情報が少ないこと。
・専門医の病院やMRI検査可能な病院が遠いこと。
・全身状態が悪く受診できないこと。
・生活保護を受けているため経済的に困難であること。

④入所後の医療管理はS医院が多く，往診を受けていた。しかし，専門医の申し送りを受けている場合と受けていない場合が見られた。

②医療連携の有無と行動障害の関係

①全入所者の16例（53.3％）に，何らかの行動障害が認められた。

②医療連携Aの5例は全例，行動障害が良好にコントロールされていた（表6#1, 18, 24, 25, 26）。向精神薬による副作用は，認められなかった。

③医療連携なし（BもしくはC）の25例において，行動障害なしは9例（表6#2, 8, 12, 16, 17, 19, 21, 28, 29），それ以外の16例には，何らかの行動障害が認められた。特に症例#30は，攻撃性が極めて強く，内科かかりつけ医がケアスタッフに，「専門医療を要する」と助言するほどであった。

④医療連携Aを連携あり群，B・Cを連携なし群とし，行動障害が認められた症例数を**表25**に示す。両者の関係を，χ^2検定を用いて検定した結果，医療連携あり群が5％水準で有意に，連携なし群より行動障害が少ない結果であった
$[\chi^2 = 4.527 > \chi_1^2 (0.05) = 3.841]$。

③症例検討

医療連携が行われている症例：

アルツハイマー病　表6#1：NM

72歳女性。平成8年頃より緩徐進行性に認知症が出現。S市内の神経内科クリニックでアルツハイマー病の診断を受け，平成14年に宅老所より入所。その後T診療所に通院，専門

表25. 医療連携の有無と行動障害の関係

		行動障害 あり	行動障害 なし
医療連携	あり	0	5
	なし	16	9

医の診療を受ける。MRI・SPECT画像診断を施行，アルツハイマー病の診断が確認される。神経心理検査を定期的に施行し，状態が評価されている。現在はドネペジルに加え，行動障害発現時に向精神薬の少量投与を短期間行っている。また心理社会的介入として本人が病前，食品製造会社に勤務していたという生活歴を考慮し，スタッフを会社員の同僚とみなし，一緒に食品を作るという台所仕事を行っている。その結果，発病後20年目を迎えた現在でも，MMSEは低下したものの，元気に生活出来QOLは維持されている。

医療連携が部分的にしか行われていない症例：
アルツハイマー病　表24 # 9：ST

85歳女性。平成14年頃より緩徐進行性に認知症が出現。I市内の精神科病院でアルツハイマー病の診断を受け，平成16年に自宅から入所。入所後は，専門医の診察を受けることなく，内科合併症の治療をS医院の往診により受けているのみである。しかし現在，妄想や感情障害などの症状が目立つものの，向精神薬によるコントロールが不十分である。また，入所後はCTなどの画像診断が行われていない。

医療連携が部分的にしか行われていない症例：
血管性認知症　表24 # 11：TK

89歳女性。平成10年に脳卒中発症，同時期に認知症に気付かれる。急性期の治療後，リハビリテーション目的で介護老人保健施設入所。MRI画像診断を施行し，専門医の診察を受ける。血管性認知症および失語症が診断され，失語症と軽度右麻痺に対して言語療法・作業療法，身体リハビリを受けていた。在宅復帰が困難のため，平成16年にグループホーム入所。その後は，内科医による合併症に対する投薬のみで，言語療法・作業療法，身体リハビリテーションは行われていない。

医療連携が行われていない症例：
診断名「老人性認知症」，原因疾患不明
表24 # 14：TS

88歳女性。平成17年に物忘れ，物盗られ妄想に気付かれる。家族関係も悪いことから在宅生活が困難になり，同年に入所。近医による診断名は「老人性認知症」で，原因疾患は不明である。入所後に幻視，抑うつ，意欲低下が目立つものの，専門医を受診せず合併症に対する投薬のみで，いまだに画像診断も施行していない。認知症と鑑別が必要である老年期うつ病，もしくは血管性認知症の可能性も否定出来ない。

4）考察

介護施設の実態については，多数施設のアンケートは散見されるものの，医療連携に焦点をあてた調査は殆どない。それはアルツハイマー病や血管性認知症など原因疾患別の調査については，専門医が現場で聞き取り調査を行う以外，実際的に困難であるからと思われる。今回，グループホームAという1つの施設の調査であったが，認知症グループホームを取り巻く様々な問題点を垣間見せられた。

①医療連携の理想

認知症は症候診断であり原因疾患はさまざまである以上，原因別の治療・ケアを行うことが求められている。アルツハイマー病の場合，ドネペジル内服により，進行遅延がある程度の期間可能であり，行動障害も向精神薬の少量投与および環境調整により治療が可能である。心理社会的介入に関しては，回想や見当識訓練を取り入れたグループワークにより，情動や意欲は改善する場合があり，またケアスタッフへの患者の理解が進み患者の日常場面における変化も認められる。即ち，QOLが向上することが報告されている。

一方血管性認知症は，脳血管障害後遺症であり，麻痺等の身体機能障害を伴い，リハビリテーションが必要である。また，薬剤としては脳血管障害の再発防止が主な治療戦略と

なる。そのためには高血圧等の危険因子の管理が重要であり，抗血小板薬の内服も必要である。心理社会的介入に関しては，社会性の向上が認められる場合があるが，アルツハイマー病と異なりグループワークの構成員のことをよく記憶しているので，個別介入が原則になる。

アルツハイマー病の症例♯1は，その理想に近い形で介護医療連携が行われている。アルツハイマー病は着実に進行しており，MMSE得点は徐々に低下しているものの，発症後10年目を迎えた今でも，「その人らしさ」をあまり失わずに生活している。ドネペジルの継続投与と，必要時の向精神薬少量投与，心理社会的介入の組合せが上手くいった事例である。

②認知症専門医との連携と行動障害の治療

全入所者の53％に，何らかの行動障害が認められたが，医療連携Aの5例は，全例行動障害が良好にコントロールされていて，5％水準で有意に行動障害が少ない結果であった。同じグループホームのため，ケアその他はそれほど偏りがあるとは思われないことより，行動障害が認められなかったことは，専門医との連携の効果であると考えられる。

認知症が社会的問題である理由の1つに，いわゆる「行動障害」がある。妄想や幻視，徘徊，攻撃性等は，介護者にとって負担が大きく，在宅生活を困難にするものである。現在では，行動障害のことを「認知症の行動心理学的症候（BPSD）」[4]と呼ぶが，その評価に適しているのが，BEHAVE-AD-FW[13]である。妄想・幻覚・行動異常（徘徊）・攻撃性・日内リズム障害（昼夜逆転）・感情障害・不安恐怖の7カテゴリーについて，神経学的異常の影響か，人的・物的環境の影響か，丁寧に評価することが必要である。例えば，アルツハイマー病の場合，妄想は神経学的異常と環境の両者に影響される。感情障害や不安恐怖は，環境の影響が大きい。攻撃性は，妄想や幻視に関連して生じているのか，人間関係によるのか判断する必要がある。スタッフや他入所者との人間関係による攻撃性の場合でも，アルツハイマー病と異なり血管性認知症の場合，その人のことを記憶しているので，ユニットあるいは担当スタッフを変更する等の対処が必要である。

行動障害をひとくくりにせず，病気の影響と環境の影響の両方から原因を探り，人的・物的環境調整と適切な薬剤投与を行うことは，専門医と介護福祉施設の連携として望ましい姿であると考えられる。

> **重要公式 14**
> 介護福祉施設における医療連携が進むと，認知症患者の行動障害が適切に治療出来る。

③不完全な医療連携と慢性期リハビリ

アルツハイマー病の症例♯9も，血管性認知症の症例♯11も，診断および治療方針をつけて入所するまではよいが，入所後にそれが継続されていなかった。即ち，症例♯9の場合，入所後に妄想や幻視，行動異常や攻撃性，抑うつなどが見られたが，向精神薬によるコントロールが不十分であることが分かった。また，心理社会的介入も不十分であった。症例♯11の場合，老健においては，失語症と軽度右麻痺に対して言語療法・作業療法，身体リハビリテーションを受けていたものの，グループホーム入所後は，リハビリテーションが行われていなかった。

現在，入所者の高齢化と，要介護度の悪化によるグループホームの「老健化」という状況が生じている。中でも血管性認知症は，麻痺等を伴うためリハビリテーションが必要である。しかし，慢性期リハビリテーションについてはエビデンスが少なく，医療機関においても，「生活リハビリテーション」と称して放置されてしまう場合が少なくない。著者らは，特別養護老人ホーム入所中の血管性認知

症を対象に，身体リハビリテーションと心理社会的介入を組み合わせた包括リハビリテーションを施行し，車椅子への移乗が改善するかどうか検討中である．今後，介護福祉施設においても包括リハビリテーションが必要と思われるが，現在，グループホームにおいて訪問看護等との契約による医療連携は認められているものの，訪問リハビリテーションは認められていない．今後の法整備が必要であると思われる．

④医療連携の不備と今後の課題

症例#14は，入所前の近医による診断は「老人性認知症」で，原因疾患は診断されていなかった．入所後に幻視，抑うつ，意欲低下が目立つものの，専門医を受診せず合併症に対する投薬のみで画像診断も施行していない．認知症と鑑別が必要な老年期うつ病，もしくは血管性認知症の可能性も否定出来ない問題点の多い症例である．

実際，この様な症例は少なくない．同じグループホーム入所者でも，ユニットや担当スタッフによって，これだけの差が生じてしまうのはどうしてであろうか？　まず家族やケアスタッフが，認知症を正しく理解していない現状がある．また，かかりつけ医においても，認知症に関する理解の程度に大きい差がある．画像診断の必要性や原因疾患別の使用薬剤，向精神薬の使用法等，啓発すべき内容は少なくない．

次に，医療連携したくても，容易ではない状況がある．画像診断が試行可能な施設や専門医のいる病院が遠い，等である．しかし，少なくとも入所前に画像診断を施行し診断と治療方針を立てておくことが重要である．そうすれば，症例#9のように部分的な連携は可能である．また，身体機能障害を伴う血管性認知症患者にとっては，症例#11のように，老健ではリハビリテーションを施行していたものの，グループホーム入所後にリハが出来なくなっている．グループホームにおいて訪問リハを可能にするような法整備が必要であると考えられる．

最後に，その様な医療連携を進めることにより，スタッフが入所者の状態を把握し，予後を把握出来ることで不安も少なくなることが窺われた．これは，現在介護施設で問題になっている高い離職率についてもヒントになると思われるが，今後の検討課題である．

引用文献

1) 赤沼恭子，葛西真理，千葉賢太郎，ほか：回想を取り入れたグループワークによる血管性認知症患者の活動性・対人関係の改善の可能性．老年精神医学雑誌 2006；17：317-325．

2) Arai Y, Zarit SH, Kumamoto K, et al.: Are there inequities in the assessment of dementia under Japan's LTC insurance system? Int J Geriatr Psychiatry 2003；18 (4)：346-352.

3) Chui HC, Victoroff JI, Margolin D, et al.: Criteria for the diagnosis of ischemic vascular dementia proposed by the State of California Alzheimer's Disease Diagnostic and Treatment Centers. Neurology 1992；42：473-480.

4) Finkel SI, Costa e Silva J, Cohen G, et al.: Behavioral and psychological signs and symptoms of dementia : a consensus statement on current knowledge and implications for research and treatment. Int Psychogeriatr 1996；8 (S3)：497-500.

5) Homma A, Takeda M, Imai Y, et al.: Clinical efficacy and safety of donepezil on cognitive and global function in patients with Alzheimer's disease. A 24-week, multicenter, double-blind, placebo-controlled study in Japan. E2020 Study Group. Dement Geriatr Cogn Disord 2000；11 (6)：299-313.

6) 橋本竜作，鈴木　淳，紺野佳織，ほか：福祉施設入所アルツハイマー病患者に対する回想法グループワークの効果．老年精神医学雑誌 2005；16：337-346．

7) Ito H, Tachimori H, Miyamoto Y, et al.: Are the care levels of people with dementia correctly assessed for eligibility of the Japanese long-term care insurance? Int J Geriatr Psychiatry 2001；16

(11) : 1078-1084.
8) McKhann G, Drachman D, Folstein M, et al. : Clinical diagnosis of Alzheimer's disease : Report of the NINCDS-ADRDA Work Group under the auspices of Department of Health and Human Services Task Force on Alzheimer's Disease. Neurology 1984 ; 34 : 939-944.
9) Meguro K, Ishii H, Yamaguchi S, et al. : Prevalence of Dementia and Dementing disease in Japan. Arch Neurol 2002 ; 59 : 1109-1114.
10) Meguro K, Meguro M, Tanaka Y, et al. : Risperidone is effective for wandering and disturbed sleep/wake patterns in Alzheimer's disease. J Geriatr Psychiatr Neurol 2004 ; 17 : 61-67.
11) 目黒謙一：グループホームにおける専門医連携と入所者の行動障害. 訪問介護と看護 2008 ; 13 : 922-929.
12) Muraki I, Yamagishi K, Ito Y, et al. : Caregiver burden for impaired elderly Japanese with prevalent stroke and dementia under long-term care insurance system. Cerebrovasc Dis 2008 ; 25 (3) : 234-240.
13) Reisberg B, Borenstein J, Fransses E, et al. : BEHAVE-AD : A clinical rating scale for the assessment of pharmacologically remediable behavioral symptomatology in Alzheimer's disease. In Alzheimer's disease : Problems, Prospects and Perspectives, Altman HJ (ed.). Plenum Press, New York ; pp1-16, 1987.

J. 介護老人保健施設の調査

―― ポイント ――

1. 介護機能の調査

　認知症に対する介護老人保健施設（老健）の機能を明らかにするために，東北6県の全国老健正会員330施設を対象に，郵送法アンケート調査を施行した（回収率21％）。介護機能として入退所状況，入退所の理由，在宅介護サービス利用の状況その他を調査した結果，入所者は75歳以上の後期高齢者が8割以上を占め，9割以上が認知症自立度において認知症が疑われた。自宅復帰という本来の役割で利用している高齢者は少なく，家族の介護負担を軽減させるために利用していた。

2. 医療機能の調査

　同様に，医療機能として，薬剤，専門医の配置，他医療機関との連携，リハビリテーションスタッフの効果，療養病床の再編成に対する必要な対応を分析した。その結果，専門医がいる施設は認知症自立度が重症な高齢者が多いものの行動障害は少なく，適切に治療されている可能性が示唆された。近隣の専門医療機関に相談や受診をしている施設は約半数で，理由は「肺炎疑い」「骨折疑い」が多かった。抗認知症薬ドネペジルを処方していない施設が44％あったが，向精神薬は殆どの施設で処方されていた。また，リハビリテーションスタッフが多い施設は自宅復帰の割合が高かった。療養病床の再編成に対する必要な対応としては，「看護師の増員」「医療機関との連携」が多く，制度では「老健の医療行為は医療保険で行う」が多かった。

3. 老健Nの調査

　アンケート調査の対象施設の1つである老健Nを対象に，詳細な入退所状況を調査した。認知症発症から入所までの期間は，家庭に他に援助を要する者がいる場合で短く，在宅介護サービス有り群で長く，専門医療の有無は影響しなかった。転倒による骨折や肺炎による入院の後，ADLが低下しそのまま入所する場合も見られた。在宅から入所し病院に退所する場合が最も多く，次いで病院から入所し病院に退所する場合であった。病院から入所の場合，身体障害者自立度C（寝たきり）が多く，病院に退所する場合，認知症高齢者自立度C以上が多かった。

赤沼恭子，関田康慶，目黒謙一：認知症に対する介護老人保健施設の機能．第1報：介護機能の調査．訪問看護と介護 2010；15（11）：895-901．

赤沼恭子，関田康慶，目黒謙一：認知症に対する介護老人保健施設の機能．第2報：医療機能の調査．訪問看護と介護 2010；15（12）：992-999．

赤沼恭子，関田康慶，目黒謙一：認知症に対する介護老人保健施設の機能．第3報：介護老人保健施設Nの調査．訪問看護と介護 2010；15（12）：1000-1002．

1. 背景

　介護老人保健施設（老健）は、1986年の老人保健法の改正により設立された施設であるが、2000年の介護保険法施行により、介護療養型医療施設や介護老人福祉施設（特別養護老人ホーム、特養）とともに、介護保険施設に位置付けられたものである。

　老健は、介護を必要とする高齢者の自立を支援し、家庭復帰を目指すために、医師による医学的管理の下、ケアはもとより作業療法士や理学療法士によるリハビリテーション、また、栄養管理などの日常サービスまで併せて提供する施設である。そのため、医療（治療）機能を有する病院と福祉（生活）機能を有する特養との間の施設ということと、施設と在宅（家庭）との間の中間的な施設であるという意味から、かつて「中間施設」と呼ばれていた。それに対し、介護療養型医療施設は、医学的管理の下で長期間介護が必要な要介護者にケアを提供する施設で、医師・看護の人員基準は老健よりも多く、医療体制が充実しているが、リハビリテーションスタッフの人員基準はない。一方特養は、常に日常生活上で介護を必要とする要介護者のための施設である。医師の設置については、老健は常勤医師が必要であるのに対し、特養では非常勤でもよく、リハビリテーションスタッフの人員基準もない。つまり、介護療養型医療施設は主に医療サービスを行い、特養では主に介護サービスを行い、老健は医療サービスと介護サービス、リハビリテーションを包括的に行う施設ということが言える。

　一方、平成21年における我が国の65歳以上の高齢者人口は2900万5千人であり、高齢化率は22.7％に及ぶ[10]。我々は、65歳以上高齢者の8.5％が認知症であると報告したが[7]、平成19年の介護サービス施設・事業所調査[5]では、老健において「認知症あり」が93.2％を占めていた。認知症の行動障害は介護負担が高く施設への入所希望の要因になることが多い。また、認知症の主な原因疾患のアルツハイマー病は進行性の疾患であるために、一度入所すると在宅復帰は少ない。そのため、リハビリテーションによる在宅復帰の援助という本来の役割を果たせず、多くの入所者が特養の入所待ちのため、長期間入所しているのが現状である。

2. 先行研究

1) 老健の介護機能

　老健入所に関する先行研究としては、介護保険法施行以前に上田ら[13]は、入所に関する介護者の希望を調査した。介護者の訴えが多かった項目は「ストレスや精神的負担が大きい」「家を留守に出来ない」「自分の時間がとれない」「食事や排泄、入浴等の世話の負担が大きい」等であった。施設入所を希望する者は全体の42％であった。同様、武井ら[12]は、認知症高齢者の在宅介護・施設入所が破綻し病院に入院する要因を調査した。施設からの入院で多かった理由は「精神症状と行動障害に対する対応が困難」で、在宅からの理由で多かったのは「介護者が身体疾患を持つ」「介護者がいない」等の介護者側の問題、次いで「在宅サービスの受け方が分からない」であった。

　老健の退所先に関する先行研究としては、九津見ら[3]は、自宅外に退所した群では、自宅退所群に比較して認知症が重度の者が多く、利用日数が長かったと報告している。奥野ら[9]は、介護者の在宅受け入れへの意向を検討し、「ベッド上で寝て過ごす時間が長い」「行動障害がある」「家族の協力がない」「介護保険制度の知識がない」が受け入れを困難とする要因であったと報告している。池崎ら[2]は、在宅復帰率を従属変数とした重回帰分析を行い、年間の入所者数に占める在宅からの入所割合が最も関係していたと報告した。即ち、自宅から入所した場合、在宅復帰率が高かったとしている。

2）老健の医療機能

老健の医療機能に関連しては，平成18年の医療制度改革では，医療費適正化として「療養病床再編成」が組み込まれた．療養病床には，医療保険適用25万床と介護保険適用の13万床がある（平成18年10月現在）が，そのうち，介護保険適用病床を廃止し，医療保険適用を減らし老健等への転換をはかる．平成20年5月の介護保険制度改正で療養病床から転換した老健を対象として，入所者に対し適切な医療サービスが提供出来る様にするため，夜間の看護体制や看取りの体制の整った介護療養型老人保健施設が創設された．介護療養型老人保健施設で強化する機能としては，①看護職員による医療処置，②医師による医学的管理や看取り，③急性増悪時の対応としている[6]．今回のアンケートは平成20年の介護保険制度改正以前のものではあるが，療養病床の再編成により老健の機能について注目が高まる今日，認知症に対応した医療機能について意義のある問題提起が出来ると考え，分析を行った．

3．アンケート調査の概要

東北6県の全国介護老人保健施設正会員施設330件（青森54件，秋田49件，岩手58件，山形40件，宮城70件，福島59件）を対象に，郵送法によるアンケート調査を施行した．平成19年3月26日に発送し，回答期間は平成19年4月10日までとした．アンケートの内容は，「施設の概要」「入所者の概要」「職員の概要」「認知症の入所者の状況」「医療や介護サービス状況」「療養病床再編成に伴う問題」からなる．

4．分析

1）介護機能
①入所前の生活場所

平成18年12月～平成19年2月の間に入所した要介護者の入所直前の生活場所を「自宅」「医療機関」「老健」「特養」「グループホーム」「短期入所療養介護」「その他」の項目で回答を依頼した．

②退所後の生活場所

平成18年12月から平成19年2月の間に退所した要介護者の入所直前の生活場所を,「自宅」「医療機関」「老健」「特養」「グループホーム」「短期入所療養介護」「その他」の項目で回答を依頼した．

③認知症高齢者の入所理由

認知症高齢者の入所理由として以下の項目を挙げ，各項目で「非常に少ない」「少ない」「どちらかといえば少ない」「どちらかといえば多い」「多い」「非常に多い」の6段階で回答を依頼した．各項目は「身体障害の出現または悪化」「認知症による認知機能の低下」「認知症による行動障害がある」「リハビリテーション希望」「家族介護者の精神的・身体的負担」「家族介護者の体調不良または死亡」「家族でほかにも介護や援助が必要な者がいる」「家族が仕事のため介護の時間がとれない」「独居生活が継続困難」「医療的な管理が必要」である．入所理由の概要を示すために，「非常に少ない」「少ない」「どちらかといえば少ない」を「少ない」にまとめ，「どちらかといえば多い」「多い」「非常に多い」を「多い」にまとめ分類した．

④認知症高齢者の退所を困難にしている理由

認知症高齢者の入所理由として以下の項目を挙げ，各項目で「非常に少ない」「少ない」「どちらかといえば少ない」「どちらかといえば多い」「多い」「非常に多い」の6段階で回答を依頼した．各項目は「身体障害が軽減されない」「認知症による認知機能の低下」「認知症による行動障害がある」「リハビリテーション継続希望」「家族介護者の精神的・身体的負担」「家族介護者の体調不良で介護が出来な

い」「家族でほかにも介護や援助が必要な者がいる」「家族が仕事のため介護の時間がとれない」「独居生活」「医療的な管理が必要」である。入所理由の概要を示すために、「非常に少ない」「少ない」「どちらかといえば少ない」を「少ない」にまとめ、「どちらかといえば多い」「多い」「非常に多い」を「多い」にまとめ分類した。

⑤在宅介護サービスの利用

「入所前まで在宅介護サービスを利用していた人はどのくらいですか」という質問をし、「2割未満」「2割～4割未満」「4割～6割未満」「6割～8割未満」「8割以上」の5段階に分類し回答を依頼した。ここでも、概要を示すために「2割未満」「2割～4割未満」を合わせて「4割未満」とし、「6割～8割未満」「8割以上」を合わせて「6割以上」として分析した。さらに、老健施設入所前の在宅介護サービスの利用率が「4割未満」（少ない）施設と「6割以上」（多い）施設で、入所理由の家族介護者の精神的・身体的負担の理由の「非常に少ない」「少ない」「どちらかといえば少ない」「どちらかといえば多い」「多い」「非常に多い」の6段階の割合を分析した。

2）医療機能
①認知症への薬剤提供の現状と専門医配置の効果

処方されている薬

認知症に関係のある薬として、抗認知症薬、向精神薬、抗うつ薬の処方状況を調査した。薬剤の先発品、後発品に関わらず、各分類において複数の種類がある薬剤のうち少なくとも1種類以上、回答老健施設で処方している場合を「処方している」とした。「処方していない」は各分類において複数の種類がある薬剤のうち、回答施設で1種類も処方していない場合とした。

抗認知症薬のドネペジルによる施設の受け入れ

「ドネペジルを処方されている様な要介護者が入所申請した場合、それを理由に入所を断ることがありますか？」の質問に対して「ない」「あまりない」「時々ある」「よくある」の4段階から回答を依頼した。

ドネペジルの入所後の処方

「ドネペジルを処方されている方が入所した場合、入所後の薬剤の対応を主にどうしていますか？」の質問に対して「入所後も処方」「他の薬剤で対応」「処方を中止」の3つの選択肢から回答を依頼した。

認知症専門医の有無

施設に認知症専門医が勤務しているかどうかを質問した。今回の分析では学会指定の専門医だけでは専門医を配置している施設が極少数であることから、「認知症を専門的に診ることが出来る医師がいる」と答えた施設も、認知症専門医ありに分類し分析した。

認知症高齢者自立度

アンケート送付施設における、平成18年2月末現在の入所者の自立度別人数の回答を依頼した。

②他医療機関との連携

近隣の専門医療機関の有無

施設が立地する市町村、または近隣の市町村に、認知症を診る医師がいる医療機関が存在するかを調査した。「ある」「ない」「不明」の選択肢から回答を依頼した。

近隣の専門医療機関への相談・受診

①の質問に「ある」と回答した施設に設問し、認知症のことで近隣の認知症専門医療機関に相談・受診することがあるかを調査した。「ない」「あまりない」「時々ある」「よくある」の4段階から回答を依頼した。

医療機関受診理由

認知症入所者における医療機関を受診する理由について，「少ない」「どちらかといえば少ない」「どちらかといえば多い」「多い」の4段階で回答を依頼した。

入所時の鑑別診断の割合

認知症高齢者の入所時に鑑別診断を受けている人はどれくらいいるかを，「2割未満」「2割～4割未満」「4割～6割未満」「6割～8割未満」「8割以上」の5段階から回答を依頼した。

③リハビリテーションの機能

リハビリテーションスタッフの常勤換算数

理学療法士，作業療法士，言語聴覚士の常勤換算数の記載を依頼した。理学療法士，作業療法士，言語聴覚士の常勤換算数を足した数をリハビリテーションスタッフとした。

④療養病床の再編成に対する老健の対応

老健で必要と思われる対応

「療養病床の再編に対し老健ではどのような対応が必要かと思われますか？」，という質問に対して，必要と思われる対応方法，上位3位までを以下の項目から選択を依頼した。「医師の増員」「看護師の増員」「介護職員の増員」「リハビリテーションスタッフの増員」「薬剤を増やす」「看護・介護の業務分担の見直し」「医療と介護の連携」「医療機関との連携」「医療設備の充実」「医療処置の簡素化」「医療処置の効率を上げる仕組み」「その他」。分析では1位に回答した項目で集計をした。

今後老健で制度上必要と思われる対応

「療養病床の再編に対し今後老健では制度上どのような対応が必要かと思われますか？」，という質問に対して，以下の項目から，最も重要と思われる対応方法の選択を依頼した。「他科受診の医療保険の適用範囲を拡大」「医療保険適用の薬剤を増やす」「医師の人員基準を増やす」「看護師の人員基準を増やす」

「老人保健施設の医療行為は医療保険で行う」。

5. 結果

1）調査の回収率と全国調査データとの関係

郵送した330件のうち，70件（21％）の回収があった。青森10件（14％），秋田12件（17％），岩手14件（20％），山形7件（10％），宮城21件（30％），福島6件（8％）であった。東北6県アンケート調査は全国データの一部である。回収結果は21％であったため，施設の概要の項目においては定員規模と運営主体，入所者特性の項目おいては，年齢，性別，認知症高齢者自立度によって，アンケート調査の無作為性を検証した。厚生労働省による全国データ[4]を基にアンケート調査の位置づけを検証した。定員規模は全国データと同様，100～109人の施設が一番多く60％であった。次いで80～89人の施設が14％，150人以上の施設10％であった。しかし，全国データと比較し，定員規模80人未満の施設は少なかった。

運営主体については，医療法人が最も多く59％，次いで社会福祉法人が多く26％であり，全国データと有意な差はなかった［χ^2, p=0.08（p>0.05）］。

性別は男性24％，女性76％で，全国データと同様の割合を示し，有意な差はなかった［χ^2, p=0.18（p>0.05）］。年齢階級別在所者数では，85歳以上が最も多く51％，75歳～85歳未満が次に多く37％で，これも全国データと有意な差はなかった［χ^2, p=0.31（p>0.05）］。

認知症高齢者自立度については，本アンケート調査対象施設と全国データ構成割合に有意な差が認められた［χ^2, p=0.00（p<0.05）］。全国データに比べ「認知症なし」と「Ⅳ」が少なかった。

運営主体，入所者の年齢，性別においては全国データと有意な差異はなく，本アンケート調査は無作為性につきある程度根拠を支持

出来る。しかし定員規模は全国データに比べ，80人以下の中小規模の施設は少なく，認知症高齢者自立度は全国データに比べ，認知症を有している高齢者は多いが，重症である「Ⅳ」は少ない集団であった。

2）介護機能
①施設入所と退所

図34に入所前と退所後の生活場所を示す。

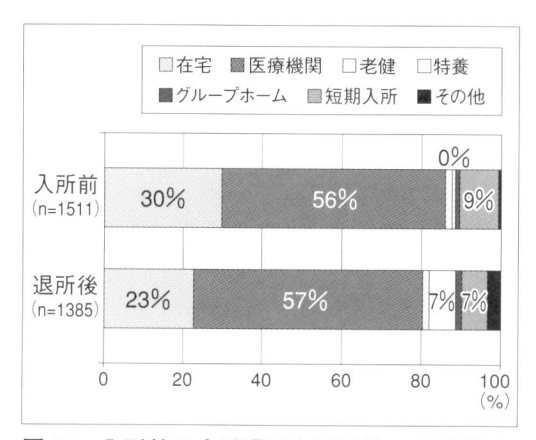

平成18年12月～平成19年2月に入退所した人のそれぞれの合計から割合を算出した。

入所前の生活場所で最も多いのが病院で56％，在宅が30％，短期入所介護が9％であった。入所前の生活場所と退所後の生活場所の比較では，入所前に在宅が30％だったのに対し退所後は23％と少なく，入所前になかった特養が退所後には7％あった。病院は入所前も退所後も5割であった。自宅に帰れるというケースは少なく，入所前に比べ7％減少していた。

②認知症高齢者の施設入所理由

図35に，認知症高齢者の施設入所理由を示す。

「多い」と答えたものは，「家族介護者の精神的・身体的負担」96％，次いで「家族が仕事のため介護の時間がとれない」93％，「認知症による認知機能の低下がある」「認知症による行動障害がある」も多く，それぞれ87％と89％だった。本来の機能である「リハビリテーション希望」の理由が「多い」と回答した

図34．入所前の生活場所と退所後の生活場所

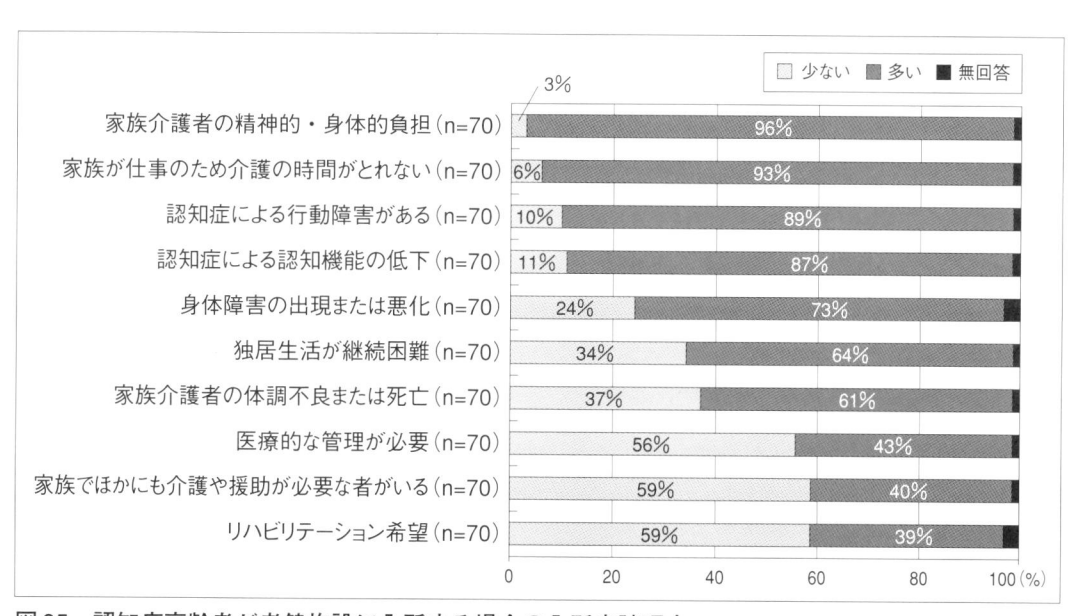

図35．認知症高齢者が老健施設に入所する場合の入所申請理由
（図34，35は　赤沼恭子，他：認知症に対する介護老人保健施設の機能．第1報：訪問看護と介護　2010；15（11）：895-901．より）

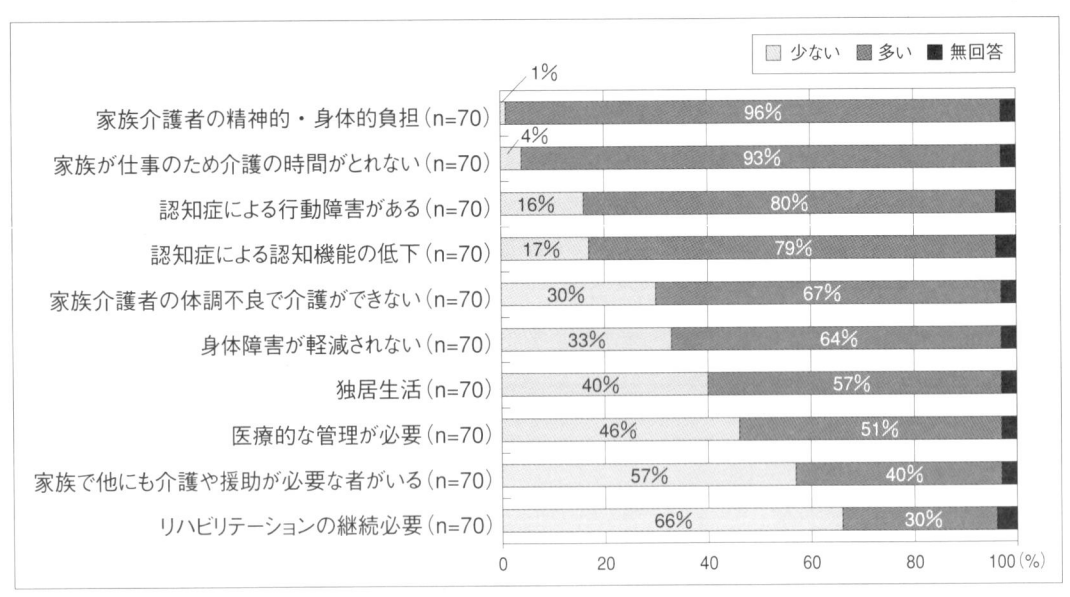

図36. 認知症入所者の退所を困難にしている理由
　　　（赤沼恭子，他：認知症に対する介護老人保健施設の機能．第1報：訪問看護と介護 2010；15（11）：895-901．より）

施設が最も少なく，39％だった．

③認知症入所者の退所を困難にしている理由

図36には認知症入所者の退所を困難にしている理由を示す．

入所理由と同様，「家族介護者の精神的・身体的負担」が96％で最も多く，次に「家族が仕事のため介護の時間がとれない」が93％であった．ここでも，「リハビリテーション継続が必要」という理由は少ない．

④入所前の在宅介護サービスの利用が施設入所に及ぼす影響

入所前に在宅介護サービスを利用している人は「4割未満」と答えた施設と「6割以上」と答えた施設がどちらも多くあり二極化していた．

そこで，入所前に在宅介護サービスを利用している場合，「家族介護者の精神的・身体的負担を理由に入所を希望する割合が少ない」という仮説を立て，入所前に在宅介護サービスを利用している人は「4割未満」（少ない）と答えた施設と「6割以上」（多い）と答えた施設で入所理由の家族介護者の精神的・身体的負担の多さについて分析を行った．結果，有意な差は見られなかった［χ^2，p＝0.24（p＞0.05）］．

在宅介護サービスの利用に関わらず入所理由には家族介護者の精神的・身体的負担が多い．このことは，アンケートは施設職員から主観的な印象で答えてもらったこと，また，デイサービス，デイケア，ショートステイのようにサービス別に分類していないこと，在宅介護サービスの利用期間は不明であること，さらに認知症の場合は発症からの経過期間が長期になることにより，在宅介護サービスを利用していたとしても，老健を入所する時点では介護負担が高くなっていること等が影響したのではないかと考える．

3) 医療機能
①認知症への薬剤提供の現状と認知症専門医配置の効果

認知症に関連した薬剤の処方

図37に，認知症に関連した処方状況を示す。

結果は，向精神薬は9割程度の施設で処方されていたが，抗うつ薬で16％，抗認知症薬は44％の老健で処方されていなかった。

現在日本で認可され，臨床的効果が確認されている唯一の抗認知症薬であるドネペジルは，アルツハイマー病の進行を抑制し，在宅期間の延長と介護者の負担を軽減させることが報告されている。常用量錠5 mgで薬価452.8円（平成19年4月現在）の高額である。

アンケート回答施設において，ドネペジルを処方している施設は56％であり，処方していない施設が44％あった。

では，ドネペジルを処方されている認知症高齢者が老健の入所を希望した場合はどうなるのだろうか。「ドネペジルを処方されている方が入所申請をした場合，それを理由に受け入れないことがありますか？」という質問の結果を図38に示すが，79％の施設で「ない」と回答している。

しかし，「あまりない」と回答した施設が13％，「時々ある」が4％，「よくある」が3％，で，拒否したことのある施設が約2割程度存在した。残り8割は入所前のドネペジル処方により施設入所の受け入れを拒否することはないが，図37に示す様に，老健でドネペジルを処方している施設は56％であった。つまり，施設でドネペジルを処方していないがドネペジル服用している認知症高齢者を受け入れている施設が存在している。

図39に，ドネペジルを処方されている要介護者が老健に入所した場合の入所後の薬剤対応を示す。

「ドネペジルを処方されている方が入所した場合，入所後の薬剤の対応を主にどうして

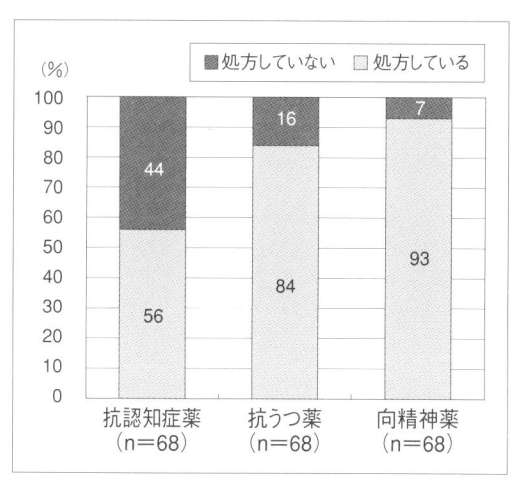

図37. 認知症に関連した薬剤の処方

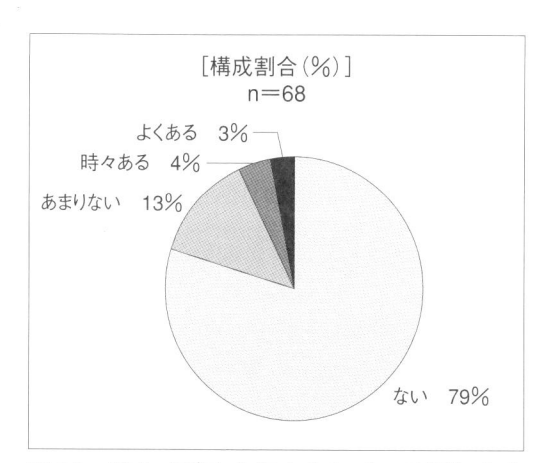

図38. ドネペジルを処方されている認知症高齢者の施設受け入れ

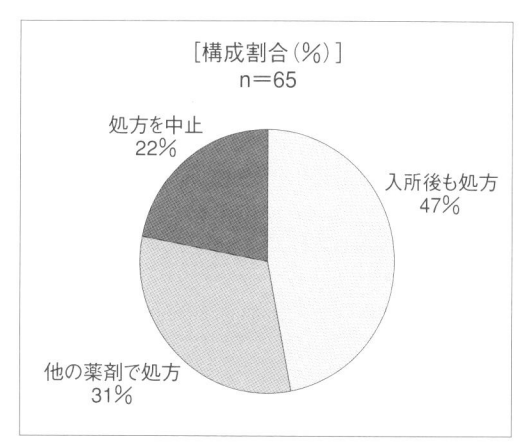

図39. ドネペジルを処方されている認知症高齢者が入所した場合の入所後の対応

（図37～39は　赤沼恭子，他：認知症に対する介護老人保健施設の機能. 第2報：訪問看護と介護 2010；15（12）：992-999. より）

いますか？」という質問に対し,「入所後も処方する」と回答した施設は47％,「他の薬剤で処方する」が31％,「処方を中止する」が22％であった．

専門医の配置の有無における認知症高齢者自立度の比較

アンケート回収施設70のうち認知症専門医または認知症を専門的に診ることが出来る医師がいる施設は12施設であった．χ^2検定の結果, 認知症専門医を配置している群において, Ⅲ・Ⅳの重症群が有意に多かった［χ^2, p＝0.02（p＜0.05）］．

そして図40には, 施設に認知症の専門医を配置している施設と, 配置していない施設における著しい精神症状や行動障害がある入所者の割合を比較した．

著しい精神症状や行動障害は, 認知症高齢者自立度で「M」に評価される入所者を集計した．分析の結果, 認知症専門医を配置している施設では, 配置していない施設よりも認知症高齢者自立度で「M」に評価される入所者が少なかった［χ^2, p＝0.00（p＜0.05）］．認知症専門医のいる施設ではいない施設に比べ認知症高齢者自立度において, 重症な入所者が有意に多く, また著しい行動障害がある患者は有意に少なかった．

②他医療機関との連携

近隣市町村に専門医療機関がある施設は86％であった．近隣市町村に専門医療機関がある施設では, 相談や受診をする頻度は「時々ある」が最も多く50％であった．図41に, 認知症入所者の医療機関への受診理由を示す．

最も多かった受診理由は,「肺炎疑い」で57％, 次いで「転倒による骨折疑い」が54％であった．「行動障害の悪化」は「骨折疑い」の次に多く, 27％であったが,「認知症の鑑別診断」は最も少なかった．認知症入所者が病院を受診する理由は, 認知症そのものに関連した理由よりも, 肺炎や骨折の身体機能の関わる要因で受診することが多かった．

では, 老健の入所者は既に鑑別診断を受けて入所しているのであろうか．結果, 認知症高齢者が入所時に鑑別診断を受けている割合は, 2割未満が35％, 2割～4割が40％だった．

③リハビリテーションの機能

次に, 介護保険施設のうち, 老健だけの人員配置の特徴であるリハビリテーションスタッフによる効果を検討した．図42に老健の100名の入所者に対するリハビリテーションスタッフの常勤換算数を示す．

施設基準には入所定員100名の人員基準のうち理学療法士か, 作業療法士が1名必須となっている．しかし, 療法士1名だけの施設は少なく, 3人以上の療法士を配置している施設が半数以上である．老健はリハビリテーション機能を特徴としている施設であるため, スタッフを充実させている施設が多い．

そこで, リハビリテーションスタッフが充実しているとどのような効果があるかを検討した．老健は, リハビリテーションを行い, 自宅復帰を目指すことが役割の1つであるため, ここではリハビリテーションスタッフの

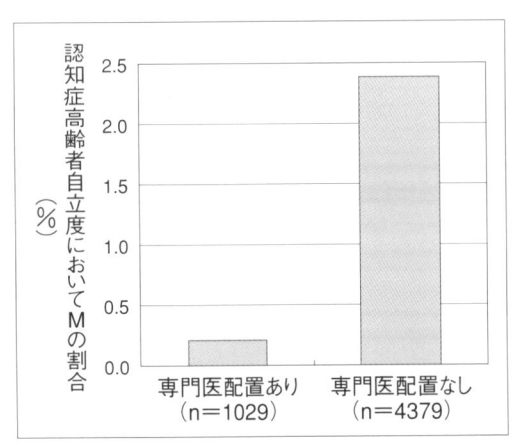

図40. 認知症専門医の有無における「M」に評価される入所者の割合

充実による，自宅復帰の割合を分析した．図43にリハビリテーションスタッフの常勤換算数における自宅退所割合を示す．

検定の結果，スタッフ2名未満，2～3名未満，3名未満の群で有意な差が認められた［χ^2, p＝0.00（p＜0.05）］．

④療養病床再編に対する老健の対応

療養病床再編成に対して老健で必要と思われる対応としては，「看護師の増員」が36％で最も多く，次いで，「医療機関との連携」が18％で多かった．制度上の対応として最も多いのが「老健の医療行為は医療保険で行う」の58％であった．

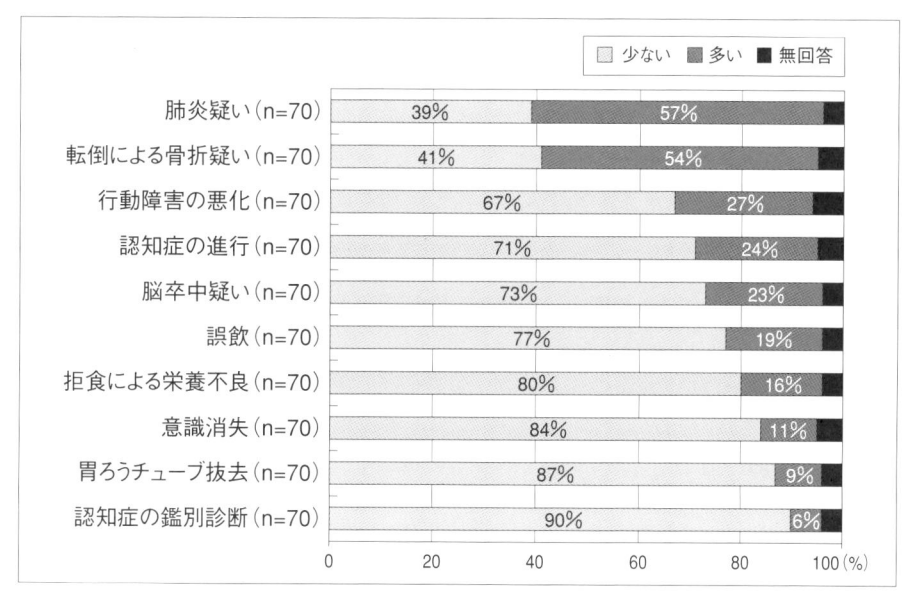

図41. 認知症入所者の医療機関への受診理由

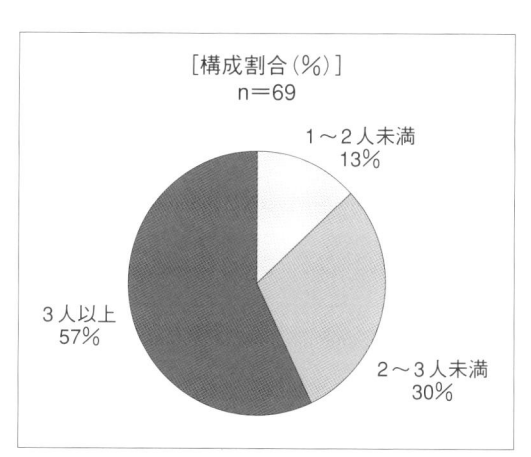

図42. 入所定員100に対するリハビリテーションスタッフの常勤換算数の施設割合

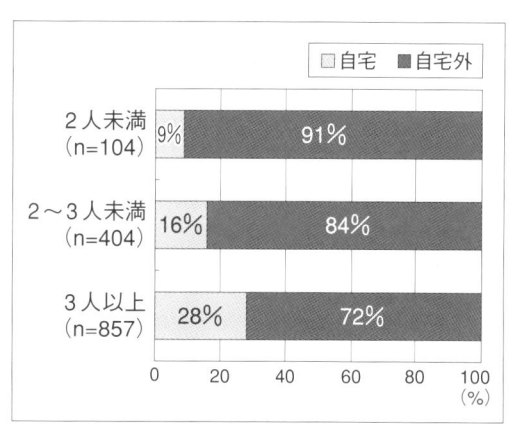

図43. リハビリテーションスタッフの常勤換算数と自宅退所の割合

（図40～43は　赤沼恭子，他：認知症に対する介護老人保健施設の機能．第2報：訪問看護と介護 2010；15（12）：992-999．より）

6. 調査結果の考察

1) 介護機能

本調査によると、老健には85歳以上の高齢者の割合が5割を占め、認知症自立度においては9割以上が何らかの認知症があると判断され、その半分は日常生活に支障を来たすような症状があり、介護を必要とする重症認知症であった。厚労省による平成19年介護サービス施設・事業所調査における、他の介護保険施設と比較すると、その様な自立度「Ⅲ」と「Ⅳ」に該当するような重症認知症は、特養で63.9%、介護療養型医療施設で69.2%であり、老健よりも認知症が重症な高齢者が多いことが分かる。さらに「M」に該当される著しい精神症状や行動障害のある認知症高齢者は、老健では約2.1%であるのに対し、特養は5.8%、介護療養型医療施設は11.0%と、老健よりも、精神症状や行動障害等のある高齢者が多い。

入退所の生活場所を見ると、入所前は自宅が30%だったのに対し退所後は23%と少なく、入所前の生活場所には特養がなかったが退所後には7%になっていた。脳卒中による病院入院後の施設入所、入所後の肺炎等の体調不良による病院入院等の、病院が生活場所であったのは入所前も退所後も約5割であった。自宅に帰れるというケースは少なく、入所後に比べ7%減少していた。しかし、アンケート調査では病院や自宅からの入所者が何処に退所するかなど個人の入退所パターンは調べることが出来なかった。

認知症の施設入所理由では「家族介護者の精神的・身体的負担」と「家族介護者が仕事のため介護の時間がとれない」について「多い」と答えた施設が、いずれも9割以上であった。それに対し老健の役割の特徴である「リハビリ」を理由に入所するケースは最も少なかった。上田ら[13]による介護者の「ストレスや精神的負担が大きい」という報告や、武井ら[12]による認知症高齢者の在宅介護破綻は介護者側の問題が半数以上であるという報告からも言えるように、家族介護者側の介護負担や仕事などの種々の理由によって在宅介護が出来ないために、認知症高齢者を老健に預けているのが現状である。家族にとって老健入所に至る理由は、リハビリテーションという認識よりも、介護負担、または仕事のため自宅で「看られない」と言うことが最優先されるのであろう。また、認知症高齢者の退所を困難にしている理由も、「家族介護者の身体的・精神的負担」と「家族介護者が仕事のため介護の時間がとれない」が多く、「リハビリテーションの継続希望」は少なかった。リハビリテーションやケアによる要介護状態の軽減が、自宅復帰に繋がるとは必ずしも言えず、家族構成や介護力が大きく影響することが示唆される。

2) 医療機能

老健における薬剤提供では抗認知症薬であるドネペジルを処方していない施設が44%、抗うつ薬を処方していない施設が16%あった。向精神薬は殆どの施設で処方されていた。向精神薬のように行動障害を抑え、施設での介護負荷を下げるような薬剤は施設で処方されるが、高額な薬や、処方しても介護に影響が少ない薬剤は処方されない傾向があることが考えられる。さらにドネペジルの処方を理由に入所を拒否する施設が約2割、入所後にドネペジル処方を中止する（他の薬剤で処方も含める）施設が約5割存在した。これは、ドネペジルの薬価が一錠で約450円と高額な薬剤であり、それを介護保険報酬の中から賄うということは、施設の経営を圧迫することになる。そのため経営面の配慮が行われたと考えられる。

一方、認知症専門医の配置の効果としてここで分析したものは、認知症専門医の配置の有無による、認知症の重症度の違いと著しい精神行動や行動障害の有無である。専門医の配置施設では配置がない施設に比べ認知症高

齢者自立度において，重症な入所者が有意に多く，また著しい行動障害がある患者は有意に少なかった。認知症が重症な入所者が多いことから，専門医がいることで，重症認知症患者も老健で多く受け入れていることが示唆される。さらに，著しい行動障害がある患者が少ないということは，専門的な薬物療法が行われ落ち着いていると考えられる。また，殆どの老健で向精神薬が処方されていたにも関わらず，専門医の配置施設で行動障害がある認知症高齢者が少なかったことから，単に薬剤を処方するだけではなく，症状による薬剤の選択や，量，処方のタイミング等の専門的技術が必要であると考えられた。

近隣市町村に認知症専門医療機関がある施設は8割以上あり，そこに時々相談や受診をしている施設は約半数であった。しかし，認知症入所者が医療機関に受診する時の理由は，「肺炎疑い」「骨折疑い」等の，認知症よりも身体疾患に関わる理由が圧倒的に多かった。肺炎の検査には原因の同定のため専門の検査室を必要とし，骨折は外科手術が必要となる場合があるため，病院への受診になると考えられる。そのため，肺炎や骨折はそのまま入院後，施設退所となることが多く，病院への退所の理由の多くを占めることが予想される。「認知症の行動障害の悪化」による病院受診はその次に多く，最も少なかったのは「認知症の鑑別診断」であった。さらに老健に入所する認知症高齢者の大半が鑑別診断を受けていなかった。近隣市町村に認知症専門の医療機関があっても，そこを介さずに老健入所に至るケースが多いことが示唆される。家族が認知症の専門医療機関の存在を知らない，または，身体疾患で入院し，そのまま施設入所に至るというケースが予想される。さらに入所後も認知症鑑別診断は殆ど行われていないため，疾患にあった治療やケアは行われていない可能性が高い。

リハビリテーション機能に関する分析では，スタッフが多く配備されている施設は自宅復帰の割合が高かった。第1報で述べた入所理由，退所困難な理由から，在宅復帰は介護者側の要因が大きく影響していると思われたが，そればかりではなく，リハビリテーションの充実も，自宅復帰に繋がる要因になっている可能性が示唆された。しかし，それでもなお自宅退所の割合が，自宅外退所よりも少ないことは，介護力の問題のほかに，認知症に多いアルツハイマー病が進行性の疾患という要因が大きいのであろう。

アンケートの最後に療養病床の再編成に対して，老健で必要な対応を質問したが，「看護師の増員」や「医療機関との連携」が多く，制度上の対応では「老健の医療行為は医療保険で行う」が多かった。看護師の増員が多い理由は，療養病床の再編成に伴い，医療の必要性が高い患者の入所が予想されたからであろう。医療機関との連携については，老健の医療は通常施設で行うために，受診は施設からの費用の持ち出しになる。それにより，本来ならば医療機関に受診させたい場合でも，受診を避ける傾向がある。制度上の対応では「老健の医療行為は医療保険で行う」の回答が回答施設の半分以上で最も多かったことは，老健での受診・薬剤などの医療に対する費用負担が経営を圧迫していることが大きく影響していると思われる。介護療養型病床には，医療処置を受けている高齢者が老健の2倍いて[11]，さらに，老健よりも重症な認知症患者と，著しい周辺症状を有する患者が多い[5]。新しく創設された介護療養型老人保健施設では，緊急時入所者に対して保険医療機関の医師が処置等を行った場合に算定出来る項目が拡大になったり，医療保険において算定出来る投薬・注射の拡大（既存の老健も対象）になったりするなど，アンケート調査実施時よりも老健での医療保険の適用が増えている。しかし，医療保険において算定出来る投薬・注射の拡大には抗認知症薬，向精神薬の記載はない。重度認知症高齢者や，著しい周辺症状を有する認知症高齢者の増加は，専門医療や適

切な薬剤処方をこれまでよりもさらに必要とする。従って、今後もさらなる薬剤処方の医療保険の適用などの医療保険との組み合わせが必要になるかも知れない。

なお、平成21年度の介護報酬改定では、認知症の確定診断を促進し、より適切なサービスを提供する観点から、認知症の疑いのある老健入所者を認知症疾患医療センター等に紹介することについて加算されることになった[14]。今後、確定診断され疾患に応じた治療やケアがもっと受けられるようになることを期待したい。

7. 老健Nの調査

前述したように、東北6県の全国老健正会員施設を対象に、郵送によるアンケート調査を施行した。その正会員施設の1つである介護老人保健施設Nを対象に、認知症発症から老健入所までの期間に影響を与える要因と、個々の入所者の入退所の詳細な状況と経緯を明らかにするために、老健Nの入所者を詳細に調査した。老健Nは宮城県北部にあり、医療法人で運営される定員150床の施設である。常勤医師1名と非常勤医師3名が従事しており（常勤換算数では1.5名）、非常勤医師の1名は認知症専門医である（平成19年2月現在）。

1）認知症発症から入所までの経緯

認知症発症から老健入所までの期間に影響を与える要因を明らかにすることを目的に老健Nの認知症専門棟に平成17年以前に入所した連続症例39名の入所時情報を調査した。

①調査内容と分析

認知症入所者の基本情報として発症時年齢、入所時年齢、要介護度、ADL、MMSE、行動障害の有無を調査し、それらの項目を説明変数、発症から入所までの期間を目的変数とし、分析を行った。

②家族状況として

同居介護者の続柄、年齢、健康状態、仕事の有無、認知症高齢者以外に援助が必要な者の有無（乳幼児、障害者、その他の要介護者）を調査し、それらの項目を説明変数、発症から入所までの期間を目的変数とし、分析を行った。

③医療・介護介入の状況として

専門医療の有無（画像診断＋専門医の受診）、在宅介護サービス（ホームヘルプ、デイサービス、デイケア、ショートステイ）利用の有無を調査し、それらを説明変数、発症から入所までの期間を目的変数として、分析を行った。

2）入所から退所までの経緯

個々の入所者の入退所の詳細な状況と経緯を明らかにするために、平成18年9月から平成19年2月に老健Nを退所した55名の入所者のカルテから、初回入所時の情報と退所までの経過を収集した。

①調査の内容と分析

年齢、性別、要介護度、認知症高齢者自立度、障害高齢者自立度、入所理由、入所前の生活場所、病院退所の場合の退所理由、退所後の生活場所、在所期間を調査し、入所前の生活場所と退所後の生活場所のパターン別に集計した。主に多いパターンである「自宅から自宅」「自宅から病院」「病院から自宅」「病院から病院」に分類し集計した。

次に「自宅から入所する人」と「病院から入所する人」で、身体障害者自立度と認知症高齢者自立度を比較した。同様に「自宅に退所する人」と「病院に退所する人」で身体障害者自立度と認知症高齢者自立度を比較した。なお身体障害者自立度は寝たきりに分類されるCとそれ以外に分類した。認知症高齢者自立度はⅢ未満と、Ⅲ以上に分類した。

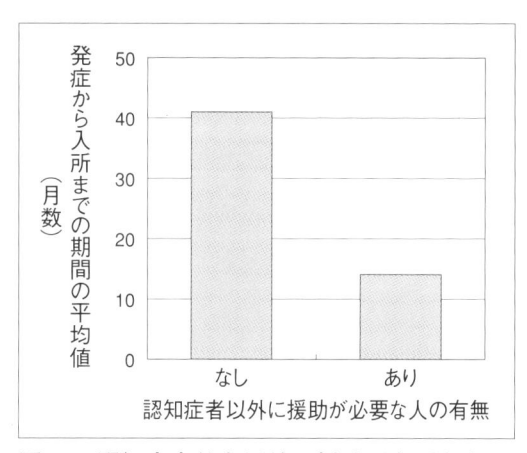

図44. 認知症高齢者以外に援助が必要な者の有無と入所までの期間

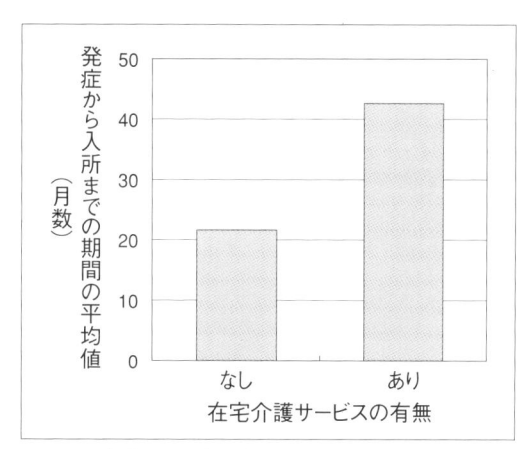

図45. 在宅サービス利用の有無と入所までの期間

(図44, 45, 表26は 赤沼恭子, 他：認知症に対する介護老人保健施設の機能. 第3報：訪問看護と介護 2010；15（12）：1000-1002. より)

3）認知症発症から入所までの調査結果
①認知症入所者の基本情報

発症時年齢，入所時年齢，要介護度，ADL，MMSEを用いて相関分析を行った結果，有意な相関は認められなかった。行動障害の有無によりt検定を行った結果も有意差は認められなかった。

②家族状況について

同居介護者の続柄，年齢，健康状態，仕事の有無では有意差が認められなかった。認知症高齢者以外に援助が必要な者の有無に関してはあり群で認知症発症から入所までの期間が有意に短かった［**図44**, t検定, p＝0.045（p＜0.05）］。

③医療・介護介入の状況

専門医療の有無では有意差は認められなかった。しかし，発症から比較的初期の段階（専門医療にかかる前の段階）で，転倒による骨折，または肺炎等の体調不良による入院歴がある例も数例あった。入院によりADLが低下し，そのまま入所するケースも多く見られた。

在宅介護サービスの有無に関してはあり群

表26. 初回利用時の入所前の生活場所と退所後の生活場所パターン

入所退所パターン	人数	構成割合（%）
自宅→N→病院	20	36
病院→N→病院	15	27
自宅→N→自宅	5	9
病院→N→自宅	5	9
その他	10	18

N：老健N
自宅→N→病院：自宅から老健Nに入所し，病院に退所するパターン．
病院→N→病院：病院から老健Nに入所し，病院に退所するパターン．
自宅→N→自宅：自宅から老健Nに入所し，自宅に退所するパターン．
病院→N→自宅：病院から老健Nに入所し，自宅に退所するパターン．

で発症から入所までの期間が有意に長かった［**図45**, t検定, p＝0.029（p＝0.05）］。サービス内容別の分析ではショートステイ利用群で，発症から入所までの期間が有意に長かった。

4）入所から退所までの経緯の調査結果

表26は初回利用時の入所前の生活場所と退所後の生活場所パターンを示す。

在宅から入所し病院に退所するパターンが

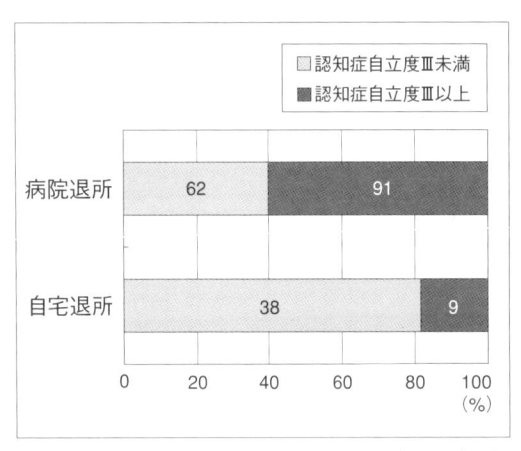

図46. 病院退所と自宅退所の入所時の認知症高齢者自立度
（赤沼恭子，他：認知症に対する介護老人保健施設の機能．第3報：訪問看護と介護 2010；15（12）：1000-1002．より）

最も多く36％，病院から入所し病院に退所するパターンは27％であった．在宅から入所し，在宅に退所するパターンは9％，病院から入所し在宅に退所するパターンは9％だった．「自宅から入所する人」と「病院から入所する人」との比較では「病院から入所する人」で身体障害者自立度Cが多い傾向を示した．[χ^2検定，p＝0.08（p＞0.05）]

「自宅に退所する人」と「病院に退所する人」の比較では「病院に退所する人」で認知症高齢者自立度Ⅲ以上の人が有意に多かった．[図46，χ^2検定，p＝0.02（p＜0.05）]

5）考察

認知症発症から施設入所までの期間に影響する要因については，家族状況の認知症高齢者以外に援助が必要な者がいる群で，認知症発症から入所までの期間が有意に短かった．家族に認知症高齢者以外に小さな子供や，障害者，要介護者がいる場合は認知症を発症してからすぐに入所させてしまっている．子育てや障害者，介護の問題をリンクして考える必要がある．

医療・介護介入の状況の専門医療の有無では，発症から入所までの期間に有意差は認められなかった．発症から比較的初期の段階で，転倒による骨折，または肺炎等の体調不良による入院歴がある例も数例あり，入院によりADLが低下し，そのまま入所するケースも多く見られた．このことは認知症が高齢者に多い疾患であるため，認知症だけではなく様々な合併症や身体機能の低下等から病院に入院する場合が多く，さらに入院がきっかけでADLが低下してしまうと，自宅への受け入れが困難になることを意味するかもしれない．従って，高齢者には認知症医療も含めた包括的な疾患や体調管理が必要であると思われる．

在宅介護サービスの有無に関しては，有り群で発症から入所までの期間が有意に長かった．在宅介護サービス利用によって家族介護者の介護負担が一時的にでも軽減出来るからかもしれない．さらにサービス内容別の分析においてショートステイ利用群で，発症から入所までの期間が有意に長かったことは，デイケア，デイサービスの様な日中のみの利用よりも，夜間や数日間介護から開放される方が家族介護者にとってより負担の軽減になることが予想される．

入退所のパターンは，在宅から入所し病院に退所するパターンが最も多く36％，病院から入所し病院に退所するパターンは27％であった．これは池崎ら[2]の病院から入所し病院に退所する「病院往復群」が41.1％で最も多いという結果と異なる結果になった．本調査では，平成18年の9月〜平成19年の2月に退所した入所者の，老健Nへの初回入所を調査したことが影響していると思われる．つまり，入所生活から体調不良で一度入院退所して，再入所するパターンを含めていないため自宅から入所し病院に退所するパターンが最も多かったと予想される．

「自宅から入所する人」と「病院から入所する人」との比較で「病院から入所する人」で身体障害者自立度C（寝たきり）が多い傾向を示し，認知症高齢者自立度では差は認め

られなかった。これは病院からの入所者は入院によりADLが低下し入所に至るものの，認知症で多いアルツハイマー病ではADLが保たれながらも認知症が進行していくため，病院を介さず，直接施設入所に至る患者もいるからではないかと考えられる。

「自宅に退所する人」と「病院に退所する人」の比較では「病院に退所する人」で認知症高齢者自立度Ⅲ以上，つまり認知症が重症な高齢者が有意に多かった。これは九津見ら[3]の先行研究と一致していた。「自宅に退所する人」と「病院に退所する人」で身体障害者自立度では差が認められなかったことは，ADLが入院により廃用性に低下して入所する，または脳卒中の回復過程で入所するような病院からの入所ケースはリハビリテーションによってADLが向上されているからかもしれない。つまり，入所時の身体障害者自立度は重症な場合でも，退所時には自立度の段階が向上していく場合があるが，認知症は進行していく場合が多く，入所時の認知症の重症度によって，退所先が自宅か，自宅外かをある程度予測出来る可能性がある。

加えて，老健Nにおける先行研究から，老健の専門医の配置の効果，認知症高齢者へのリハビリテーションの効果を述べると，筆者ら[8]は認知症専門医による薬物処方によって，徘徊の時間を減らすことが出来，徘徊に対応していた介護スタッフの時間を別の仕事に振りわけることが出来た。さらに，入所者本人も情緒が安定しQOLが向上したと報告している。

的確な薬物治療を行うことにより，入所者本人も落ち着いた生活が出来，さらに介護・看護業務もスムーズに行えることを示唆している。行動障害の軽減により介護スタッフの負担が減ることは，離職率の問題等様々な方面によい影響をもたらすことが期待出来る。我々の以前の報告[1]では，認知症への回想法を用いた心理社会的介入により，施設生活で，活動性や対人関係が向上した。自宅退所への取り組みも大切ではあるが，認知症高齢者の場合，いかに安心，安定して，心地よく生活出来るかということへの配慮も重要である。

引用文献

1) 赤沼恭子，葛西真理，千葉賢太郎，ほか：回想を取り入れたグループワークによる血管性認知症患者の活動性・対人関係の改善の可能性．老年精神医学雑誌 2006；17：317-325.
2) 池崎澄江，星芝由美子，坂巻弘之，ほか：介護老人保健施設における在宅復帰に関する施設要因と利用者要因の分析．病院管理 2006；43：9-21.
3) 九津見雅美，岡村ひとみ，高田晴美，ほか：介護老人保健施設入所者の退所先とその関連要因．ジェロントロジーニューホライズン 2004；17：95-102.
4) 厚生労働省：平成17年介護サービス施設・事業所調査の概況：http://www-bm.mhlw.go.jp/toukei/saikin/hw/kaigo/service05/index.html
5) 厚生労働省：平成19年介護サービス施設・事業所調査結果の概況：http://www.mhlw.go.jp/toukei/saikin/hw/kaigo/service07/kekka4.html
6) 厚生労働省：療養病床の再編成と円滑な転換に向けた支援措置について（平成20年3月版）：http://www-bm.mhlw.go.jp/topics/kaigo/hoken/dl/seido02.pdf
7) Meguro K, Ishii H, Yamaguchi S, et al.：Prevalence of Dementia and Dementing disease in Japan. Arch Neurol 2002；59：1109-1114.
8) 目黒光恵，目黒謙一，赤沼恭子，ほか：痴呆の問題行動に対する薬物療法の臨床経済学的効果．医療経済研究 2005；16：49-58.
9) 奥野純子，戸村成男，柳 久子：介護老人保健施設在所者の家庭復帰へ影響する要因：介護者の在宅受け入れへの意向に影響する要因より．日本老年医学会雑誌 2006；43：108-116.
10) 総務省統計局：人口推計（平成21年10月1日現在）：http://www.stat.go.jp/data/jinsui/2009np/pdf/gaiyou.pdf
11) 竹迫弥生，田宮菜々子，梶井英子：介護保険3施設における施設内医療処置の状況-公表統計データを用いた検討．厚生の指標 2006；53：24-31.
12) 武井 明，尾崎孝志：痴呆老人の在宅介護・施設

入所が破綻する要因：痴呆老人50例の検討結果から．病院・地域精神医学 1998；41：57-63.

13) 上田照子, 橋本美智子, 高坂祐夫, ほか：在宅障害老人の施設入所に関する介護家族の希望とその関連要因．日本公衛誌 1993；40：1101-1111.

14) WAMNET：行政資料．第63回社会保障審議会介護給付費分科会資料（平成20年12月26日開催）：http://www.wam.go.jp/wamappl/bb11GS20.nsf/vAdmPBigcategory/D7AF3AE13C92873E4925752B002860E7?OpenDocument

K. 予防介入の実際

―― ポイント ――

1. 地域住民の啓発

　宮城県田尻町（当時）で行っている，認知症の保健・医療・福祉の連携プロジェクトの一環として，町民の認知症に関する認識および教育講演の効果を調査した．認知症に関して「年のせい」「生活習慣病」等の誤解は見られたものの，講演後は誤解が解け，認知症に関する理解が進んだ．また，介護負担の大きかった項目は，物忘れ，幻覚，失禁，無意味な行動，徘徊等であった．

2. 軽度認知障害への心理社会的介入

　軽度認知障害高齢者に対する心理社会的介入の効果を検討する目的で，1998年有病率調査の過程で発見されたCDR 0.5高齢者に対して，見当識訓練と回想を取り入れたグループワークを施行した．その結果，対照群ではMMSE得点が低下していたが，介入群ではMMSE得点の維持と語流暢性の改善が見られた．しかしその後の追跡における認知症の発症遅延の効果はなかった．この様に，軽度認知障害高齢者に対して，心理社会的介入を行うことは，短期間における認知機能の改善や生活の質の改善効果が認められるので，大いに意義がある．しかし，「認知症発症遅延効果」は明らかではないので，あくまで「生活の質維持活動」と位置付けるべきである．認知症「予防」に関しては「第二次予防」による早期発見・早期治療の活動の一環とすればよい．

3. 介護保険事業を活用した第二次予防

　介護保険制度の特定高齢者施策事業を利用し，地域在住高齢者を対象に保健医療福祉連携を土台とした認知症第二次予防（早期発見・早期治療）を試験的に試み，一例の軽度認知症が専門外来受診に至った．また，受診勧奨されたが受診に至らなかった症例の約4割に脳血管障害の既往が認められ，血管性認知症患者の多くが，受診行動に至らず地域に埋もれている可能性が示唆された．地域における認知症早期発見の問題点として，①軽度認知障害では生活障害が殆ど見られないため，本人と家族が医療の必要性を感じていない，②現行の特定高齢者選定方法の質的問題，③介護保険制度における特定高齢者施策では，認知症専門医療を経由することが前提とされていない，④かかりつけ医と地域包括支援センター・認知症専門医との連携が十分でない，等が考えられた．今後，介護保険制度における特定高齢者施策を認知症医療にリンクさせる，かかりつけ医・地域包括支援センター・認知症専門医との連携力の向上，生活障害の強さによらない認知症医療への受診動機を啓発すること，また，一律な検診制度等が必要であると考える．

[*1] 目黒謙一，石井　洋，関田康慶：痴呆に関する地域住民の認識と教育講演の効果：保健・医療・福祉の連携のために．病院管理 2002；39：15-23 より改変[17]

1. 地域住民への教育講演の効果[※1]

1) 背景

認知症に関していまだに解けない誤解の1つが「年のせいでボケた，……しなかったせいだ」「ボケないために……しましょう」の類である。正常な高齢者が健やかな生活を営むにはどうしたらよいか，の文脈であれば正しいが，それを認知症に当てはめるのは誤りである。認知症とは，脳に器質性の異常があって，記憶や言語などの複数の認知機能が後天的に障害された状態が慢性に持続し，その結果，社会生活水準の低下を来たした状態を言う。症状としては記憶，言語，視空間認知機能などの認知機能が複数，障害され，患者によっては徘徊や興奮等の行動障害，最近ではBPSD（Behavioral and Psychological Symptoms of Dementia）[2]と称する状態を伴うが，その原因は変性疾患や脳血管障害，頭部外傷，脳に影響を与える全身疾患等，様々である。即ち，認知症という状態像のみを取り上げ，原因疾患を抜きに議論するのは混乱のもとである。また，よく聞かれることであるが「予防」の問題がある。予防には第一次予防（発症の防止），第二次予防（早期発見・早期治療），第三次予防（悪化の防止，機能維持）があるが，それらは原因疾患や症状によって様々な形を取る。例えばアルツハイマー病は，現在第一次予防が不可能であるが，BPSDの一部は第二次予防が可能である。すなわち薬物療法がよく奏効する。また交通事故による頭部外傷後遺症の結果，複数の認知機能障害を来たして社会生活の水準の低下を認めた場合，外傷性認知症状態という。この場合の第一次予防は交通事故の防止である。しかし「認知症予防に交通事故をなくしましょう」の命題はナンセンスである。まず医療従事者が理解し，次いで家族や介護者に理解してもらう様にする。病気の理解は全ての治療やケアの出発点である。それなしに保健・医療・福祉の連携はありえない。今回，認知症に関する意識調査を施行し，教育講演の効果を検討した。

2) 方法

①対象者

調査対象は，田尻町保健福祉課主催の「スキップ健康大学」（2001年6月開催）の受講を希望した108名で，男性4名，女性104名である。年齢は30～90歳で平均年齢は61歳である。職業は48.2％が主婦，29.5％が農業，10.7％が会社員であり，農業中心の田尻町の一般的な住民である。

②アンケート調査

表27に示すアンケート用紙を講演会の前に記載してもらい，講演後に再び同じ調査用紙を配布し記載してもらった。

アンケートの項目3～6が認知症の定義，7～9が予防・治療に関する項目である。11が家族や介護者にとって負担の大きい問題は何かを認知機能障害，BPSD，身体的機能の3点に分けて聞いている。即ち，1) 記憶障害，2) 被害妄想，3) 時間の見当識障害，4) 場所の見当識障害，5) 言語障害，6) 幻覚，7) 無目的な行動，8) 攻撃性，9) 抑うつ，10) 不安，11) 多幸感，12) 無関心，13) 気分変動，14) 夜間異常行動，15) 徘徊，16) 失禁，17) 身体的な問題，の項目のうち，1) 3) 4) 5) が認知機能障害，2) 6) ～15) が BPSD，16) 17) が身体機能に関する項目である。特にBPSDについては，評価スケールとして国際的に確立している，BEHAVE-AD-FW[16]の項目，A. 妄想観念，B. 幻覚，C. 行動障害（徘徊，無目的な行動など），D. 攻撃性，E. 日内リズム障害，F. 感情障害（悲哀，抑うつ），G.

表27．アンケート調査項目

年齢・性別	
職業	1）会社員　2）農業　3）自営業　4）主婦　5）医療関係　6）福祉関係　7）その他
質問項目	

1．「認知症」に関心がありますか
　　1）非常に関心がある　2）やや関心がある　3）どちらでもない　4）あまり関心がない
　　5）ほとんど関心がない

2．「認知症」は「ボケ」と同じだと思いますか
　　1）同じ　　2）ちがう　　3）分からない

3．「認知症」は年のせいだと思いますか
　　1）はい　　2）いいえ　　3）分からない

4．「認知症」は趣味や生活習慣が原因だと思いますか
　　1）はい　　2）いいえ　　3）分からない

5．「認知症」は脳の病気だと思いますか
　　1）はい　　2）いいえ　　3）分からない

6．「認知症」は「予防」できると思いますか
　　1）はい　　2）いいえ　　3）「予防」の定義による

7．「認知症」は治ると思いますか
　　1）はい　　2）いいえ　　3）原因による

8．「認知症」患者さんをどこでケア（お世話）したらいいと思いますか
　　1）自宅　　2）病院　　3）福祉施設　　4）症状による　　5）その他

9．ご家族に「認知症」の患者さんがいますか
　　1）はい　　2）以前いた　　3）いいえ

10．実際に「認知症」の患者さんを介護なさっていますか
　　1）はい　　2）以前していた　　3）いいえ

11．前問で1もしくは2と答えた方にお聞きします。介護していて最も大変だった点はどれですか（複数回答可）
　　1）ものわすれ　2）ものわすれを人のせいにする点　3）日付が分からない点
　　4）トイレなどの場所がわからない点　5）言葉が通じない点　6）あるはずがないものを見えると言ったりする点
　　7）意味のない行動をとる点　8）すぐ興奮する点　9）気分が悲しく沈みこむ点
　　10）不安で心配だという様子　11）過度に機嫌のよい点　12）まわりに無関心な点
　　13）気分が変わりやすい点　14）夜間の異常な行動　15）徘徊　16）失禁
　　17）身体援助（寝返りなどの手伝い）　18）その他

12．本日の講演はいかがでしたか（講演後のみ）
　　1）非常に分かりやすかった　2）やや分かりやすかった　3）どちらとも言えない　4）分かりにくかった

不安および恐怖に対応している。

③教育講演

　上記の対象者に対し，1時間程度の教育講演を行った。講演の内容は以下の通りである。

1）認知症の定義と原因疾患
2）認知症の認知機能障害と行動障害の内容
3）アルツハイマー病と血管性認知症の診断基準（NINCDS-ADRAD）[13]とNINDS-AIREN[20]の要点
4）認知症の治療方針（薬物療法，非薬物療法・ケア）

3）結果
①項目2～8：教育講演前後における正しい認知症認識の効果

図47に，講演前後の調査結果を示す。カイ二乗独立性の検定の結果，項目2は有意差を認めなかったものの，項目3，5～9で0.5％水準の有意差を認めた。項目4は5％水準で有意差を認めた。

②項目10～12：介護負担の内容

対象者の22名が認知症患者を現在もしくは過去に介護経験があると回答した。介護負担の項目に付いては，表28に示すが認知機能障害よりもBPSD，特に興奮，徘徊，無目的な行動などの行動異常が負担であるとの回答が多かった。なお，複数回答を可能とした。

4）考察
①方法論上の問題

今回の対象者は，町主催の健康大学の受講者であり，もともと健康に関心が高い住民である。今までの調査経験から，当然であるが，関心の低い住民ほど誤解が強く認知症を「年のせい」と放置しやすい。従ってself-selection biasが生じていることは否定できない。また，対象地域が農村であり，対象者がほとんど女性であること，平均年齢は61歳であるものの30～91歳とばらつきが大きいことなど，全体としてのバイアスがある。今回はその制限の下での結果であることに注意する必要がある。

②結果の考察

対象者の9割近くが，認知症に非常に関心がある，もしくはやや関心があると回答，認知症に対する関心の高さが示された。また，対象者の6割が認知症に関する講演会が初めてであったが，71.4％の対象者が講演内容を「非常に分かりやすかった」と回答，26.8％が「やや分かりやすかった」と回答した。講演の効果については，項目の3～9で有意差を認め，明らかに理解が進んだことが示された。今後無作為抽出法によるアンケート調査をして比較する予定である。また今回の教育講演の内容は，決して一般受けするような特殊な内容ではなく，医学的な基礎知識であったが，関心の高い住民に理解されやすかった。認知症に関しては誤解が大きいため，医学的基礎知識の啓発が求められている。

一般的に最も多い誤解の1つである「ボケ」と認知症の混同，「年のせい」については，予想したほどではなかったが10％程度に認められた。

加齢に伴う知的機能低下の延長に認知症を位置づけ，認知症をaging-relatedとする考え方は「年のせいでボケた」という一般的な誤解と共通する誤ったものである。もう1つの考えとして，脳の病気である認知症はある特定の年齢層すなわち高齢ほど発症しやすいものの（age-related），正常加齢とは質的に異なるという点である。MMSEの縦断研究[8]や疫学調査のメタ分析[19]から，後者の考え方が支持されている。

趣味や生活習慣が原因であるという誤解は3割を超え，3割が分からないと答える等，十分な情報が浸透していないことが窺われた。しかしこれらはいずれも教育講演の終了後，誤解が解けており，講演会の有効性を示している。予防や治療に関しては，正しい理解が進んだものの2割程度にいまだ誤解が認められた。これは予防については第一次予防から第三次予防まで，治療に関して薬物療法，非薬物療法（心理療法・認知リハビリテーション）の両方を示したため，不慣れな用語が多かっ

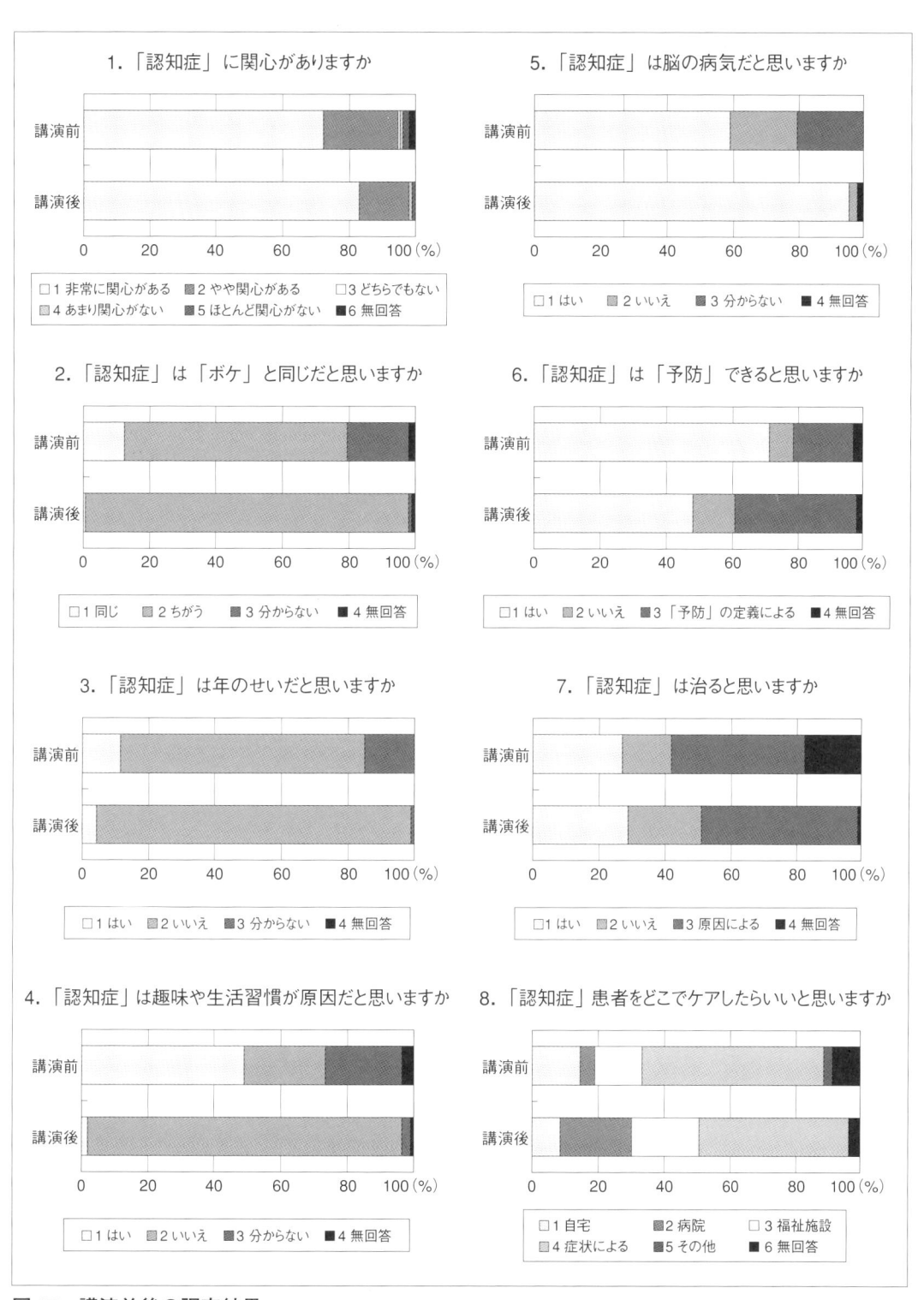

図47. 講演前後の調査結果
(目黒謙一,石井 洋,関田康慶:痴呆に関する地域住民の認識と教育講演の効果:保健・医療・福祉の連携のために.病院管理 2002;39:15-23.)

表28. 介護していて最も大変だった点

		回答数	%
1	ものわすれ	14	13.0
2	ものわすれを人のせいにする点	5	4.6
3	日付が分からない点	8	7.4
4	トイレなどの場所がわからない点	5	4.6
5	言葉が通じない点	5	4.6
6	あるはずがないものを見えると言ったりする点	13	12.0
7	意味のない行動をとる点	9	8.3
8	すぐ興奮する点	7	6.5
9	気分が悲しく沈みこむ点	0	0
10	不安で心配だという様子	3	2.8
11	過度に機嫌のよい点	0	0
12	まわりに無関心な点	5	4.6
13	気分が変わりやすい点	4	3.7
14	夜間の異常行動	7	6.5
15	徘徊	8	7.4
16	失禁	10	9.3
17	身体援助	5	4.6
18	その他	0	0
		108	

22名による回答で重複回答可。%の母数は回答数。

たためと考えられる。

　介護負担の項目については，認知機能障害よりもBPSD，特に興奮，徘徊，無目的な行動などの行動異常が負担であるとの回答が多かった。今回の結果は，認知症患者を現在介護中，もしくは以前介護していた対象者全体の結果であるが，今後認知症患者の重症度や介護年数等の影響も検討する必要がある。

③保健・医療・福祉・介護の連携のために

　認知症に関しては誤った認識による，誤った情報がしばしば認められる。その殆どが①ボケと認知症を混同し，②認知症を状態像ではなく1つの疾患とし，③生活習慣が関係することを強調，④予防を認知症の原因疾患・症状別に第一次から第三次予防に分けて考えず，そして⑤正常な高齢者に勧めるべき生活改善を認知症患者にも勧めるという誤ったものである。筆者らは以前，ブラジル在住の日本人高齢者移民の認知症の実態調査を施行したが[18]，ブラジルの福祉施設の標語に「ダンスをしないとボケる」というものを見たことがある。これは日本の「仕事人間はボケる」云々に通じる，介護者側の価値観の押し付けにほかならない。

　しかし家族や介護者は医療福祉の従事者ではない。軽症の認知症患者で被害妄想の強い場合，作話で取り繕うためになかなか介護者以外の家族や，福祉スタッフが見抜けない場合がある。「実にみごとな……を演じる」（介護者の言）ために他の家族には理解されず家族の中で孤立し，デイケアの福祉スタッフにも「お年寄りをいじめない様に」と説教されていた介護者がいた。しかし外来で内容の豊富な患者の日記を拝見，正月に「デイケアに行ってきた」云々を発見し認知症の症状を発見する契機になった経験がある。これは妄想性作話を呈する軽症アルツハイマー病にしばしば認められるが，一見正常でも病気として対応しなければならない。それとは逆に家族による過剰反応の場合がある。1つはレビー小体型認知症の様に症状に変動が認められる場合，それに振り回される形で訴えてくるケースがある。この場合は病気の性質を伝え，一喜一憂しないよう指導する。もう1つは失語や片麻痺など表出面が障害されている場合の介護者による対応のぞんざいさである。そのような患者の人格は保たれている場合が多く，健常な人と同じように接しなければならない。患者と介護者が共通の土俵の上にいるからこそ介護者の情報が有用になるのであって，そのためにも認知症の理解を進める必要がある。

　今回，1時間程度の教育講演であったが，ポイントを絞った結果正しい理解が進んだと考えられる。今後様々な形で啓発活動を進めていく必要がある。

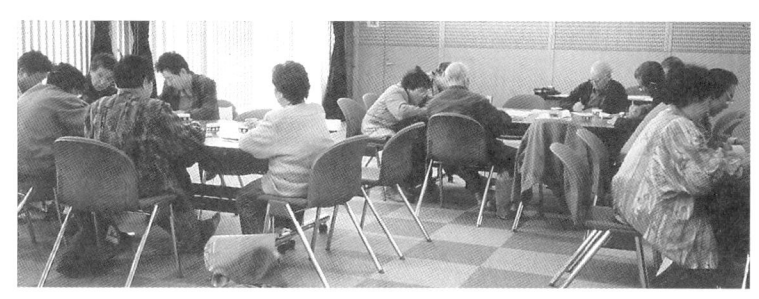

図48. MCI高齢者への心理社会的介入の実際の様子

2. 軽度認知障害への心理社会的介入

1) 残存機能の賦活とQOL維持

前述したように，認知症，特にアルツハイマー病に対して，見当識訓練と回想を取り入れたグループワークを施行した結果，最も効果が認められた[6]。心理社会介入が認知症に対して有効であるとすれば，軽度認知障害（MCI）ではより効果が期待出来る。MCI高齢者に対する心理社会的介入の効果を検討する目的で，1998年有病率調査の過程で発見されたCDR 0.5高齢者に対して，見当識訓練と回想を取り入れたグループワークを施行した[7]。また，認知症高齢者に比べて知的レベルが高いことを考慮し，「生き生き日記」を記載してもらう活動を追加した。これは，1日を振り返って「その日あった良かったこと」を思い出して書くという心理的フィードバックに基づく方法である。

具体的には，MRIで脳血管障害を認めた場合は除外し，かつ神経学的症候を認めない最軽度アルツハイマー病が疑われる高齢者25名を介入群14名，対照群11名に分類し，介入群14名に対して心理社会的介入を施行した。介入群は男性5名女性9名，平均年齢は75.9歳，平均教育年数は8.4年，介入前のMMSEの平均は26.4点である。一方対照群は，男性5名女性6名，平均年齢は75.7歳，平均教育年数は7.9年，介入前のMMSEの平均は26.7点であり，両群間に有意差を認めていない。介入群には，対象者のレベルに合わせた認知的刺激と，社会的交流に焦点を当てた少人数のグループワーク形式のプログラムを構成し，毎週1回約2時間，およそ6ヵ月間の実験的デイケアを行った（図48）。対照群には何も施行しなかった。

その結果，対照群ではMMSE得点が低下していたが，介入群ではMMSE得点の維持と語流暢性の改善が見られた。記憶以外の複数の認知機能，すなわち語流暢性，Trail-Making Tests，WAIS-R数唱問題の成績に心理介入の効果を認め，成績の維持または向上を認めた（図49）。また観察式行動評価スケール，全般的臨床評価尺度等の改善を認め，参加者の社会活動性が向上した。図50に示す様に，バウムテストにも活動性の向上が反映されている。

これらのことから，CDR 0.5高齢者に対して心理社会的介入を行うことは，何らかの残存機能を賦活する意義があると考えられた。その後，同様の心理社会的介入が企画された。殆どの参加者が意欲的に参加し，介入活動の終了時に集計した感想文では，ほぼ全例で意義を認めていた。また，モデル地区を選んでの評価では，「生活満足度尺度K」で評価されるQOLが改善している例が認められた。

2) 認知症の発症遅延効果は？

さらに，1998年の有病率調査の5年後に発症率調査を施行し，どの様な群が，その後認知症に移行したかを検討した。その結果，より高齢である場合，「記憶」だけでなく「家庭

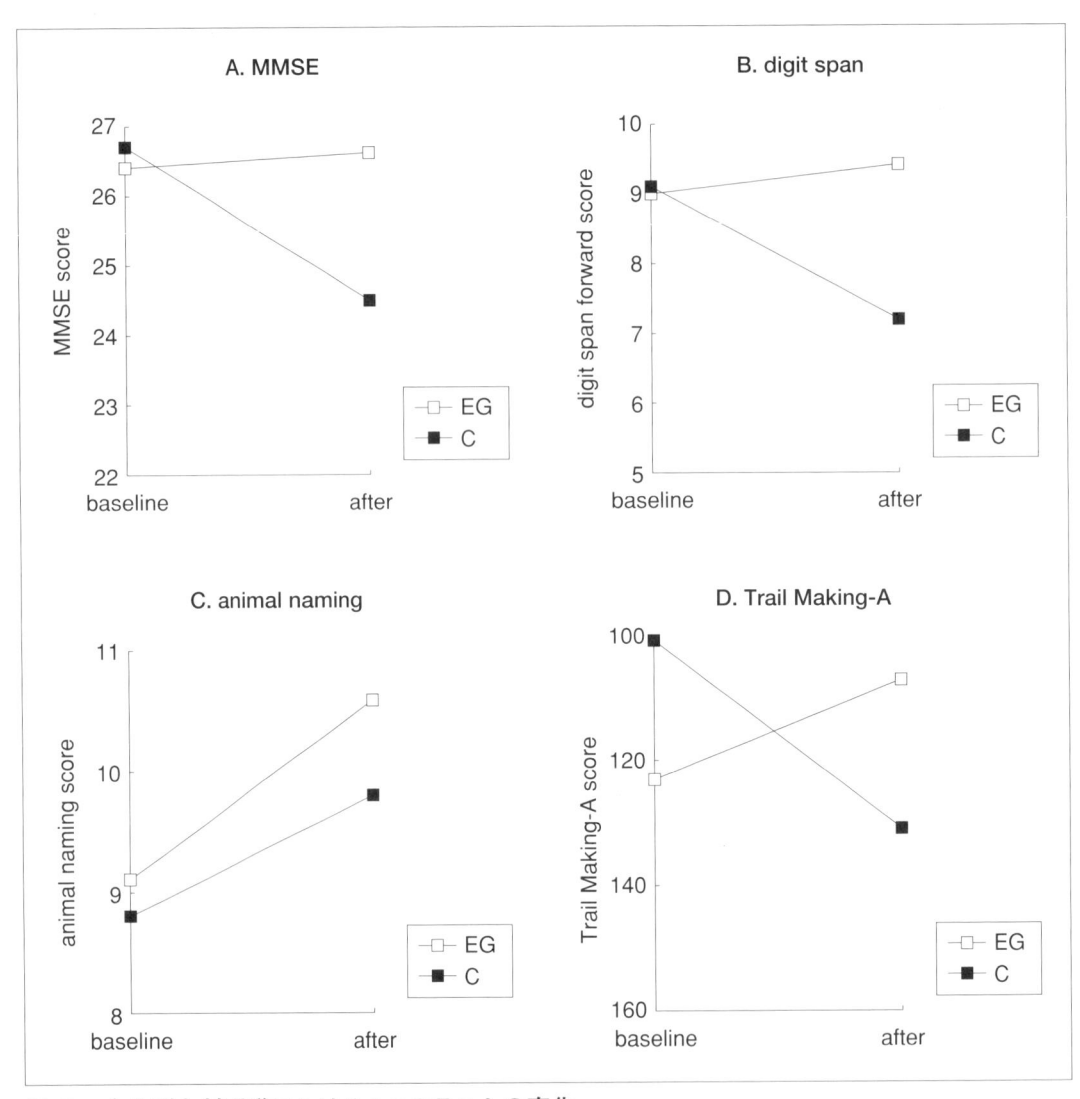

図49. 介入群と対照群における4つのテストの変化
(Ishizaki et al., Alzheimer Dis Assoc Disord 2002；16：261-269, Figure 1より.)

生活および趣味関心」や「地域社会活動」等のCDR項目に0.5の判定がつく場合が，より認知症に移行していた。喫煙や飲酒，食生活，ソーシャルサポート等の生活習慣，高血圧や糖尿病等の血管性危険因子の有無，有病率調査と発症率調査の間に行っていた心理社会的介入の効果を詳細に検討したが，認知症への移行に対して，有意な影響は認められなかった[14]。当初，田尻町の保健師も，様々なアクティビティによる認知症発症防止効果が無かったことに落胆していた。しかし，前述した様にQOLが改善している例が認められた。従って，この様な活動は「認知症発症防止活動」ではなく，「QOL維持活動」とでも称されるべきものであり，行う意義は大いにあると考えられる。

次に，アルツハイマー病と血管性認知症の疾患別に，基準時の心理検査とMRI所見を用

介入前　　　　　　　　　　　　　　介入後

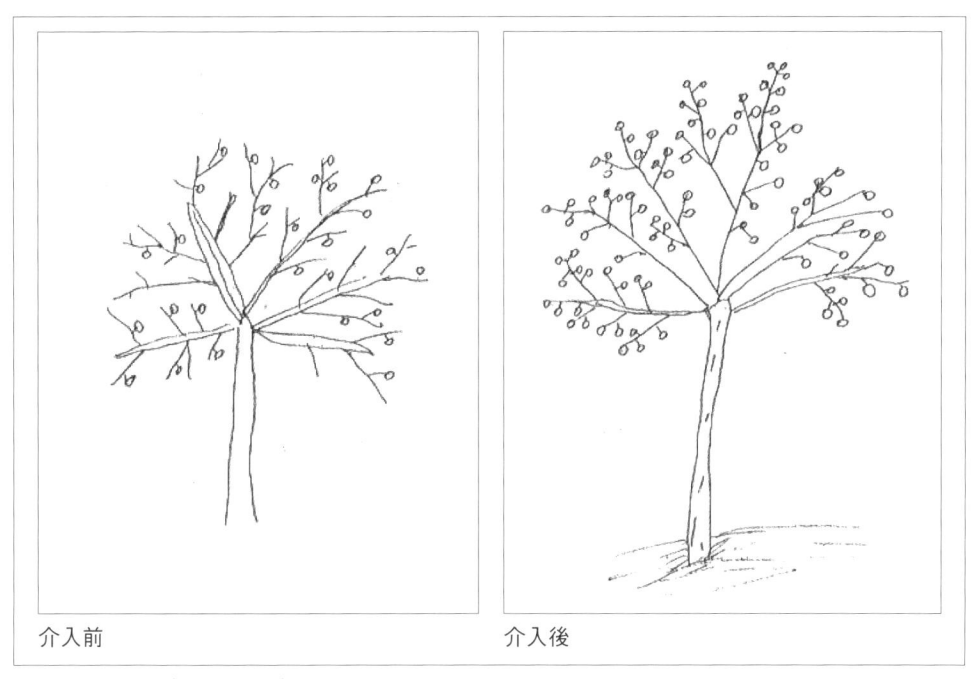

図50. 介入群(83歳男性)におけるバウムテストの変化
(Ishizaki et al., Alzheimer Dis Assoc Disord 2002；16：261-269, Figure 2より.)

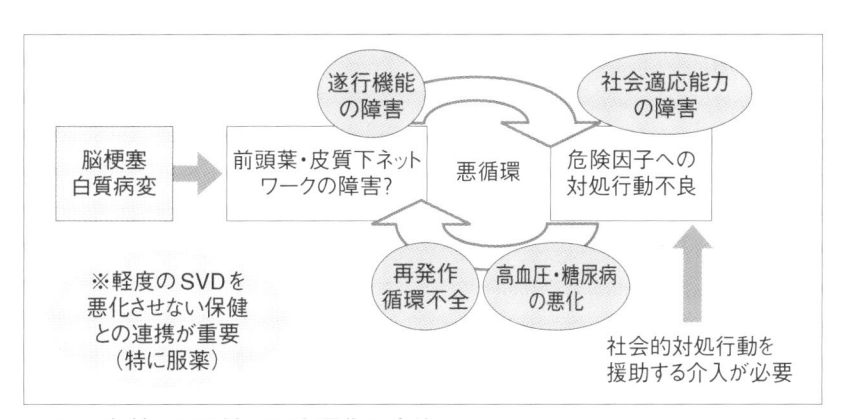

図51. 皮質下血管性認知症悪化の病態

いて，CDR 0.5からの移行について検討した。その結果，アルツハイマー病は全般的な低い認知機能とMRI上の全般的な脳萎縮が関係し，血管性認知症は，認知機能の中でも語流暢性等の前頭葉機能，萎縮でも前頭葉，側頭葉の萎縮，および重度の白質病変や脳血管障害が有意に関係していた。

さらに，血管性認知症への移行は，2つのパターンが認められた。1つは脳梗塞の発作後，NINDS-AIREN基準を満たすタイプで，もう1つはCDR 0.5で既に脳血管障害を認め，皮質下血管性認知症の診断基準を満たし，その後に高血圧や糖尿病などの血管性危険因子のコントロールが不良のために重症化したタイプである。神経心理学的には遂行機能・IADL低下などが認められるが，**図51**に示す様に遂行

[*2] 本田由紀子，田中尚文，伊藤真紀，桑折由理子，大森志津，山口　智，目黒謙一：介護保険制度における地域支援事業・特定高齢者施策を利用した認知症早期発見（二次予防）の試み：大崎－田尻プロジェクト．Modern Physician 2008；28：1494-1501．より改変

機能の障害が社会適応能力の障害を引き起こす。具体的には医療機関の受診や服薬管理などが困難になり，危険因子が悪化してしまい，再発作を生じるという悪循環に陥る。地域における介入としては，その様な対処行動をいかに援助するかと言うことが必要になる。

以上より，血管性認知症，特に皮質下血管性認知症に関しては，高血圧や糖尿病等の危険因子の管理，特に服薬行動のサポートが重要である。CDR 0.5の高齢者のうちある割合が臨床的なアルツハイマー病に移行するが，CDRに基づく日常生活の観察と，神経心理検査，そしてMRIの組み合わせが，認知症に移行しやすい群の発見に有効である。

認知症予防と言う場合，どうしても第一次予防（発症の防止）に視点が向きがちであるが，過度の負担を与えずに正しい理解を浸透させることが重要である。なぜならば，生活習慣と関係させた第一次予防を強調すると，「認知症患者の自己責任説」が生じ得るからである。すなわち，「○○しないから認知症になった」と，自分の努力が足りない結果，その病気になったのだと，責任を患者本人に押し付ける形になりかねない。大切なことは，第二次予防としての医療連携と，第三次予防としての生活支援である。ただし，生活習慣病の影響に関しては，田尻プロジェクトは65歳以上の高齢者が対象であるので，有意な関連が導き出せなかった可能性が否定出来ない。現在，「健康日本21」等のプロジェクトが各地域で開始されているが，生活習慣病と認知症の関係については，中年期からの，より長期のスタディが必要である。

以上のことは，検討課題としつつも，地域住民に対する啓発として大切なことは，「ボケないために，○○療法をがんばりましょう」ではなく，「ボケても，安心して暮らせる地域社会をつくりましょう」ということである。そのためにも，認知症に対する正しい理解と適切なサポート体制が必要である。

ところで，CDR 0.5高齢者には，認知症のように生活に支障を認めるほどではないものの，軽度の生活障害が認められる場合がある。物忘れの訴えは健常とCDR 0.5で差を認めないものの，生活障害についてはCDR 0.5独特の表現で自覚していることがある。日常の家事には，動作の系列化（洗濯物を洗って干して，畳んでしまう），並列化（洗濯機を使用しながら料理をする），計画性（献立を考えて買い物をし，料理に取りかかる）等が必要であるが，これは神経心理学的に「遂行機能」と呼ばれている。前述の「注意力」にも関連する。家電製品やTVのリモコン，スイッチの取り扱いなどは「道具的ADL（IADL）」であるが，CDR 0.5はどちらも軽度の障害を示すことがある。今まで行っていた趣味や関心が薄れ，「何となく億劫になる」のも特徴である。また，服薬管理や日程等の予定管理が杜撰になり，外来受診日を間違えたり，今まで行っていた地域の老人会の仕事が億劫になったりする場合がある。また，地域の集まり等への参加の意欲も低下し，活動範囲が減少することも特徴である[15]。その様な活動の低下を，早期発見に応用するとよい。

3. 介護保険事業を活用した第二次予防の試み[*2]

1）背景

現在における認知症の予防は，前述したように第二次予防＝早期発見・早期治療が主体である。今回，宮城県大崎市のフィールドにおいて，介護保険における特定高齢者施策制

度を利用し，地域在住高齢者から早期認知症患者をスクリーニングし，受診勧奨を行い，認知症専門医療まで繋げる，という認知症地域医療の一連の過程に試験的に介入し，地域における認知症早期発見を試みた．

2) 対象

今回，調査対象としたのは，介護保険制度における「特定高齢者」のうち特に「閉じこもり」・「認知症」・「うつ」領域該当者である．まず，介護保険制度における特定高齢者施策と介護予防事業の概観を説明する．

「特定高齢者」とは，「地域に住む，将来，要支援・要介護状態になるおそれのある65歳以上の高齢者」のことを指す．以前は「虚弱高齢者」とも呼ばれていた．平成18年の介護保険制度改革の際「予防重視型システムへの転換」が謳われ，地域支援事業が創設されたが，その中の「特定高齢者施策」において，特定高齢者を把握し，介護予防プログラムにより介入し，その効果を評価するという一連の施策を行う様に定められている．健康な一般高齢者から介護認定上の「要支援」者まで，それぞれの健康段階毎に，介護予防施策を設

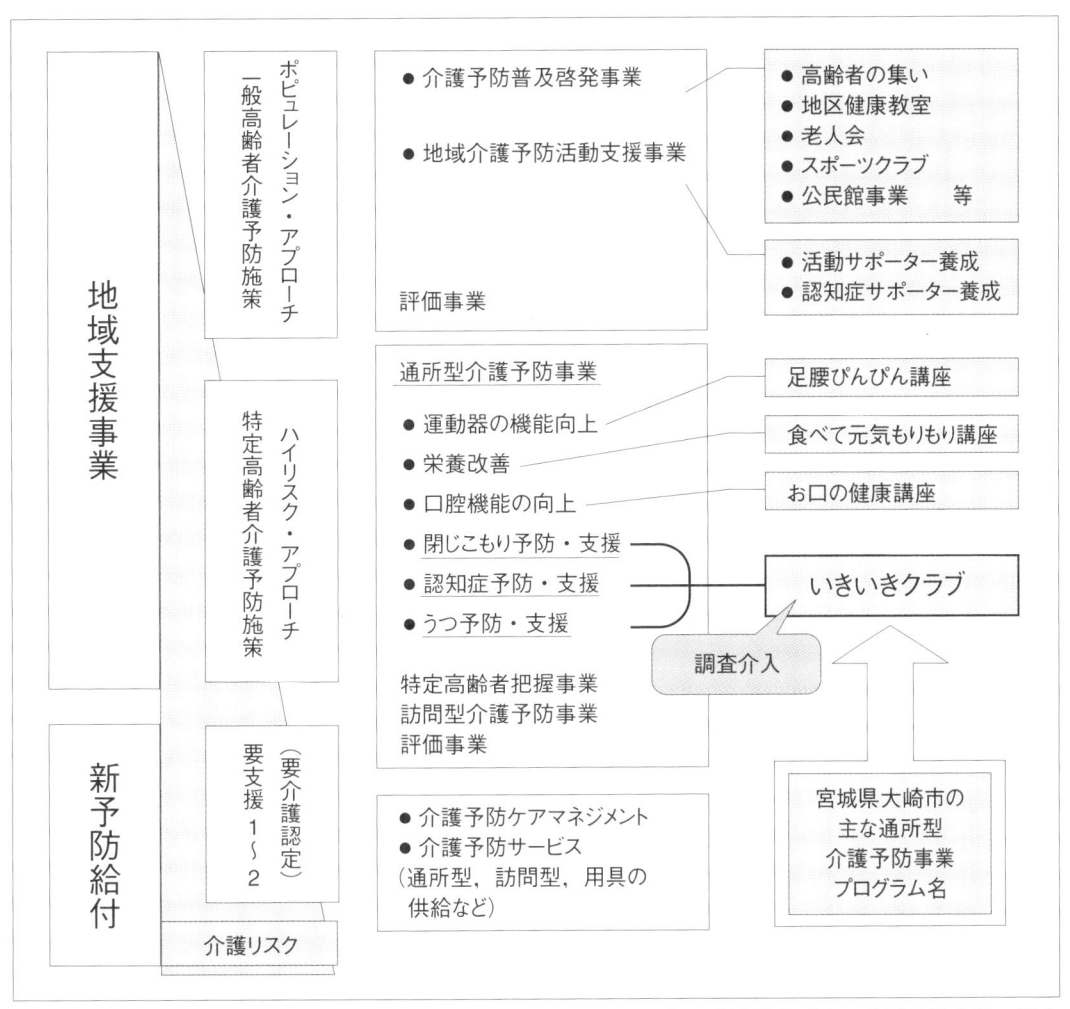

図52．平成18年介護保険制度改革における予防重視型システム概観と宮城県大崎市の介護予防事業の照合

定しているのが,「予防重視型システム」の特徴である(図52).

特定高齢者に選定された者は,基本的に,老人保健事業の基本健診時,65歳以上ならば併せて行われる「基本チェックリスト」とその他の身体機能の評価を受け(これら一連の評価を「生活機能評価」と称する)選定される.これ以外でも,訪問活動や地域からの情報収集によって特定高齢者候補者を随時探索し個別に「生活機能評価」を行っていく.評価は主に,地域支援包括支援センターが行う(表29).

その後,特定高齢者は通所型あるいは訪問型介護予防事業の各予防プログラムへの参加を勧められる.この特定高齢者介護予防プログラムは「運動器の機能向上」,「栄養改善」,「口腔機能の向上」,「閉じこもり予防・支援」,「認知症予防・支援」,「うつ予防・支援」の各領域に分かれている(表30).

大崎市田尻地区では,これらのうち,「閉じこもり」・「認知症」・「うつ」領域特定高齢者の通所型介護予防プログラムを1つにまとめ,週1回の頻度にて通年で行っている.プログラム内容は,歌や運動を取り入れたレクリエーションや,集団での温泉や観光地への外出行事などである.我々は,この集団のうちの2グループ・36名を対象に,スクリーニング・受診勧奨介入を行った.

3) 方法

MMSE[3], QOL-AD[12], GDS (Geriatric Depression Scale)-30[22]によるスクリーニング検査が,筆者の研究チームの医師と看護師,地域包括支援センターの保健師によって,上述した予防プログラム参加者に対し,本人の同意が得られた場合,施行された.

スクリーニング検査後,全ての得点を地域包括支援センターにフィードバックした.それを受けて地域包括支援センターでは,スクリーニング段階で既にMMSEスコアがカットオフ値以下の点数を示した高齢者,もしくはMMSEスコアはカットオフ値を上回っているが自宅生活上認知機能障害を疑わせる徴候を1つでも認める場合において,田尻診療所などの認知症専門外来への受診を勧奨した.具体的には,認知症専門医受診の必要性を説明し,本人と家族の同意を得た後,かかりつけ医などを経由して希望する専門医へ診療情報を提供してもらった.

調査介入のほかに,2つのうちの1つのグループに対して,リハビリテーション科専門医が個別に診察し,運動機能を評価し,アドバイスを行い,保健師による健康相談も行った.田尻診療所を受診した症例に関して,外来にて受け入れ,神経心理検査等精査を行った.

4) 結果

調査介入された36名の男女比は,男性3名/女性33名で,平均年齢80.2歳,平均教育年数8.0年であった.MMSE得点の平均は23.0点,QOL-AD得点の平均は35.0点,GDS-30得点の平均は9.4点であった.

各教育年数におけるMMSEのカットオフ値以下だった者は,36名中7名(19.4%),カットオフ値以上だったが認知機能障害を思わせる徴候が認められ受診勧奨された者は36名中3名(8.3%)で,故に今回受診勧奨された総

表29. 特定高齢者把握ルート

1 老人保健事業の基本健診による生活機能評価
2 利用者本人や家族からの相談
3 医療機関や主治医からの連絡
4 保健師等の保健活動からの連絡
5 民生委員等からの連絡
6 要介護認定非該当者
7 各種健康診断
8 新予防給付からの移行
9 その他

●どのようなルートでハイリスク高齢者を把握した場合も,基本チェックリスト(表30)において,生活機能をスクリーニングする.

表30. 基本チェックリストと特定高齢者の分野選定方法[※2]

No.	質問項目	特定高齢者の候補者の選定基準（いずれかに該当）	特定高齢者の決定基準	予防プログラム領域	大崎市におけるプログラム名
1	バスや電車で1人で外出していますか		1〜20のうち12個以上に該当する者		
2	日用品の買い物をしていますか				
3	預貯金の出し入れをしていますか				
4	友人の家を訪ねていますか				
5	家族や友人の相談に乗っていますか				
6	階段を手すりや壁につたわらずに昇っていますか	5項目すべてに該当する者 **5項目のうち3つ以上に該当**	※全てに該当しなくても特定の身体機能評価で別に選定ルートあり	運動器の機能向上	足腰びんびん講座
7	椅子に座った状態から何もつかまらずに立ち上がっていますか				
8	15分くらい続けて歩いていますか				
9	この1年間に転んだことがありますか				
10	転倒に対する不安は大きいですか				
11	6ヵ月間で2〜3kg以上の体重減少がありましたか	2項目すべてに該当する者	11に該当しBMIが18.5未満、もしくは血清Albが3.5 (3.8) g/dL以下	栄養改善	食べて元気モリモリ講座
12	身長　　cm　体重　　kg				
13	半年前に比べて固い物が食べにくくなりましたか	3項目すべてに該当する者 **3項目のうち2項目以上**	13〜15 **(の2つ)** に該当,かつ **(または)** 口腔衛生不良, **(または)** 反復唾液嚥下テストが3回未満	口腔機能の向上	お口の健康講座
14	お茶や汁物等でむせるものがありますか				
15	口の渇きが気になりますか				
16	週に1回以上は外出していますか		16に該当する者（17にも該当するなら特に要注意）	予防・支援 閉じこもり	いきいきクラブ
17	昨年と比べて外出の回数が減っていますか				
18	周りの人から「いつも同じことを聞く」などの物忘れがあると言われますか	20のうち10個以上に該当する者	18〜20のいずれかに該当する者	予防・支援 認知症	
19	自分で電話番号を調べて、電話をかけることをしていますか				
20	今日が何月何日かわからない時がありますか				
21	（ここ2週間）毎日の生活に充実感がない		21〜25で2項目以上該当する者	うつ予防・支援	
22	（ここ2週間）これまで楽しんでやれていたことが楽しめなくなった				
23	（ここ2週間）以前は楽にできていたことが今では億劫に感じられる				
24	（ここ2週間）自分が役に立つ人間だと思えない				
25	（ここ2週間）わけもなく疲れたような感じがする				

濃色の領域の特定高齢者介護予防事業参加者の一部を対象に調査を行った。
太字は平成19年4月見直しによるもの。当初の基準が厳しく特定高齢者の検出がごくわずかであったことから基準が緩和された。

数は全部で36名中10名（27.8％）であった。

受診勧奨した特定高齢者のうち，実際受診に至ったのは，1症例であった。以下に報告する。また，受診勧奨を受けたが受診に至らなかった症例の分析を表31に示す。

5）症例

83歳，右利き女性，教育年数6年

【主訴】

同じ訴えの繰り返し，家族の言うことを聞かない，物忘れ。

【既往歴】

本態性振戦，骨粗鬆症，変形性腰椎症，高脂血症。

【現病歴】

70歳代より水を出しっ放しにしていることが度々あった。1年前より，同じことを何度も繰り返す，最後にいつ排便があったか忘れる等の症状があった。一般高齢者介護予防事業に参加していたが，その頃より欠席が目立つ様になった。このため，地域包括支援センタースタッフが訪問し，生活機能検査を行ったところ，特定高齢者に該当したため，「閉じこもり」・「認知症」・「うつ」領域の特定高齢者通所型介護予防事業：「いきいきクラブ」に参加した。

【経過】

スクリーニング検査の結果は，MMSE 18/30点（カットオフ以上），GDS-30 11/30点，QOL-AD 36/52点であった。かかりつけ医受診時，問診にうまく答えられなくなった等の症状が重なり，地域包括支援センターとかかりつけ医に相談の上，本人と家族の同意を得た後，田尻診療所の認知症専門医へ紹介され

表31．受診勧奨を受けたが受診には至らなかった症例一覧

	性別	年齢	教育歴	MMSE*	かかりつけ医の有無	基礎疾患，脳血管障害#	認知症専門医を受診しなかった理由
A	M	77	8	<u>20</u>		**脳梗塞**	本人・家族が必要性を感じていない
B	M	68	8	<u>6</u>		**脳梗塞（失語あり）**	本人・家族が必要性を感じていない
C	F	68	11	<u>19</u>		**脳梗塞（右麻痺）**	本人・家族が必要性を感じていない
D	F	90	8	<u>18</u>		糖尿病，変形性膝関節症	かかりつけ医が必要性を感じていない
E	F	75	9	<u>22</u>	全員あり	うつ	（うつにて既に精神科に通院している）
F	F	81	7	22		高血圧，変形性膝関節症	本人・家族が必要性を感じていない
G	F	85	8	22		糖尿病，高血圧，骨粗鬆症，便秘	本人・家族が必要性を感じていない
H	F	78	不明	<u>13</u>		糖尿病，高血圧	嫁は受診が必要だと思っているが，夫が本人がショックを受けるだろうから，と受診を反対している
I	F	76	12	<u>22</u>		**交通事故による頭部外傷後高次機能障害（左麻痺）**，高血圧，便秘	本人・家族が必要性を感じていない

＊下線は，カットオフ以下の者。下線なしは，カットオフ以上だったが，認知症状があって受診勧奨を受けた者。
＃**太字**は脳血管障害が既往にある者。

た。受診後，軽度アルツハイマー病（CDR 1）と診断された。その後，特定高齢者介護予防事業への参加をやめ，介護保険の「要支援」の認定を受け，デイサービスを利用しながら，自宅在住のまま専門医への定期受診を続けている。

6）考察

まず，スクリーニング時，既にMMSEがカットオフ以下であったにも関わらず，その中からは1例も受診に至らなかった背景を考察するため，表31に，受診に至らなかった受診勧奨症例全例の背景をまとめた。これによると，9名のうち4名（44.4％）に脳血管障害の既往が認められ，本人とその家族は認知症専門医療の受診の必要性を感じていなかった。ゆえに，受診行動に至らなかったと推察出来る。アルツハイマー病の場合，記憶障害に加え，妄想等異常に気付きやすい徴候があるため，比較的容易に，専門医受診に至ること出来る。一方，血管性認知症では，無気力，社会的な遂行機能障害等があるが，異常に気付きにくいため，本人と家族が医療の必要性を抱きにくく，どこにも受診せず自宅に「引きこもる」ケースが多いと考えられる。また，皮質下血管性認知症は，血管性認知症の2/3を占めると言われるが，自覚がなく，医療機関を受診することも，調査への同意も得にくいとされ，"地域に埋もれて"いる可能性が大きい。今回の受診に至らなかった症例は，それを反映している可能性がある。

また，今回の介入において感じた，地域における認知症早期発見に関する問題点を，現場スタッフと議論した。まず，今回の調査対象者であるこの三領域の特定高齢者は，軽度認知障害（MCI）と同程度の段階であると思われる。近時記憶などの単一ドメインの障害があり，生活にはまだ支障を来たさないが，社会的活動の遂行が困難になって来ている状態で，特定高齢者として選定されていると考えられるためである。

問題点の1つは，MCI段階においては生活障害がほとんどないため，認知症医療への受診動機が極めて弱く，それが早期受診を阻害していることである。今回，受診を勧奨されながらも実際は受診に至らなかった高齢者とその家族は，予想以上に多かった。「普段はまだ何ともないし…」など早期受診の必要性を感じていない，さらには「病気の疑いと言われても…」と受診勧奨自体を歓迎しない家族もあった。同様の傾向は，先行報告でもたびたび指摘されている[1, 4, 5, 11, 21]。このことから，地域における認知症早期発見のために，生活障害の強さに依存しない別の受診動機が必要であることが示唆される。具体的には，広く地域在住者と専門医療機関以外の医療福祉介護関係者へ認知症の知識を教育するだけでなく，がん検診等の様な検診システムを構築することの必要性を考える。

第2に，現行介護保険制度における特定高齢者選定方法の質的限界である。まず，特定高齢者を一律に把握する唯一の手段は，「基本健診」時の「生活機能評価」であるが，この評価事業が，特定高齢者相当の虚弱な高齢者群を適切に対象と出来ていないことが挙げられる。まさに持病を持つ等，特定高齢者に該当する可能性の高い高齢者ほど，普段からかかりつけ医で診てもらっているため，あえて基本健診を受診しないと言う。厚労省による地域支援事業初年度の実施状況報告[9]や，向山らの調査においても同様に報告されている[10]。また，現行の「基本チェックリスト」は，①本人からの聞き取りで評価されていて，②地域での役割や活動範囲の縮小，家庭生活上の道具使用障害等を評価していない。認知機能障害や認知症への移行と関連しているのは，「物忘れ」でなく「日付の不確かさ」と上述の②に対する「本人の自覚」であることが指摘されており[15]，現行「基本チェックリスト」の，検出ツールとしての質的問題の可能性を否めない。こうした矛盾を解消するため，地域住民やかかりつけ医からの情報収集を積極

的に行い"草の根"的な把握活動が，導入当初より推奨されてきており，特定高齢者の多くは，この"草の根"的方法で選定されてきた背景がある．今後は，かかりつけ医による生活機能評価の実施と地域包括支援センターへの情報提供が，より活発かつスムーズに行われる必要があるだろう．大崎市では，平成20年度より，特定高齢者把握事業として，地域のかかりつけ医に生活機能評価実施協力を求めるシステムを制度化した．

第3に，介護保険の利用を拒否している"隠れた要介護者"の存在である．脳卒中後遺症で片麻痺等があり本来なら要介護状態相当であるが，介護保険の利用を拒否しているため，やむを得ず特定高齢者に組み入れ，通所型介護予防事業において経過観察を行っている症例を，今回の調査中にいくつか経験した．病状・要介護状態の悪化により，介護予防事業を離脱して，入院加療や介護保険利用に移行するのは，このタイプの高齢者に多いようである．しかし，詳細に調査されてはおらず，実態は不明である．

一方，今回，調査対象とした介護予防プログラムにおいて，「私が行くならあの人も一緒に！」と友達同士誘い合って参加する．また，「弱りたくない！」と体力維持運動をグループ全体で自発的に続けて努力するなど，特定高齢者に該当したからと言って決して全てが消極的なわけではなく，集団としてはエネルギッシュであり，大変印象深かった．

これら三領域の介護予防プログラムの特徴として，プログラムへの参加によって社会的活動や認知機能が改善し，"卒業"出来る特定高齢者はほとんどなく，何年も継続して参加し続けるか，悪化し離脱していく症例が大半であることが挙げられる．そのため，プログラムへの参加効果を，認知機能，QOL，抑うつの尺度の介入前後の得点変化で評価することが，今回は困難であった．しかし，GDS得点の平均は9.4点，QOL-AD得点の平均は35.0点と良好であり，「友達が出来た」「参加して よかった」など喜びの声は多く聞かれた．このことから，他の予防プログラムと違い，「閉じこもり」・「認知症」・「うつ」の予防プログラムは，劇的な機能改善を望むものではなく，参加者のQOLの向上と経過観察の場としての役割が大きいと考える．

引用文献

1) 安部幸志，荒井由美子，池田 学：家族が認知症となった場合の対処行動：一般生活者に対する調査から―．日本医事新報 2006；4294：63-67.
2) Finkel SI, Costa de Silva J, Cohen G, et al.：Behavioral and psychological signs and symptoms of dementia：a consensus statement on current knowledge and implications for research and treatment. Int Psychogeriatr 1996；8（S3）：497-500.
3) Folstein MF, Folstein SE, McHugh PR："Mini-mental state". A practical method for grading the cognitive state of patients for the clinician. J Psychiatr Res 1975；12：189-198.
4) 本間 昭：地域住民を対象とした老年期痴呆に関する意識調査．老年社会科学 2001；23：340-351.
5) 本間 昭：痴呆性高齢者の介護者における痴呆に対する意識・介護・受診の現状．老年精神医学雑誌 2002；13：307-313.
6) Ishizaki J, Meguro K, Ishii H, et al.：The effects of group work therapy in patients with Alzheimer's disease. Int J Geriatr Psychiatry 2000；15：532-535.
7) Ishizaki J, Meguro K, Ohe K, et al.：Therapeutic psychosocial intervention for elderly subjects with very mild Alzheimer's disease in a community：The Tajiri Project. Alz Dis Assoc Disord 2002；16：261-269.
8) Jacqmin-Gadda H, Fabrigoule C, Commenges D, et al.：A 5-year longitudinal study of the Mini-Mental State Examination in normal aging. Am J epidemiol 1997；145：498-506.
9) 厚生労働省老健局老人保健課：介護予防事業の実施状況の調査結果（平成18年11月30日時点の調査），2007.
10) 向山由美，井出弘枝，秋月陽子，ほか：介護予防

のための特定高齢者選定のあり方に関する調査研究—基本健康診査受診者と非受診者との比較から—. 日本医事新報 2008；4384：72-75.
11) 鹿野由利子, 花上憲司, 木村哲朗, ほか：痴呆の早期受診はなぜ難しいのか—家族から障壁要因と情報提供の必要性—. 日本痴呆ケア学会誌 2003；2 (2)：158-181.
12) Logsdon RG, Gibbons LE, McCurry SM, et al.：Assessing quality of life in older adults with cognitive impairment. Psychosom Med 2002；64：510-519.
13) McKhann G, Drachman D, Folstein M, et al.：Clinical diagnosis of Alzheimer's disease：Report of the NINCDS-ADRDA Work Group under the auspices of Department of Health and Human Services Task Force on Alzheimer's Disease. Neurology 1984；34：939-944.
14) Meguro K, Ishii H, Kasuya M, et al.：Incidence of dementia and associated risk factors in Japan：The Osaki-Tajiri Project. J Neurol Sci 2007；260：175-182.
15) Meguro K, Yamaguchi S, Ishizaki J, et al.：Neuropsycho-social features of very mild Alzheimer's disease (CDR 0.5) and progression to dementia in a community：The Tajiri Project. J Geriatr Psychiatr Neurol 2004；17：183-189.
16) Monteiro IM, Boksay I, Auer SR, et al.：Addition of a frequency-weighted score to the Behavioral Pathology in Alzheimer's Disease Rating Scale：the BEHAVE-AD-FW：methodology and reliability. Eur Psychiatry 2001；16 (S1)：5-24.
17) 目黒謙一, 石井 洋, 関田康慶：痴呆に関する地域住民の認識と教育講演の効果：保健・医療・福祉の連携のために. 病院管理 2002；39：15-23.
18) 目黒謙一：ブラジル在住高齢者移民：認知症の調査を通じて見た物語と歴史. 新興医学出版社, 2010, 東京.
19) Ritchie K, Kildea D：Is senile dementia "age-related" or "aging-related"?：Evidence from meta-analysis of dementia prevalence in the oldest old. Lancet 1995；346：931-934.
20) Roman GC, Tatemichi TK, Erkinjuntti T, et al.：Vascular dementia：Diagnostic criteria for research studies-Report of the NINDS-AIREN International Workgroup. Neurology 1993；43：250-260.
21) 品川俊一郎, 中山和彦：認知症患者の早期受診・介入障害となる要因に関する検討—. 一般市民・かかりつけ医・介護支援専門員のアンケート調査より—. 老年精神医学雑誌 2007；18 (11)：1224-1233.
22) Yesavage JA, Brink TL, Rose TL, et al.：Development and validation of a geriatric depression screening scale：a preliminary report. J Psychiatr Res 1983；17：37-49.

コラム4：
認知症の医療と社会的背景

　本稿を執筆中の平成22年7月初頭，参議院選挙を間近に控えて，各政党がマニフェストを発表している。医療介護の領域では，小泉内閣時代に行われた2000億円の社会保障費削減がその後の「医療崩壊」を招き，国民の支持を得られずに自民党が衆議院選挙で敗北した原因の1つとなったこともあり，どの政党も一様に介護給付の向上等医療介護に手厚い政策を提案している。

「構造改革」と「医療費亡国論」

　1980年代に貿易で黒字続きだった日本に対して，アメリカが主体となって制裁的な意味を持って行われた先進5ヵ国における「プラザ合意」(1985年)の結果，円は一気に8割ほど高くなった。そのため，日本の輸出産業は打撃を受ける。産業界は，海外に大工場を移して生産を増やす戦略を取ると同時に，国内では例えばリストラなどのコスト削減を行いやすい様に，制度を変更しなければならなくなった。これは「構造改革」と称され，その中で社会保障費は削減されていくが，その布石になったのが1983年に発表された「医療費亡国論」である[1]。

　即ち，このまま租税・社会保障負担が増大すれば社会の活性が失われるという「医療費亡国論」，日本における医療の供給は高く，近い将来憂えるべき医師過剰となること，病床数も世界一，高額医療器導入も世界一高いと言う「医療費需給過剰論」である。その後，「高騰する医療費」「医師過剰時代」などの標語が飛び交い，いかに医療費を低下させるかという議論ばかりなされていったことは未だ記憶にあるところである。しかし，最近の「医療崩壊」状況は，日本における社会保障負担率が実際は先進国の中でも最低水準で，医療費も対GDP比で見ても低く，さらに医師の絶対数も不足していることが原因であることが明らかになったことは周知の事実である。

　「高福祉・高負担」vs「低福祉・低負担」のおきまりの政治標語は，しばしば「社会主義政策」vs「自由主義政策」と並行して議論されやすく，実際，アメリカの様な自由主義国家では，市場主義の行き過ぎとセットで医療福祉の脆弱さが示されている。その批判から，医療福祉を充実させるには自由主義では困難である様な論説も見られる。しかし，木村氏によれば[2〜4]，「医療は負債ではなく，投資であり経済活性化の鍵」であり，医療への投資は経済効果がある。高齢社会において，医療介護関連の産業の重要は増加するが，年金や医療・介護などの社会のセイフティ・ネットを整備することは，国民が安心して経済活動や社会活動に専念するために重要で，「国民皆保険制度」は市場経済を支える。実際，北欧諸国は社会保障費が高くても経済競争力は世界でトップクラスである。もちろん，病気や障害の存在を前提にしないことが重要である。重要なことはあくまで，病気の予防，障害があっても介護が必要ない様にすることである。

認知症の専門医不足の問題

　認知症の専門医が不足していることを言うと，認知症が脳の病気であると言う理解が少ないためか，「救命救急や産科医師の不足の方

が問題であり，認知症どころではない」と言われる．しかし，認知症患者も等しく医療を受ける権利（道理）はあるのである．産科はともかく長期療養中の認知症患者が急変して救命救急センターに再来院することも少なくない．しかし，実際問題，専門医は不足している．従って，少ない専門医でいかに認知症医療のマネジメントを行うか．当面重要な課題は介護支援専門員（ケアマネージャー）の質の向上であると考える．ケアマネがきちんと認知症の理解を進め，かかりつけ医と福祉施設の連携をマネジメントすることが求められている．

従来，我が国では医師法第17条「医師でないものは医業を行ってはならない」の「医業」を，「医療行為」全般と広く解釈され，個々の医療行為を医師以外が行えば違反に該当するという前例が多かったため，介護福祉の現場においても様々な支障が見られていた．例えば，上肢の麻痺があり自分で湿布を貼ることが出来ない患者の自宅に訪問したヘルパーが，湿布を貼ることは医療行為であり出来ない（！）ため，湿布のカバーをはがして裏を上にして床に置き，その上に患者が寝そべることによって湿布を貼っていた．この笑い話のような話は，結構地域では真剣に聞かれたものである．最近では，看護師がようやく静脈採血をすることが可能になり，また特養における喀痰吸引も研修を受けた上で介護スタッフが行えるようになった．

後期高齢者制度と関連する制度改革

2008年に導入された後期高齢者医療制度は，元来，高齢社会において医療費の3分の1を占める高齢者の医療費を安定的に確保するために，現状を高齢者に理解させ負担を願う一方，広域連合という形で都道府県を中心に保険者を再編統合しようと言う趣旨である．関連して，高齢者によく見られる重複受診を減らすために「かかりつけ医制度」を導入する趣旨である．かかりつけ医とは，高齢者が抱える複数の疾患を総合的に診断・治療し必要な時は心のケアも行い，介護保険のケアマネとも連携を取り，患者の生活に合わせた在宅生活のアドバイスが出来る．訪問診療を積極的に行い，痛みを緩和するケア等末期医療にも対応出来る，と言う総合医である．今後，欧米の様に専門医としての研修制度の必要性が指摘されている．

政治問題と絡めて常に議論になるのが，介護療養病床の廃止である．胃瘻増設患者等，医療と介護の両方が必要であるにも関わらず医療の必要性が低いと判定されやすいため，入院を敬遠されがちであるが，実際には嘔吐したり喀痰を吸引したり医療行為が必要になるため，特別養護老人ホームに入所出来ない．すなわち，「介護難民」として患者の行き場がなくなってしまうことが多い．2008年に創設された介護療養病床の転換先とされる介護療養型老人保健施設（転換型老健）には医師が3分の1しかおらず，24時間の対応が出来ない．今後の推移を注意深く見ていく必要である点の1つである．

引用文献

1) 日野秀逸：民主党の医療政策は私たちのいのちを守れるか？，自治体研究社，2010，東京
2) 木村昭人：医療立国論：崩壊する医療制度に歯止めをかける！，日刊工業新聞社，2007，東京
3) 木村昭人：医療立国論Ⅱ：厚生労働省解体－医療庁を新設せよ！，日刊工業新聞社，2008，東京
4) 木村昭人：医療立国論Ⅲ：民主党政権で医療制度はこう変わる，日刊工業新聞社，2009，東京

文献紹介：
アルツハイマー病の医療経済学

CDR 0.5 からアルツハイマー病へのコンバーターに対するドネペジル治療のマルコフモデルを用いた医療経済効果

糟谷昌志，目黒謙一

Masashi Kasuya, Kenichi Meguro. Health economic effect of donepezil treatment for CDR 0.5 converters to Alzheimer's disease as shown by the Marcov model. Archives of Gerontology and Geriatrics 2010；50：295-299. 和訳

要旨

　マルコフモデル*に基づいたドネペジルの医療経済シミュレーションの先行研究では，アルツハイマー病の軽度から中程度におけるステージにおいては，経済効果が認められた。我々の研究目的は，1年間で15％が認知症へ移行する最軽度認知症におけるドネペジル治療の経済効果を検証することである。我々は，新しいマルコフモデルを構築し，3つのシミュレーションを用いた。即ち，シミュレーションAでは，軽度アルツハイマー病の患者，例えば，先行研究のようにCDR 1 からドネペジル治療を開始した，と仮定した。シミュレーションBではCDR 0.5 全員がドネペジル治療を受けたと仮定した。そして，シミュレーションCではCDR 0.5 から認知症へ移行するコンバーターのみがドネペジル治療を受けたと仮定した。我々は以下の通りモデルを計算した。シミュレーションBでは，年間推移確率が15％から10％へドネペジル治療により低下したとしても，その治療薬は経済効果が認められなかった。反対に，シミュレーションCでは，年間推移確率がドネペジル治療により15％からたった12％へ減少しただけで経済効果が認められた。附随する経済的利益を明白に得るには年間推移確率を15％から12％へ減少させることは必須であるが，CDR 0.5 コンバーターを地域で早期に検出することは，医療政策計画にとって重要であると我々は考えた。

序論

　認知症の有病率は65歳以上の人々の8.5％であると報告されている。そして日本では認知症の60％がアルツハイマー病である[17]。アルツハイマー病には根治出来る治療方法がないため，現在の治療方針はアセチルコリンエステラーゼ阻害薬（AChEIs）によりその疾病の進行を遅らせることである。その様な医薬品の中ではドネペジルが広く使用されている。ドネペジルはコリン系の神経末においてアセチルコリンエステラーゼ（AChE）を阻害し，シナプス間隙のアセチルコリンレベルを増加させる[16, 23]。軽度から中程度のアルツハイマー病患者はドネペジルの治療効果が高く，12週間から52週間にかけて認知機能を維持出来る[2, 13, 19, 25, 30, 33, 38]。更に，中程度から重度のアルツハイマー病患者で有益な効果があり[6]，妄想，興奮，攻撃性のような行動異常も，効果を臨

---

* 未来の挙動が現在の値だけで決定され，過去の挙動と無関係であるという性質を持つ確率過程のモデル。医療の場合，急性疾患の分析には，ディシジョンツリーというモデルがよく使われるが，慢性疾患の分析では，マルコフモデルがよく使われる。

むことが出来る[2,8,12,13,19,30,31,33,38]。

アルツハイマー病患者のドネペジル治療は，家族介護の時間を減少させ，ナーシングホームに入所が必要となるまでの時間を遅らせることが出来る，といくつかの研究は示唆している[10,37]。それ故，ドネペジル治療は，正の医療経済的効果があり，フランス，スウェーデン，そしてカナダの先行研究で報告されている[4,24,36]。ナーシングホームにおいて，ドネペジル治療を受けたアルツハイマー病患者とプラセボの患者群の相対危険率に有意差が認められたと，英国におけるAD2000 collaborative groupは，報告した[3]。しかしながら，AChEIsを受けている軽度から中程度のアルツハイマー病患者の数は，潜在患者の半分以下であると，Purandareら[29]は報告している。

日本でも，モデル分析を用いてドネペジルの経済効果を池田らは検証した。その際，医療費は診療報酬に基づいて算出し，介護費は介護報酬に基づいて算出した。その研究は，2年間の分析時間，支払者の立場，でデザインされた。その治療は結果として，全体の費用は，ドネペジル治療を受けた患者で2,560,000円，ドネペジル治療を受けていない軽度アルツハイマー病患者で2,600,000円，しかしながらドネペジル治療を受けた軽度アルツハイマー病患者で4,590,000円，そして，ドネペジル治療を受けなかった中程度アルツハイマー病患者で4,880,000円であった。尚，最軽度アルツハイマー病の様な環境では，研究は行われていない。

最軽度認知症（MCI）やCDR 0.5は正常加齢と認知症の境界領域である。65歳以上のCDR 0.5の認知症発現率は，31.1％であることを我々は報告した[18]。MCIから認知症への年間推移確率は10％から15％と報告されている[26,27]。しかしながら，MCIへ薬物治療を試みた研究は少ししかない。主観的な記憶低下があり，MMSEスコアが24点かつCDR 0.5の対象者に，Sallowayら[32]はドネペジルにおける24週間のRCTを行った。結果として，一部の対象者にADAS-cogの全体スコアに有意な有益な効果を認めたことを示した。類似した結果として，Petersenら[26,27,28]は36ヵ月間のRCTを行い，12ヵ月後にプラセボ群と比較してドネペジル投与群において低いアルツハイマー病の発症率を得た。Apolipoprotein E epsilon4 allelesを1つか2つ持っている対象者では，36週間後も同様の効果を得たと報告している。

これらの研究では，MCIへのドネペジル治療は臨床的にも効果を示している。しかしながら，その治療の経済的効果は検証されていない。本研究の目的は，CDR 0.5対象者のモデル分析により，経済効果を検証することである。

方法

マルコフモデル

我々のシミュレーションは，アルツハイマー病の医療経済研究によく使われる，マルコフの推移確率モデルに基づいている。そのモデルは，CDRの各ステージ間の推移を検証するために構築された。

図53に示すように，そのモデルはCDR 0.5を含んでおり，Ikedaら[15]のモデルに似せており，そして，the Consortium to Establish a Registry for Alzheimer's Disease（CERAD）[20,22]からのデータに基づいて構築されている。

ドネペジル治療のないCDR 0.5からCDR 1への年間推移確率は，Petersenら[26,27,28]が示したように15％とした。ドネペジル治療をCDR 0.5で行った場合，CDR 0.5からCDR 1への年間推移確率はまだ確定していないので，14％，13％，12％，11％，そして10％と仮定して我々はシミュレーションを行った（図54）。

医療費と介護費

医療費は日本における診療報酬からのデータに基づいて算出している。このシステムでは，医療サービス供給者は出来高払いベースで支払いを受け，費用は該当する料金（fees）

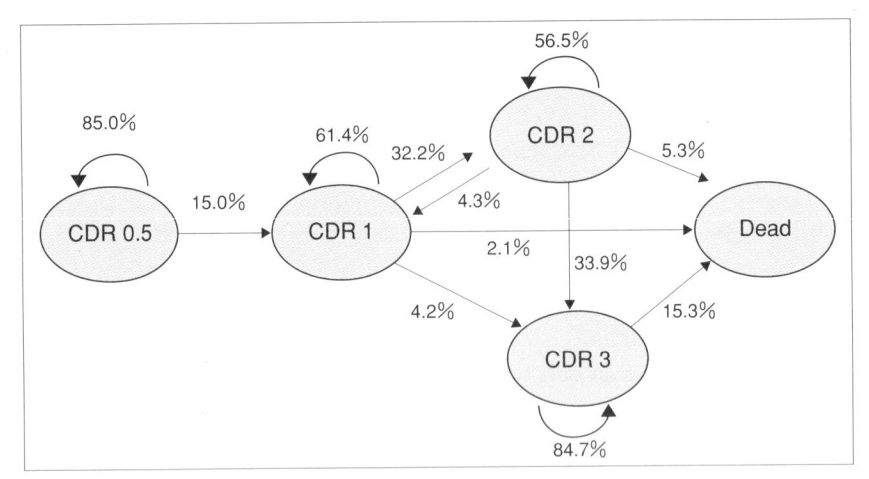

図53. CDR 0.5を含むマルコフモデル
矢印の示すパーセンテージは、年間推移確率の平均値を示す。

や薬価の様な項目が含まれる。ドネペジルの薬価は3mg錠で329.9円，5mg錠で504.0円である。ドネペジル治療群と非ドネペジル治療群は，それぞれ2週間に一度，4週間に一度外来に訪問すると仮定された。その費用は，200床以上の病院の料金（fees）と，1ヵ月4,000枚以下の処方箋を取り扱う調剤薬局での料金（fees）と薬価に基づいて算出された。ドネペジル治療群は最初の2週間に1日3mgのドネペジルを服薬し，その後，1日5mgのドネペジルを服薬したと仮定し，コンプライアンスも100％と仮定した。

介護費は日本における介護保険のデータに基づいて算出された。このシステムでは，要介護高齢者を，身体機能と認知機能の評価に基づいて，6グループに分類する。それらのグループは，「要支援」，「要介護1」，「要介護2」，「要介護3」，「要介護4」「要介護5」，であり，該当するグループによって，上限金額がそれぞれ，61,500円，165,800円，194,800円，267,500円，306,000円，358,300円であった。Ikedaら[15]に類似したアプローチを用いて，CDRのステージ毎の費用は以下の通り設定した。CDR 1は「要支援」の上限金額，CDR 2は要介護1と要介護2の利用料金の平均値，CDR 3は「要介護3」，「要介護4」，「要介護5」の利用料金の平均値。CDR 0.5は介護費はかからないものと仮定した。なぜならば通常CDR 0.5の高齢者は自立しているからだ。

年間割引率は3％，分析時間は2年間，分析は支払者の立場で行った。CDRステージ間の推移については，すべてのCDR 0.5の高齢者がただちにCDR 0.5に移行するわけではないと認識することは重要である。その様な対象者はCDR 0.5のステージに5年以上も留まるかもしれない。それゆえ，我々はコンバーターを，治療無しでCDR 0.5からCDR 1へ移行するCDR 0.5の高齢者と定義した。ドネペジル治療群は以下の3グループに分類された。はじめに，CDR1からのドネペジル治療群を含んだ（シミュレーションA），二番目に，すべてのCDR 0.5にドネペジル治療を行う群（シミュレーションB），三番目は，非ドネペジル治療群の中でコンバーターを同定し，その後ドネペジル治療を行われたものを含んだ（シミュレーションC）。

Quality of Life（QOL）スコア

質調整生存年（Quality Adjusted Life Year：QALY）は医療アウトカムの指標として用いら

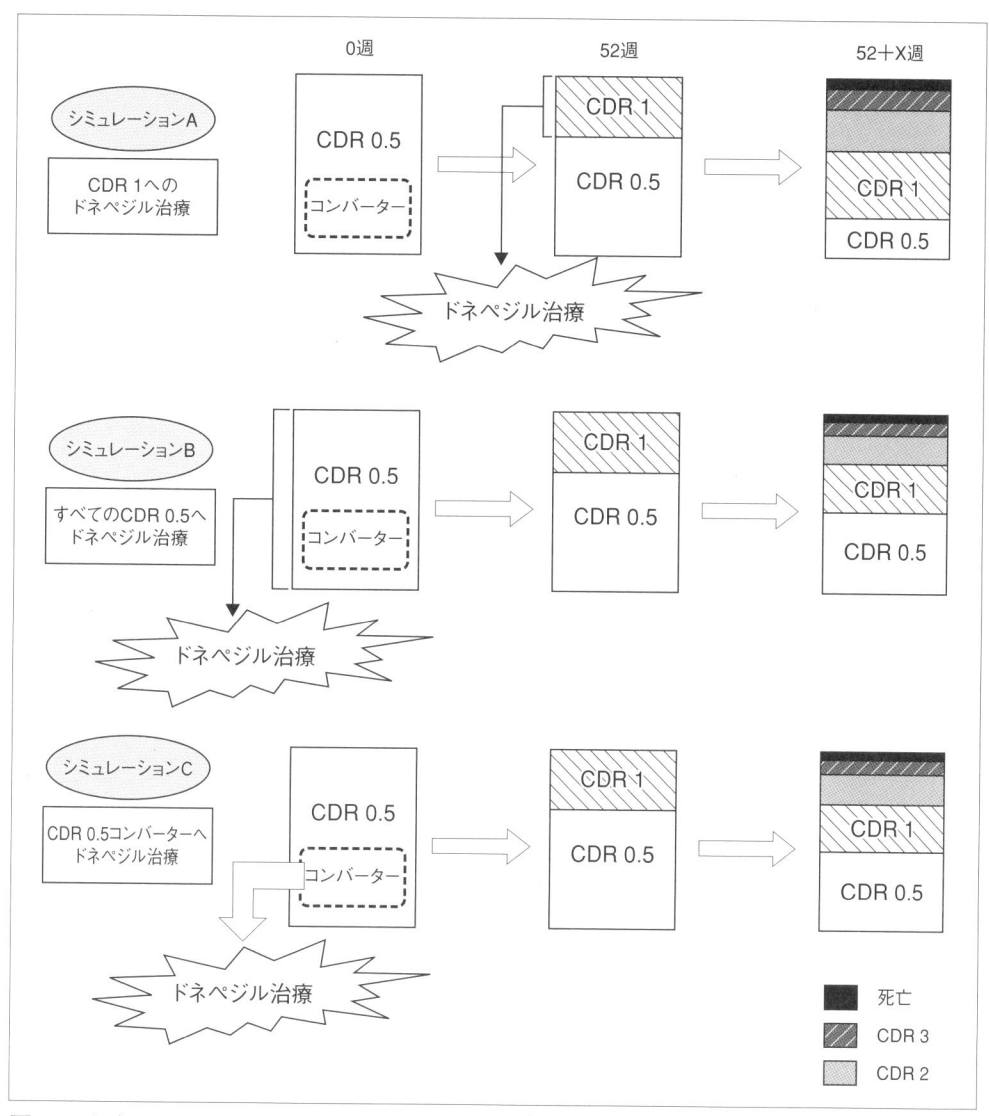

図54. シミュレーションモデルの3つのパターン

れる[11]。QALYは複数年にわたって，0から1の間のQOLスコアとして算出される。QOLスコアは死亡がゼロで，一方，1は達成できる最高の健康な状態を示す。The Health Utility Index Ⅲ[35]はCDRの各ステージのQOLスコアを割り当てるためによく使用される。Ikedaら[15]とFeenyら[5]に基づけば，CDR 1では0.33，CDR 2では0.16，CDR 3では0.02となる。CDR 0.5のQOLスコアは明らかでないため，0.34から1の範囲で推定し，これらの数値は本研究のシミュレーションに用いた。QALY当たりの費用は後述するパラメーターを用いて算出した。

結果

表32は，治療のシミュレーションと経済効果を示している。シミュレーションBでは，

表32. 治療シミュレーションと経済効果

	シミュレーションA CDR 0.5からCDR 1への年間推移確率	シミュレーションB					シミュレーションC				
	15%	14%	13%	12%	11%	10%	14%	13%	12%	11%	10%
医療費	59,874	445,423	445,631	445,840	446,052	446,265	110,799	107,654	104,467	101,240	97,970
介護費	281,538	264,290	246,838	229,177	211,306	193,222	264,290	246,838	229,177	211,306	193,222
費用合計	341,412	709,713	692,468	675,017	657,358	639,487	375,090	354,491	333,645	312,546	291,192
QALY a	0.612	0.613	0.615	0.617	0.618	0.620	0.613	0.615	0.617	0.618	0.620
QALY b	1,529	1.550	1.571	1.592	1.613	1.635	1.550	1.571	1.592	1.613	1.635

費用合計＝医療費＋介護費
a　CDR 0.5のQOLスコアを0.34とした場合
b　CDR 0.5のQOLスコアを1とした場合
年間割引率を3％，分析時間を2年間とし，分析は支払者の立場で行った。
治療せずにCDR 0.5からCDR 1へコンバートするCDR 0.5の高齢者と，コンバーターを定義した。

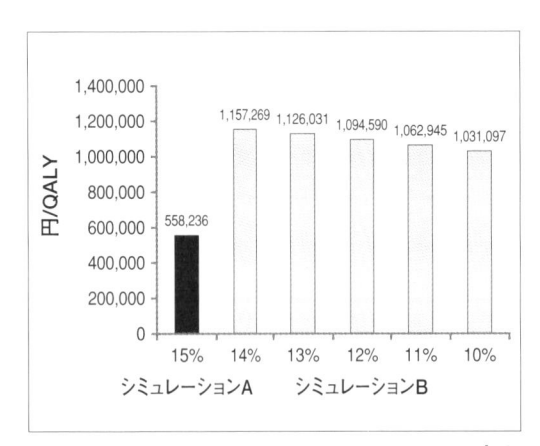

図55. シミュレーションBにおけるQALY当たりの費用合計（CDR 0.5 QALY＝0.34）

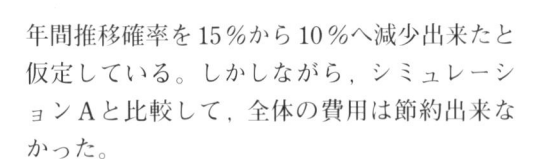

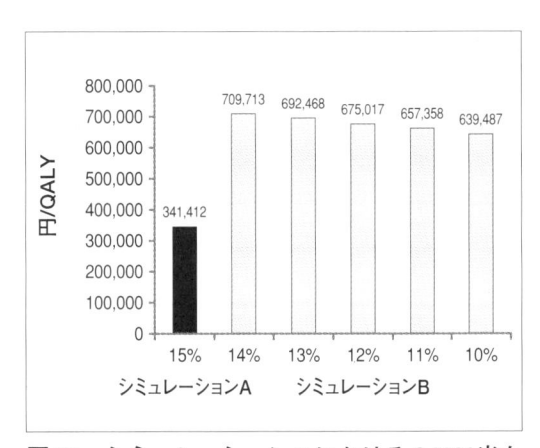

図56. シミュレーションBにおけるQALY当たりの費用合計（CDR 0.5 QALY＝1）

年間推移確率を15％から10％へ減少出来たと仮定している。しかしながら，シミュレーションAと比較して，全体の費用は節約出来なかった。
　一方，年間推移確率が15％（ドネペジル非治療群の数値）から12％以下に減少した場合，シミュレーションBはシミュレーションAと比較してQALY当たりの全体費用は節約できた。
　図55と56は，CDR0.5のQALYがそれぞれ0.34と1と仮定した場合のシミュレーションBのQALY当たりの全体費用を示している。両方のQALYの仮定において，年間推移確率が15％から10％へ減少した時でも経済効果は，シミュレーションBでは認められなかった。
　図57と58は，CDR 0.5におけるQALYをそれぞれ0.34と1に仮定した場合のシミュレーションCにおけるQALY当たりの費用を示している。年間推移確率が15％から12％に減少した際に，シミュレーションCにおいて，正の経済効果が得られた。

考察

CDR 0.5からCDR 1への年間推移確率が15％から12％へ低下出来た場合，従来CDR 1

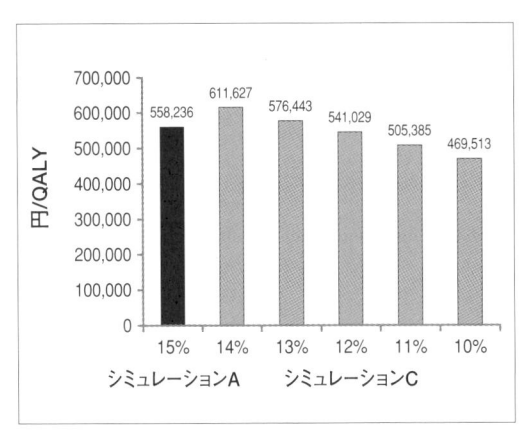

図57. シミュレーションCにおけるQALY当たりの費用合計（CDR 0.5 QALY＝0.34）

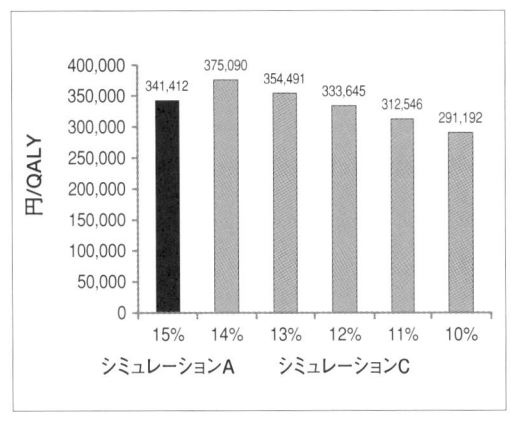

図58. シミュレーションCにおけるQALY当たりの費用合計（CDR 0.5 QALY＝1）

にのみ使用していた標準的な使用方法と比較して，正の経済効果が得られることを明らかにした。

これは，シミュレーションによる研究なので，以下に示す通り先行研究を元に妥当性を確認出来た。CDR 0.5人口の15％が認知症へ移行した[26,26]。疫学調査で対象となった人々において，認知症の60％はアルツハイマー病として診断され[17]，CDR 0.5人口の9％（15％×60％）はアルツハイマー病へ進展し，6％は他の認知症へ進展するかもしれない。ドネペジルがアルツハイマー病へのコンバーターのみ効果があったと仮定して，もしその医薬品が3％（15〜12％）移行率を下げられるとしたら9％から6％減少することとなる。これは，この推定された33.3％の改善率は，CDR 1からの治療で報告された[13]改善率（40.4％）よりも低い数値であるため可能であると考えられる。実際，ドネペジルもLewy小体病等の様な他の認知症に対しても有効であると報告されてきている[1]。その様にして，その医薬品の効果は33.3％よりも大きな改善を示すと考えられ，経済効果も同様であろう。

どの様にして地域でCDR 0.5コンバーターを検出出来るのであろうかという質問も残るかもしれない。認知症のスクリーニング検査の一つが，Mini-Mental State Examination（MMSE）である[7,34]。MMSEスコアは認知症のスクリーニング検査に適しており，認知機能は認知症よりも更に軽度であるため，MCIやCDR 0.5の検出には限界がある。地域から無作為に抽出した625名を以前に分析した結果によると，健常（CDR 0）は412名，MCI（CDR 0.5）は168名，認知症（CDR 1+）は45名であった[21]。記憶，注意，遂行機能，抽象化と判断を含んだ，CDR 0.5からCDR 1へのコンバーターを区別するためにMMSEより感度の高い神経心理学検査のセットを我々は発見した。これらの検査が地域において，MCIから認知症へのコンバーターの早期検出に役立つことが出来ると考えている。

結論

附随する経済的利益を得るには，CDR 0.5からのコンバーターの検出とドネペジル治療により年間推移確率が15％から12％へ減少出来ることが必須であり，公衆衛生の政策計画には地域におけるCDR 0.5からのコンバーターを早期に発見することが重要であると考えた。

引用文献

1) Bhasin M, Rowan E, Edwards K, et al.：Cholinesterase inhibitors in dementia with Lewy bodies：a comparative analysis. Int. J. Geriatr. Psychiatr 2007；22：890-895.
2) Burns A, Russell E, Page S：New drugs for Alzheimer's disease. Br J Psychiatr 1999；174：476-479.
3) Courtney C, Farrell D, Gray R, et al.：Long-term donepezil treatment in 565 patients with Alzheimer's disease（AD2000）：Randomized double-blind trial. Lancet 2004；363：2105-2115.
4) Fagnani F, Lafuma A, Pechevis M, et al.：Donepezil for the treatment of mild to moderate Alzheimer's disease in France：the economic implications. Dement Geriatr Cogn Disord 2004；17：5-13.
5) Feeny D, Furlong W, Torrance GW, et al.：Multiattribute and single-attribute utility functions for the health utilities index mark 3 system. Med. Care 2002；40：113-128.
6) Feldman H, Gauthier S, Hecker J, et al.：Donepezil MSAD Study Investigators Group. A 24-week, randomized, double-blind study of donepezil in moderate to severe Alzheimer's disease. Neurology 2001；57：613-620.
7) Folstein MF, Folstein SE, McHugh PR.：'MiniMental State'；A practical method for grading the cognitive state of patients for the clinician. J Psychiatr Res 1975；12：189-198.
8) Gauthier S, Feldman H, Hecker J, et al.：Efficacy of donepezil on behavioral symptoms in patients with moderate to severe Alzheimer's disease. Int Psychogeriatr 2002；14：389-404.
9) Gauthier S, Feldman H, Hecker J, et al.：Functional, cognitive and behavioral effects of donepezil in patients with moderate Alzheimer's disease. Curr Med Res Opin 2002；18：347-354.
10) Geldmacher DS, Provenzano G, McRae T, et al.：Donepezil is associated with delayed nursing home placement in patients with Alzheimer's disease. J Am Geriatr Soc 2003；51：937-944.
11) Gold MR, Siegel JE, Russell LB, et al.：Cost-Effectiveness in Health and Medicine. Oxford University Press, New York, 1996.
12) Holmes C, Wilkinson D, Dean C, et al.：The efficacy of donepezil in the treatment of neuropsychiatric symptoms in Alzheimer disease. Neurology 2004；63：214-219.
13) Homma A, Takeda M, Imai Y, et al.：Clinical efficacy and safety of donepezil on cognitive and global function in patients with Alzheimer's disease. A 24-week, multicenter, double-blind, placebo-controlled study in Japan. Dement Geriatr Cogn Disord 2000；11：299-313.
14) Hope T, Keene J, Gedling K, et al.：Predictors of institutionalization for people with dementia living at home with a carer. Int. J. Geriatr. Psychiatry 1998；13：682-690.
15) Ikeda S, Yamada Y, Ikegami N：Economic evaluation of donepezil treatment for Alzheimer's disease in Japan. Dement. Geriatr. Cogn Disord 2002；13：33-39.
16) Krall WJ, Sramek JJ, Cutler NR：Cholinesterase inhibitors：a therapeutic strategy for Alzheimer disease. Ann. Pharmacother 1999；33：441-450.
17) Meguro K, Ishii H, Yamaguchi S, et al.：Prevalence of dementia and dementing diseases in Japan：the Tajiri project. Arch Neurol 2002；59：1109-1114.
18) Meguro K, Ishii H, Yamaguchi S, et al.：Prevalence and cognitive performances of clinical dementia rating 0.5 and mild cognitive impairment in Japan：The Tajiri Project. Alzheimer Dis Assoc Disord 2004；18：3-10.
19) Mohs RC, Doody RS, Morris JC, et al.：A 1-year, placebo-controlled preservation of function survival study of donepezil in AD patients. Neurology 2001；57：481-488.
20) Morris JC, Heyman A, Mohs RC, et al.：The Consortium to Establish a Registry for Alzheimer's Disease（CERAD）. Part I. Clinical and neuropsychological assess-ment of Alzheimer's disease. Neurology 1989；39：1159-1165.
21) Nakata E, Kasai M, Okazaki M, et al.：Combined brief neuropsychological screening tests of memory, orientation, and executive function can screen MCI subjects in a community：The Osaki-Tajiri Project (1). Int Psychogeriatr 2007；19（Suppl 1）：372.
22) Neumann PJ, Hermann RC, Kuntz KM, et al.：Cost-effectiveness of donepezil in the treatment of mild or moderate Alzheimer's disease. Neurology 1999；

52 : 1138-1145.
23) Nochi S, Asakawa N, Sato T : Kinetic study on the inhibition of acetylcholinesterase by 1-benzyl-4-[(5,6-dimethoxy-1-indanon)-2-yl] methylpiperidine hydrochloride (E2020). Biol Pharmacol Bul 1995 ; 18 : 1145-1147.
24) O'Brien BJ, Goeree R, Hux M, et al. : Economic evaluation of donepezil for the treatment of Alzheimer's disease in Canada. J Am Geriatr Soc 1999 ; 47 : 570-578.
25) Onofrj M, Thomas A, Iacono D, et al. : The effects of a cholinesterase inhibitor are prominent in patients with fluctuating cognition : a part 3 study of the main mechanism of cholinesterase inhibitors in dementia. Clin. Neuropharmacol 2003 ; 26 : 239-251.
26) Petersen RC, Smith GE, Waring SC, et al. : Mild cognitive impairment : clinical characterization and outcome. Arch. Neurol 1999 ; 56 : 303-308.
27) Petersen RC, Doody R, Kurz A, et al. : Current concepts in mild cognitive impairment. Arch Neurol 2001 ; 58 : 1985-1992.
28) Petersen RC, Thomas RG, Grundman M, et al. : Vitamin E and donepezil for the treatment of mild cognitive impairment. New Eng J Med 2005 ; 352 : 2379-2388.
29) Purandare N, Swarbrick C, Fischer A, et al. : Cholinesterase inhibitors for Alzheimer's disease : variations in clinical practice in the north-west of England. Int J Geriatr Psychiatr 2006 ; 21 : 961-964.
30) Rogers SL, Farlow MR, Doody RS, et al. : A 24-week, double-blind, placebo-controlled trial of donepezil in patients with Alzheimer's disease. Neurology 1998 ; 50 : 136-145
31) Rogers SL, Doody RS, Pratt RD, et al. : Long-term efficacy and safety of donepezil in the treatment of Alzheimer's disease : final analysis of a US multicentre open-label study. Eur Neuropsychopharmacol 2000 ; 10 : 195-203.
32) Salloway S, Ferris S, Kluger A, et al. : Efficacy of donepezil in mild cognitive impairment : a randomized placebo-controlled trial. Neurology 2004 ; 63 : 651-657.
33) Seltzer B, Zolnouni P, Nunez M, et al. : Efficacy of donepezil in early-stage Alzheimer disease : a randomized placebo-controlled trial. Arch Neurol 2004 ; 61 : 1852-1856.
34) Tombaugh TN, McIntyre NJ : The mini-mental state examination : A comprehensive review. J Am Geriatr Soc 1992 ; 40 : 922-935.
35) Torrance GW, Furlong W, Feeny D, et al. : Multi-attribute preference functions. Health Utilities Index. Pharmacoeconomics 1995 ; 7 : 503-520.
36) Wimo A, Winblad B, Engedal K, et al. : An economic evaluation of donepezil in mild to moderate Alzheimer's disease : results of a 1-year, double-blind, randomized trial. Dement. Geriatr. Cogn Disord 2003 ; 15 : 44-54.
37) Wimo A, Winblad B, Shah SN, et al. : Impact of donepezil treatment for Alzheimer's disease on caregiver time. Curr Med Res Opin 2004 ; 20 : 1221-1225.
38) Winblad B, Engedal K, Soininen H, et al. : A 1-year, randomized, placebo-controlled study of donepezil in patients with mild to moderate AD. Neurology 2001 ; 57 : 489-495.

第Ⅳ部

認知症対策の組織改革

L. 組織論の基礎

―― ポイント ――

1. 組織論の基礎

1) 小規模ワンセット主義＝海兵隊

堺屋太一氏は，著書「組織の盛衰」の中で，海兵隊組織について述べている。「海兵隊不要論」，即ち，海兵隊と陸軍の差別化が出来ていないという指摘に対して考えた組織原理は「小規模ワンセット主義」，つまり小規模ながらあらゆる機能を備えた緊急派遣の出来る編成で，兵士が２つ以上の専門技能を持つ，というコンセプトである。

2) 機能別組織と事業部制組織

アメリカ自動車産業の研究では，フォード社とGM社の組織がよく比較される。フォード社の「機能別組織」は，大量生産と大量販売に適していると言われている。一方，GM社は，車種別の「事業部制組織」を編成した。この組織は，異なる市場に向けて異なった製品を製造・販売する企業や，多角化戦略に向いていると言われている。

2. 組織としての医療機関

認知症対策に関しては，陸軍・海軍・空軍の様に，保健部門，医療部門，福祉部門を独立させた「部門別組織」ではなく，海兵隊組織の様に保健・医療・福祉の全てに関連する「小規模ワンセット主義」に基づき，構成員が１人２役こなせることが重要である。組織形態としては，「認知症事業部」とでも言うべき「事業部制組織」が相応しいと考えられる。

3. 組織間ネットワークの構築

小笠原氏と島津氏は組織間ネットワークに関する理論として，制度理論，資源依存理論，社会ネットワーク分析論，ネットワーキング論，組織間学習論，取引コスト理論の６つの理論を紹介している。田尻プロジェクトを，それに当てはめて考察すると，町長発案のもと「スキップ構想」が策定され，保健福祉課を中心にスキップセンター設立のための行動が「制度化」された。連携の核である国保診療所長の医師に関して，大学と協調路線が確立し（資源依存理論），筆者を中心とするグループが，ネットワーク構築のために尽力した（ネットワーキング論）。スキップセンター設立後，筆者がセンター長を兼務してからは，横断的な症例検討会を通じて，各部門が単独で学習するより多くの知識が得られる様にした（組織間学習論）。そのためにも，各部門のスタッフ同士の信頼関係が重要である（取引コスト理論）。

1. 組織論の基礎

1) 小規模ワンセット主義＝海兵隊

堺屋太一氏は，著書「組織の盛衰」[3]の中で，組織にはトップとライン，スタッフ，後継者が必要であるが，特に補佐役の重要性について述べている。詳細はその著書を参考にされたいが，筆者が特に注目したのが，「旧日本軍

vsアメリカ海兵隊」の記述である。興味深い箇所なので，引用させて頂く。

「日本軍がガダルカナルで戦った相手は第一海兵師団だが，この海兵隊こそ組織改革によって再生された軍隊だった。第一次大戦が終わった時，アメリカでは海兵隊廃止論が出た。従来，カリブ海あたりで戦争することを前提としていたアメリカ軍が，第一次大戦以降，大陸で戦争するようになり，海外派兵も陸軍で十分，特に海兵隊を置く必要がないのではないか，という疑問が出た。つまり，海兵隊と陸軍の差別化が出来ていない，というのである。陸軍に吸収される危機に直面した海兵隊は（略），新しい組織原理を考え出した。それは，小規模ワンセット主義，つまり陸軍でも海軍でも空軍でもなしに，小規模ながらあらゆる機能を備えた緊急派遣の出来る編成である。このため海兵隊には航空機も戦車も上陸用舟艇もある。そしてそれだけの機能を少人数で発揮するために，あらゆる兵士が2つ以上の専門技能を持つ，と言うコンセプトを作り上げたのだ。従って海兵隊では，航空機のパイロットが戦車も操縦出来る，通信兵でありながら歩兵戦も出来るという複数任務を果たせる者を養成した（略）。ガダルカナルに上陸したのはわずか1個師団だったが，機能は高かった。これを日本軍は見落として，敵を侮った。日本陸軍が兵力の逐次投入の愚を犯したのはこのためである。」

大東亜戦争の敗因については，当然この本の趣旨ではないので記載しない。しかし，単純に「アメリカの物量戦に負けた」「日本軍は精神主義に偏り過ぎた」等も一因であろうが，旧日本軍の硬直した「組織」が，小規模多機能型組織＝海兵隊に敗北したという組織論による分析が，大変示唆に富んでいる。そしてそれは今日の医療福祉関係の組織についても一部当てはまると思われる。

2）機能別組織と事業部制組織

参考までに，図59・60・61に組織のあり方[4]の，代表的な組織図を示す。図59は，機能別組織と事業部制組織のモデル（フォードvs GM社）の例で，前者は大量生産・大量販売に適し，後者は車種別（大衆・高級車）多角的に経営可能である。アメリカ自動車産業の研究では，フォード社とGM社の組織がよく比較される。フォード社は，製造，販売，研究開発等の事業を行うために必要な機能ごとに部門を分けて組織を編成したが，その

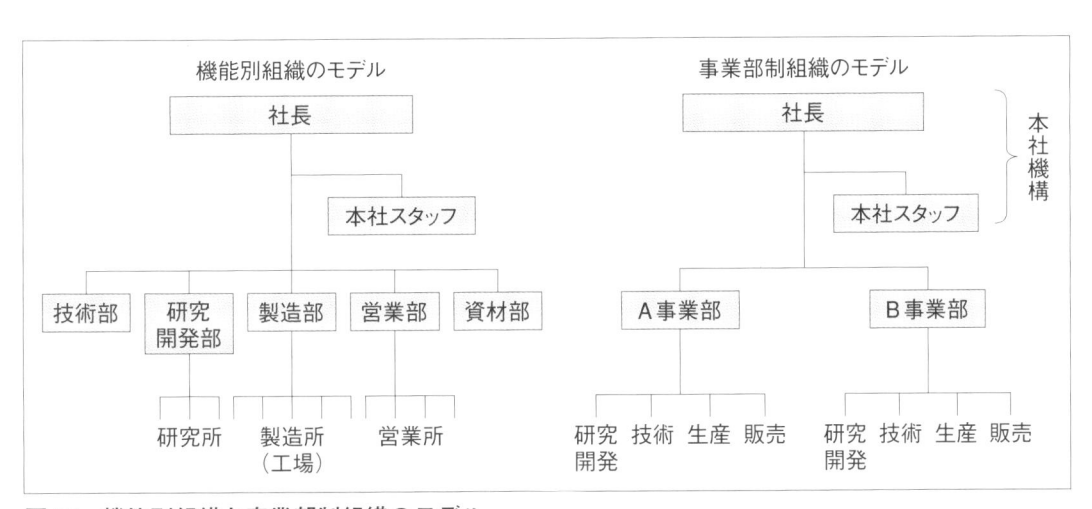

図59. 機能別組織と事業部制組織のモデル
（東北大学経営学グループ：ケースに学ぶ経営学，有斐閣ブックス，1998，図表4-8より）

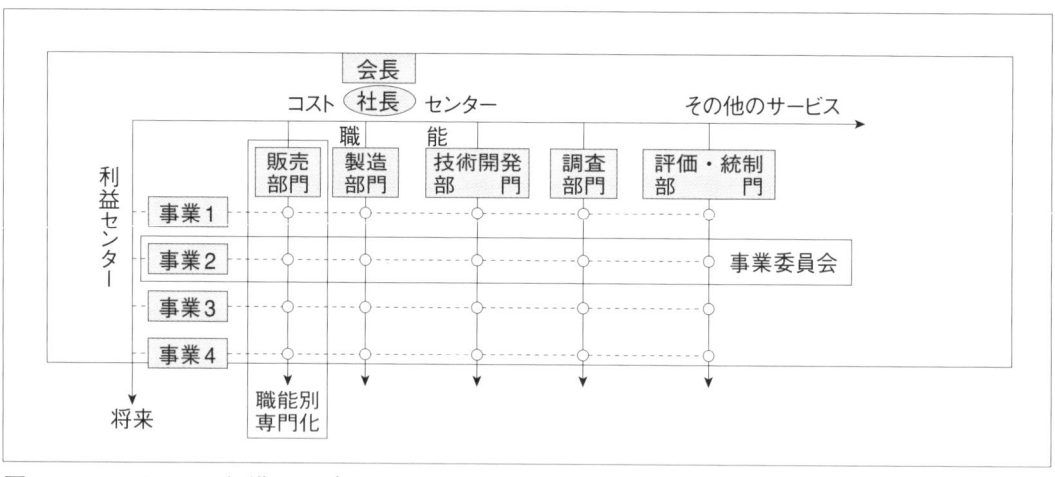

図60. マトリックス組織のモデル
　　（東北大学経営学グループ：ケースに学ぶ経営学．有斐閣ブックス，1998，図表14-6より）

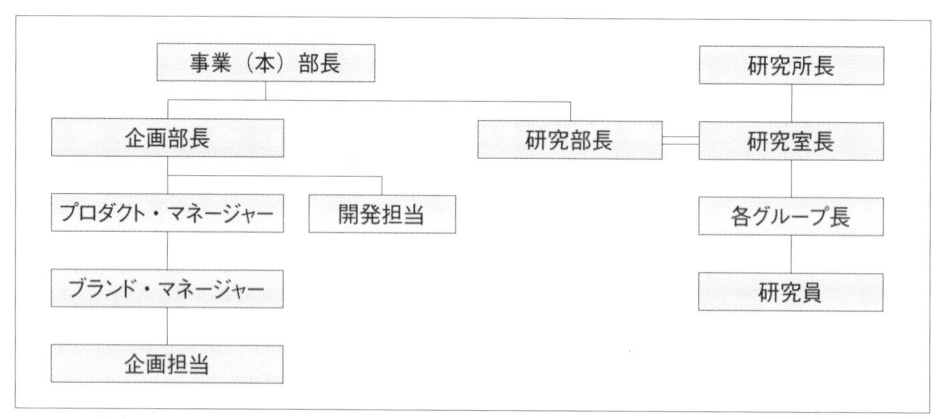

図61. 兼任制組織の基本モデル
　　（東北大学経営学グループ：ケースに学ぶ経営学．有斐閣ブックス，1998，図表14-4より）

「機能別組織」は，大量生産と大量販売に適していると言われている．一方，GM社のスローンは，車種別の「事業部制組織」を編成した．高級車のキャデラックと，大衆車のシボレーとでは，車の作り方も売り方も異なるからである．この組織は，異なる市場に向けて異なった製品を製造・販売する企業や，多角化戦略に向いていると言われている[4]．

図60は，マトリックス組織のモデル（アメリカ航空宇宙業界）で，プロジェクトチームを複数組織，業績のあるものは発展させ，ないものはリストラするものである．図61は，兼任制組織の基本モデルで，製品事業部と研究所の兼任制度を示す．

2. 組織としての医療機関

医療機関において「組織論」が問題になるのは，主に医療事故の対策を講ずる必要性からである．医療事故の分析は，個人の責任追及であってはならず，組織全体の質と医療の質を高めるために行わなければならない．

個々の人間は，必ずミスを犯すものである。ある目的を達成するために，不完全な個々人が欠点を補って全体の目的を達成するための手段が，「組織」であるとも言える。

1)「攻撃型」組織としての医療機関

医療機関は「攻撃型」組織である，とは馴染みが少ない表現であろう。しかし，病気という人類共通の「敵」に対して，有効な攻撃をするための組織が医療機関である，とも言える。安達秀雄氏は，著書「医療危機管理」[1]の中で次の様に述べている。

「病院は，健康や生命の危機に陥った患者を助け，救うために人員と設備が配備された拠点であり，患者に安心と安全を与えることを目的としている。しかし，同時に困難な疾病や厳しい外傷と闘っている前線基地であり，疾病や外傷によって傷害を受け，死亡する患者がいる危険な戦場という側面も持っている」「これまでは，目前の治療にのみ注意が集中し，そのクリティカルな治療の安全管理体制，周囲の環境整備，人員配置，点検・監査，見直し等がおろそかになっていたのではないだろうか。前線で疾病と闘っていながら，補給線や交代要員，バックアップの管理体制は十分だったのだろうか。現在の医療危機の状況を見ると，戦いの前線のみがあって，それを支える補給線や後方支援は貧弱であり，その不備を衝かれて，医療現場が苦戦を強いられている様に見える」。

即ち，最先端の技術を有して「攻撃」に極めて強いが，個々人のミスが大事故につながりやすい「防御」に極めて弱い組織が，医療機関なのである。

2) 認知症対策に相応しい組織

それでは，認知症対策に関しては，どのような組織形態が相応しいのであろうか？ 今までの組織論に基づき考察すれば，陸軍・海軍・空軍の様に，保健・医療・福祉部門を独立させた「部門別組織」ではなく，海兵隊組織の様に保健・医療・福祉の全てに関連する「小規模ワンセット主義」に基づき，構成員が海兵隊の様に1人2役こなせることが重要である。例えば，ある人は保健師でありながら診療所でも仕事を行う（実際，保健師は看護師免許を有している），ある人は看護師でありながら地域の予防活動にも従事する，ある人は保健師でありながら介護に従事する，などである。この1人2役可能な職種は，まさに看護師である。筆者が機会あるたび強調する「保健医療連携の要は看護である」とは，まさにこの意味に他ならない。保健医療福祉の陸海空軍の風間を埋める様な「海兵隊」として機能することが望まれる。そのために，筆者はスキップセンター所長に就任するに際し，人事の構造的交流と，ケアマネの資格を，看護師が取得することを奨励した。組織形態としては，「認知症事業部」とでも言うべき「事業部制組織」が相応しい。それについては，後述する。

> **重要公式 15**
> 認知症対策に相応しい組織＝保健・医療・福祉の部門別組織ではなく，それら全てに関わる小規模ワンセットの事業部。

3. 組織間ネットワークの構築

1) 組織間ネットワークに関する理論

小笠原と島津はその著書「地域医療・介護のネットワーク構想」[2]の中で，組織間ネットワークに関する理論として，制度理論，資源依存理論，社会ネットワーク分析論，ネットワーキング論，組織間学習論，取引コスト理論の6つの理論を紹介している。簡単に，それらの特徴と筆者の田尻町スキップセンターの経験について述べる。

①制度理論

社会生活は，人々が共通認識の「枠組み」

を作り，その社会全体の行動を理解して可能になるが，この過程を「制度化」と言う。この理論では，組織は社会文化的な制度環境に「埋め込まれている」と考えるので，組織の環境とは，技術的要件や経済的資源だけでなく，規範的な信念等の文化的要素から構成される。それは，能率的な理由よりもむしろ，それによって得られる「正当性」に関係していると言う。

医療介護現場では，認知症対策の共通認識に基づく活動や，法的には根拠のない「医局」員の行動原理，古い時代の精神疾患に対する地域の誤った対処行動等がこれに当たると考えられる。

②資源依存理論

組織を，その生存に必要な「資源」を環境から確保しなければならない存在であるとする。その資源（労働力，情報，法律上の認可など）もまた別の組織にあるため，組織間で「依存」と「自立」のパワーバランスが問題になる。あるいは，協調路線をとったり，両組織の上位に位置する組織の枠組みに依存したりする。

医療介護現場では，最大の資源はまさに「医師」である。医師派遣問題における大学医局と関連病院の関係がこれに当たるが，より上位の枠組みである「研修医制度」の存在が両方にうまく機能していないのが，現状であると考えられる。

③社会ネットワーク分析論とネットワーキング論

社会ネットワーク分析論とは，ネットワークの「構造」が，行為者の行為に影響を与えるとする。この理論は，ネットワークの「中心」がどこにあるか等，既に出来上がって「構造」が安定したネットワークの分析には有効であるが，ネットワークの生成をうまく説明出来ないと言う。

それに対して，ネットワーキング論とは，行為者の行為がネットワークを形成することに焦点を当てるもので，もともと効率性や利便性の追求のみを最優先としてきたヒエラルキー組織に対する，アンチテーゼとして議論されたものである。特に人と人の間の情報のやり取りを重要視する。筆者がいつも言っていることであるが，誰かが汗をかかなければ連携など出来ない。「組織」は大事であるが，最後の決定力は「個人」である。

④組織間学習論

組織間関係や組織間ネットワーク形成を，組織間における知識の伝達や，新たな知識の創造という視点から分析するものである。組織間学習の目的は，資源依存理論が想定する様な資源をめぐる「支配」と「自立」のパワーバランスではなく，組織間関係の構造に影響を与えて，組織が単独で学習するより，多くの知識が得られる様にすることであると言う。

医療介護現場では，専門職種を超えた勉強会等がこれに当たる。田尻スキップセンターでは，毎月2回，保健・医療・福祉の部門を超えて合同で症例検討会や話題提供を行っているが，まさにこれに当たると考えられる。

⑤取引コスト理論

企業が，活動に必要な人材や資材を直接市場から調達せず，組織という形態を取って内部でこれらを賄う理由を，コストの面から説明する理論である。もしそれらの調達に全くコストがかからないのであれば，企業はその都度市場から調達すればよいが，実際にはコストがかかる。これを取引コストと言う。

医療介護現場で言えば，患者はかかりつけ医を変更したくない場合が多い。これは継続的「取引」の中で信頼関係が形成されているので取引コストは発生していないが，他に移ればそれが発生するためと説明出来ると言う。

2) 田尻町スキップセンターの場合

　田尻プロジェクト，すなわち「地域における脳卒中・認知症・寝たきり予防プロジェクト（スキップ構想）」は1988年田尻町が発案し，宮城県保健福祉部を介して東北大学に要請があっていくつかのワーキンググループが作動したものである。これは大学の医学研究と地域医療との連携を機軸にした，地域における高齢者の保健・医療・福祉の連携と言う点では画期的なものであった。1991年全数調査，1996年調査を経て1997年に，保健医療福祉の統合型組織スキップセンターが開設された。そこを拠点に，保健医療福祉の連携が進んでいる。

　それを，上述の組織間ネットワーキング論に当てはめて考察すると，田尻町長発案のもと「スキップ構想」が策定され，保健福祉課を中心に，そのための活動やスキップセンター設立のための行動が「制度化」された。そして，連携の核である国保診療所長の医師に関して，大学研究室へ依頼があり，大学側も社会調査を通じた臨床疫学の重要性を理解したため研究フィールドとして協調路線が確立し（資源依存理論），筆者を中心とするグループが，ネットワーク構築のために尽力した（ネットワーキング論）。スキップセンター設立後，筆者がセンター長を兼務してからは，特に「合同勉強会」の活動を重要視した。それは，保健医療福祉を通じた情報を共有し，横断的な症例検討会を通じて，各部門が単独で学習するより多くの知識が得られる様にした（組織間学習論）。そのためにも，各部門のスタッフ同士の信頼関係が重要であると言える（取引コスト理論）。

引用文献

1) 安達秀雄：医療危機管理．メディカル・サイエンス・インターナショナル社，2001．
2) 小笠原浩一，島津　望：地域医療・介護のネットワーク構想．千倉書房，2007．
3) 堺屋太一：組織の盛衰．PHP研究所，1993．
4) 東北大学経営学グループ：ケースに学ぶ経営学．有斐閣ブックス，1998．

M. 組織改革の実際

―― ポイント ――

1. スキップセンターの開設と運営検討委員会の設置

大学と地域が秩序的な連携を行うべく「運営検討委員会」が設置され，医学研究と地域医療の秩序的な連携が進展することになった。「前例がない」ことで議論が紛糾したが，保健医療福祉の現場の責任者を委員とした運営検討委員会が設置された。

2. 組織改革の要点

全体理念（戦略）としては，国旗・町旗の掲揚と理念の掲示を行い，スタッフの意識を高めた。また，認知症は保健医療福祉の連携・統合が不可欠であること，重点システム思考に基づき，連携・統合の要は看護であると言う認識を徹底させた。

具体的方法（戦術）としては，センター長を診療所長から分離させてマネジメント業務を行いやすくし，理念・方法・組織マネジメントの3点を定期的に議論する合同責任者会議を定例化した。そして部門を2つ新設した。1つは，各部門を超えた「総合企画係」で，大学と連携して発症率調査を企画した。もう1つは，総合相談窓口を有する「地域生活支援係」で，住民の総合的把握とカウンセリング機能を持たせた。さらに，スキップセンター・田尻福祉会・社会福祉協議会全体を貫く横断組織を定例化させた。その中心となるのは症例検討会を柱とする合同勉強会である。

組織マネジメントとしては，看護師・保健師の構造的な人事交流を行った。即ち，在宅看護支援センターの保健師を，診療所看護師長に異動させ外来勤務とし，診療所看護師を保健師とともに地域訪問に従事させ，また保健福祉課の保健師を田尻福祉会に出向とし実際に介護に携わらせた。2年から5年に亘るこの人事異動の結果，連携が飛躍的に進むことになった。また，スタッフの水準維持と相互連絡のために，センター内勉強会だけでなく学会・研究会発表，また，センター内情報誌の定期配布を行った。

3. 事業評価と今後の方針

総合企画係を中心に，各部門の事業を評価したが，概ね良好な評価が得られた。またセンター全体の評価として，主に脳卒中に関して周辺自治体の報告と比較した。その結果，脳血管疾患標準化死亡比は大きく低下し，脳血管疾患1人当たり費用額は，平成10年をピークに低下し，センター設置の意義が確認された。今後，田尻プロジェクトのエビデンスを大崎市全体へ応用するとともに，田尻地区の水準維持を図ることが重要である。

4. 認知症に関する保健医療福祉の情報統合

全ての保健医療福祉の情報統合は必ずしも必要ではないが，認知症に関しては，保健医療福祉の必要情報の統合の視点がないと，治療指針の検討はおろかケアプランの作成も出来ない。そのような視点のもと，共有情報を整理した。

はじめに平成9年にスキップセンター開設と同時に設置された，運営検討委員会を巡る経緯を述べた後，筆者が非常勤兼務でスキップセンター所長の仕事をしていた4年間の総括を紹介する。平成14年度に開始された組織改革と，次にそれに基づく事業評価，そして認知症に関する保健医療福祉の情報統合について述べる。

1. スキップセンターの開設と運営検討委員会の設置

スキップセンターは平成9年（1997年）に開設されたが，その前から開始された田尻プロジェクトは，「医療」「情報」「建築」の3委員会の下，地域における脳卒中・認知症・寝たきり予防について議論を進めてきた。スキップセンター開設後，大学と地域が秩序的な連携を行うべく，「運営検討委員会」が設置された。倫理委員会の先駆けとなったその委員会において，大学における医学研究と，地域医療の秩序的な連携が進展することになった。

その点はよかったのであるが，委員会設置の際に町側が提案した委員のリストを見た際，診療所長と保健師である課長補佐以外，全員事務職で占められていたことに愕然とした。「地域における脳卒中・認知症・寝たきり」対策を行うセンターの運営を検討する委員会に，なぜ現場の保健医療福祉職員が入っていないのか？　現場の意見を積極的に取り入れることなくしては，地域における脳卒中・認知症・寝たきり対策等困難であるのは明らかである。看護師長のポストもなかったため主任として設置した看護主任，在宅介護支援センター（現・包括支援センター）の責任者，現場保健師の責任者，田尻福祉会の責任者等，保健医療福祉の責任者を運営検討委員会に入れることを，筆者は主張した。しかし，「前例がない」（！）ことで反対された。筆者は一歩も譲らず議論し，3時間（！）かけてようやく運営検討委員会委員が決定したという経緯が

ある。まさに我が国の「官僚主導」の行政の縮図を見るような気がしたことを覚えている。

スキップセンター開設の翌年，平成10年（1998年），厚労省の補助を受けて大規模有病率調査を施行した。その調査が終了し，軌道に乗ってきた頃である。保健は保健，医療は医療，福祉は福祉で部門別に独立していた。その結果，本来の「統合型施設」が看板倒れになってしまい，せっかくの大規模調査結果を上手く活用出来ない状況になっていた。平成12年（2000年）から介護保険が導入されることもあってその準備に忙しく，「認知症対策や連携どころではない」と言う意見も聞かれたが，まさに介護保険導入の時期こそ，本来の保健医療福祉の統合型施設のあり方を議論し，改革すべきと考え，当時の堀江町長とともに組織改革を行った。それを次に述べる。

2. 平成14年度開始の組織改革

まず，組織改革の手始めに行ったことは，全体理念の重要性を強調したことである。即ち，WHOの包括的健康観を基礎にした「脳卒中・認知症・寝たきり予防」と言う「スキップ構想」の目的の明確化，保健医療福祉連携の要としての看護・保健・リハビリテーションの重要性，地域生活支援＝総合リハビリテーションとしての考え方，そして認知症は，病気の本態上，保健医療福祉の連携が不可欠であると言うことの確認である。更に，「健康」は手段であって目的ではない。目的は，高齢者個々人と家族，田尻町全体，そして日本の「活性化」であることを，強調した。

次に，その理念を実現させるための具体的な方法であるが，基本はTotal Personal Care，即ち個々人中心の包括的ケアプランである。そのための各部門の連携，特に，かかりつけ医―看護師―保健師―ケアマネのラインをどう構築するかを検討した。情報活用としては，多数への応用と言う点から「重点システム思考」に立ち，複合リスク患者の情報を予防に

応用させること，認知症予防（第一次・二次・三次）と組織連携，介護予防と介護度進行予防をどうリンクさせるかの検討を行って来た。

最後に，組織のマネジメントである。アクシデント管理と，「ピラミッド型」ではない「コンビニ型」ネットワークとしての組織改革の意識づけを行った。また，医療福祉連携の要は看護（保健）であるという考えに基づき，看護師・保健師の構造的な人事交流を行った。即ち，在宅看護支援センターの保健師を，診療所看護師長に異動させ外来勤務とし，診療所看護師を保健師とともに地域訪問に従事させ，また保健福祉課の保健師を田尻福祉会に出向とし実際に介護に携わらせた。2〜5年に亘るこの人事異動の結果，連携が飛躍的に進むことになった。以下，具体的に示す。

> **重要公式 16**
> 認知症対策を行う「組織」は，全体理念（戦略），具体的方法（戦術），組織マネジメント，の3点を定期的に議論することが重要。

1）全体理念（戦略）

理念は，実践されて初めて意味を持つ。下記の理念は，後述する具体的方法（戦術）と，組織マネジメントと表裏一体のものである。

①理念の明示

筆者が，スキップセンター所長を拝命して，一番初めに行ったことは，国旗と田尻町旗の掲揚である。それは，脳卒中・認知症・寝たきり予防の問題は，地域に立脚した国家基本問題であるという点をスタッフに周知徹底させるためである。次に行ったことは，理念の明確化と掲示である。表33に，田尻町スキップセンターの理念を示す。

以下，理念を補足説明する。

「高齢社会を迎えた我が国において」，高齢

表33. 田尻スキップセンターの理念

> 高齢社会を迎えた我が国において，地域における高齢者への保健医療福祉の連携が求められている。田尻スキップセンターは，脳卒中・認知症・寝たきり予防を主な柱とし，高齢者が健やかで安心して生活出来る町を目指す，保健医療福祉の統合型施設である。

社会の問題は，重要な国家基本問題の1つである。国家基本問題とは，国防や外交等と同様，国の基本戦略が求められると言う意味である。医療も福祉も，国法に基づく行為である。その基本認識の下，「地域における高齢者への保健医療福祉の連携」は，地域特性が強いため，地域在住の高齢者個人を中心に整備されるべきものである。そのために包括支援センターを中心にマネジメントを進める必要がある。

田尻町スキップセンターの進める「脳卒中・認知症・寝たきり予防」とは，第一次予防，第二次予防，第三次予防の全てを含む。ここに，第一次予防とは健康障害の発症の予防，第二次予防とは健康障害の早期発見・早期治療，第三次予防とは残存機能の維持であり，それらは相互に関連しあっている。

認知症は，疾患の本態上，保健医療福祉の連携・統合が不可欠であることを周知徹底させる必要がある。

「高齢者が健やかで安心して生活出来る町を目指す，保健医療福祉の統合型施設である」。ここに「連携」は各部門の独立性を前提にして，「線で結ぶ」概念である。そのため時間や手間がかかる「調整会議」の連発を引き起こしやすい。それに対して「統合」は，目的達成のために既存の部門の統廃合を含む概念で，より目的を実現しやすい。

②連携・統合の要としての看護の重要性

「医療福祉連携の要は看護（保健も含む）」と言うのが，筆者の主張である。看護の重要

性について，責任者会議や合同勉強会で，定期的に議論した。「全ての病気は回復過程である」「病気の苦しみは，必ずしもその病気が原因ではない」とは，ナイチンゲールの名言である。看護と言う，「生命を守り育む機能」を中心にした保健医療福祉の連携体制を検討すべきである。広義には，これらの統合機能こそ看護と言うべきであるが，具体的には，看護と介護の違いであるカウンセリング機能，即ち心理士と連携した心理ケア，コーディネーション機能，即ちケアマネと連携したTotal Personal Careの重要性，緊急事態における対処と医師への連絡，福祉職との違いである医学的検査と服薬のマネジメント等を勉強会の柱に据えた。

③重点システム思考

様々な案件を検討する際，思考パターンでよく比較されるのが，「重点システム思考」と「総花主義」である。前者は，様々な案件の中で，他にも関連している重要ポイントを抽出し，他と連関させて検討する方法である。一方，「総花主義」は，全ての案件を同等に取り扱う方法である（図62）。

認知症の具体的対策を議論して行く際，必ず聞かれた言葉が「認知症だけでなく，他にもやらなければならないことが多い」である。全くその通りであるが，戦力に限りがある以上，立てる作戦は重要点に基づかなければならない。「総花主義」の欠点は，頭の中が「タコ足配線」になって，フリーズ（思考停止）しやすいことである。そうならない様に，①全ての事業の中でも，脳卒中・認知症・寝たきり予防を中心に据え，②医療との連携，即ち診療所受診者を中心に据えること，そして③「組織混同」しないこと，即ち構成メンバーが重複しても，会議として何を議論するのかを念頭に起き，会議目的の明確化と不要な会議をリストラすることを徹底させた。

④「個人」の重要性

「組織」は重要であるが，最後の決定力は「個人」である。熱意を持って，誰かがどこかで汗をかかなければ，組織の連携など無理である。各部門の責任者は，スタッフ個人個人の能力をいかに最大限引き出すかを考えることが必要である。「やってみせ，言って聞かせて，させてみて，誉めてやらねば人は動かじ」（山本五十六　元帥海軍大将）。

2）具体的方法（戦術）
①センター所長と診療所長の分離と所長室機能の強化

以前は診療所長がスキップセンター所長を兼務し，週礼は週末に各部門の行事予定を確認するに過ぎなかったが，診療所長は，日常の診療で忙殺されてしまうのが常である。そこで，センター長を診療所長から分離させてマネジメント業務を行いやすくし，毎週末ではなく，毎週月曜日の朝，係長以上が全員集合し，理念・方法・組織マネジメントの3点を定期的に議論する合同責任者会議を定例化させた。特に，個人情報の関与する相談事例については，所長・診療所長・保健福祉課長・課長補佐からなる「補佐以上会議」で検討することにした。また，各部門におけるヒヤリ・ハット報告と，よかったこと（黒字報告）を，1週間ごとに報告させ，更にリスクマネジメント委員会を定例化させた。

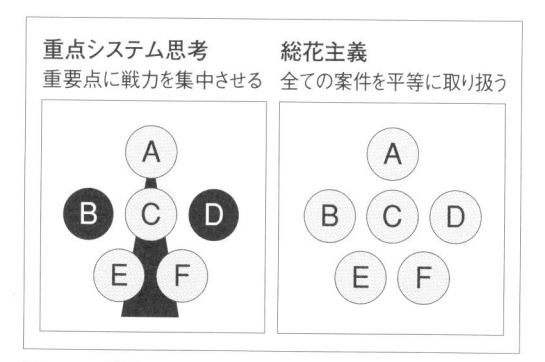

図62. 重点システム思考と総花主義

②有病率調査結果の応用

1997年に施行した大規模有病率調査の結果，田尻町在住高齢者を3000人とすると，脳卒中発作200人，一過性脳虚血発作500人，認知症300人，CDR 0.5高齢者は1000人いることが推定される。それら高齢者に対して，無駄のない戦力投入方法を検討することを常に議論した。具体的には，診療所受診者を「重点リスト」（後述）として，調査情報と医療情報を統合し，分析を行うことで，「重点リスト」以外の高齢者にも応用可能なエビデンスを出していく様に議論を進めた。

③診療所機能の充実

保健医療福祉の連携の要として，診療所機能を充実させる必要がある。

心理担当主任の設置

非常勤心理士を統括する担当主任を置き，①神経心理学的評価，②患者の心理的援助（心理療法），③家族支援を業務の中心とした。また心理士は，兼務辞令の下，生活支援係を兼務し，総合相談窓口として家族や患者に対して心理カウンセリングを行った。

栄養士への兼務辞令

保健福祉課所属の栄養士には，同様に兼務辞令の下，診療所受診者への栄養指導を行ってもらった。

常勤作業療法士の配置

認知症や脳卒中の診療やリハビリテーションに関して，重要である作業療法士を常勤で設置し，訪問リハビリテーションも含めて連携の柱の1つとした。

④症例検討会の定例化

個々の症例を中心に本人の病気，日常生活，社会生活，福祉サービス状況を総合的に検討し（Total Personal Care），ケアプランの質の向上を目指すことを重要な課題とした。その包括的ケアプランは，脳神経，身体面，社会生活面の3点を押さえたものである。表34にケアプランのフォーマットを示す。その包括的ケアプランを実践するために，毎週月曜日朝の責任者会議で，症例検討会の内容を係長以上に連絡した。

そのための「重点リスト」（診療所＋他のサービス部門利用）を作成し，重症度別に整理した。ここに，医療リストとは，病気のマネジメントを他のサービスと連携させて進める機能的手段であって，単なる「名簿」ではないことに注意が必要である。診療所以外が主治医の場合は「間接リスト」とし，他の医療機関との連携の検討，緊急事態における主治医への連絡に生かすことにした。

そして，毎月第4木曜日を，定期的な合同勉強会の日と定め，部門を超えてスタッフが集合し，個々の高齢者のケアプランを検討する場とした。具体的には，診療所スタッフ，保健福祉課スタッフ，福祉会スタッフ，社会福祉協議会スタッフが全部で30人程度出席するが，出席者の部門をシャッフルして4～5名程度のグループを6～7グループ作成し，部門を超えた「ミニスキップセンター」を作成した。そして，検討対象の高齢者について，脳神経，身体面，社会生活面の3点を押さえた包括的ケアプランの作成を各グループで行い，発表を行った。そして最後に，担当のケアマネが作成したケアプランを提示してもらうが，殆どの場合，グループで検討したケアプランの方がきめ細かくよいものが出来る。それを，担当ケアマネに渡して修正その他を検討してもらう，と言うことが，一連の流れである。まさに，「医学（＝保健医療福祉）は人間の総体を扱うものであるから，人間の総体をもって当たらなければならない」（ゲーテ）が，実感出来る検討会であった。

⑤事業の見直しと組織的連携の進展

前述の「重点システム思考」に基づき，スキップセンター各部門起案の事業を見直し，

表34. 症例検討会用紙

検討日：

| 氏名 | | 性別 | | 教育歴 | |

嗜好　酒：飲まない・飲む　　　合/日　　たばこ：吸わない・吸う　　　本/日

本人や配偶者の病前性格

家族構成（主な介護者には○，キーパーソンには※）　　家計図

要介護度		ADL（自立・部分介助・全介助）		移動	
日常介護自立度		食事	排泄	更衣	
認知症老人自立度		トランスファー	入浴	整容	

生活リズム
日中の過ごし方，睡眠状況等

出生，幼少期，青年期のエピソード（出生地，どこに住み何をしていたか）

1:00
2:00
3:00
4:00
5:00
6:00
7:00
8:00
9:00
10:00
11:00
12:00
13:00
14:00
15:00
16:00
17:00
18:00
19:00
20:00
21:00
22:00
23:00
0:00

成人期のエピソード（戦争体験，結婚や子育て趣味や職業等含む）

高齢期のエピソード（孫のことや宗教等含む）

現在の問題点や課題のポイント		
①神経学的	②身体的	③生活面

利用者及び家族の介護や病気に対する思いや希望　　　　サービスの利用状況（フォーマル・インフォーマル）

総合的支援の方針

連携を進展させた。例えば，診療所起案の「認知症高齢者家族会」と，在宅介護支援センター（当時）起案の「介護者教室」。これらは，事業の対象者も内容もほぼ同じであるため，事業として統合させた。

在宅介護支援センター起案の手段的ADL（IADL）訓練事業に，診療所の作業療法士を参加させた。

田尻福祉会との連携として，特別養護老人ホーム入所者対象の，見当識訓練と回想法を含むグループワークを定例化させたこと，また，グループホームにおける音楽療法を開始したこと，福祉スタッフが弱い点である，薬物の作用や副作用に関して，勉強会を定例化したこと等である。

3）組織マネジメント

組織改革を加速させた。忘れてはならない2例の急変事例を説明する。

①忘れてはならない急変事例

事例H：糖尿病，心不全で通院中のHさんは，独居であった。ドアの不動通報システムを設置していたが，朝，その通報システムが作動せずスキップセンターに連絡があった。しかし，たまたまその連絡を受けたスタッフが不慣れであったため，その後急変してしまった事例。

事例I：スキップセンターのデイサービスにおいて，血圧が200mmHgを超えていた。「緊急連絡を主治医に行う」ことの前に，家族および上司への連絡に時間がかかり，主治医へは，急変の後，初めて連絡が行ったという事例。

②組織改革

前述の2例を受け，Total Personal Careを進めていく上で，適切な組織のあり方について議論を開始した。各部門からのヒアリングと，それをもとにした調整案の提案を，所長アドバイザーから提案してもらい，責任者会議で検討した。ポイントは，以下の4点である。

所長室機能の強化

センター長を診療所長から分離させてマネジメント業務を行いやすくし，毎週月曜日の朝，係長以上が全員所長室に集合し，理念・方法・組織マネジメントの3点を定期的に議論する合同責任者会議を定例化させた。特に，個人情報の関与する相談事例については，所長・診療所長・保健福祉課長・課長補佐からなる「補佐以上会議」で検討することにした。

ラインとスタッフの分離：総合企画係の設置

情報管理，各部門の事業評価と類似する事業の統合等の指針作成を図る部門の必要性を議論した。その結果，「総合企画係」を設置することになり，係長を配置して非常勤の大学スタッフをその下に所属させた。

カウンセリング機能を有する相談窓口の一本化：地域生活支援係の設置

電話を含めて相談事例の窓口を一本化して，対応者によってその後の対処行動が変わらないようにし，上から担当者を決定するように業務の流れを変更するべく議論を進めた。その結果，「地域生活支援係」を設置することになり，診療所に非常勤で勤務していた心理カウンセラーを配置して，相談事例のカウンセリング機能を持たせた。

横断組織の定例化

組織の柔軟性を持たせるために，スキップセンター・田尻福祉会・社会福祉協議会全体を貫く横断組織の定例化を図った。その中心となるのは症例検討会を柱とする合同勉強会で，さらにケアマネ総会，看護師総会，栄養士ミーティングである。

組織改革前の組織図と，改革後の組織図を，それぞれ図63，図64に示す。

図63に示す改革前の組織図は，部門A・

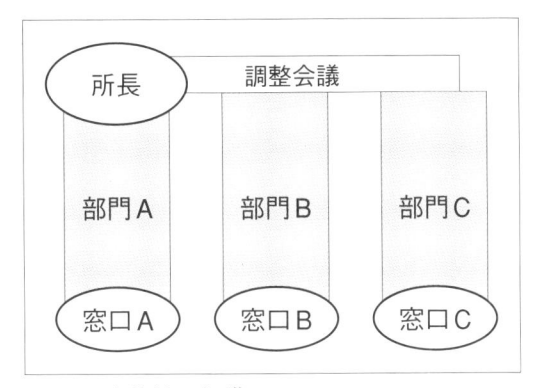

図63. 改革前の組織

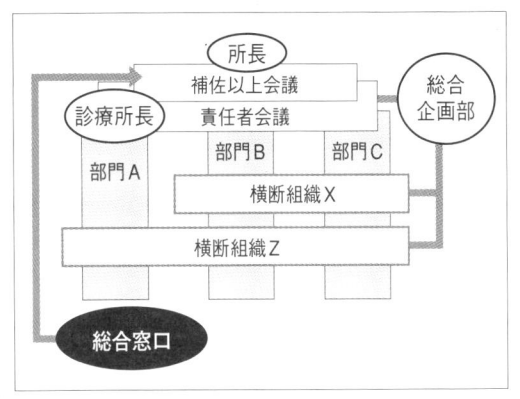

図64. 改革後の組織

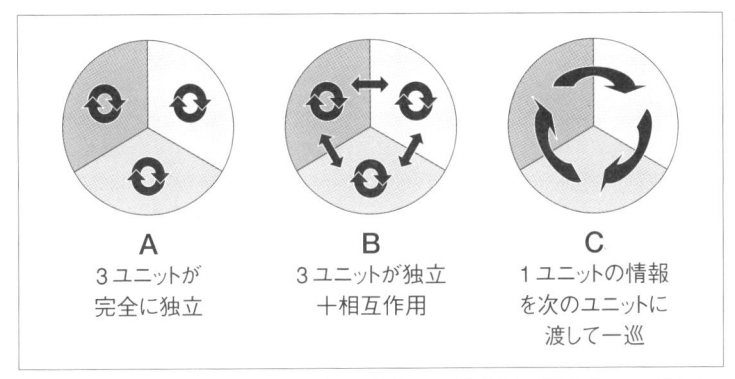

図65. 3ユニットの半導体モデル．全体の記憶容量が最大なのはどれか？
（矢内浩文：神経型システムの記憶情報処理．Computa Today 1997年9月号；pp.4-13．サイエンス社より）

A　3ユニットが完全に独立
B　3ユニットが独立＋相互作用
C　1ユニットの情報を次のユニットに渡して一巡

B・C（保健・医療・福祉）がほぼ独立していて，週末の調整会議で日程確認をしていることが，唯一の連携である．相談窓口も部門ごとにわかれている．部門Aの長（診療所長）が，全体の所長を兼ねているが，なかなかマネジメントの仕事を行いづらい．

図64に示す改革後の組織図は，前述した，①所長室機能の強化，②総合企画係の設置，③カウンセリング機能を有する相談窓口の一本化，④横断組織の定例化の4点を分かりやすく示してある．

いずれにしても，理念が実践されて初めて意味を持つのと同様，組織図も「仏像作って魂入れず」では何にもならない．改革した組織を機能させることが重要である．

③看護スタッフの構造的な人事交流

「医療福祉連携の要は看護である」との認識に基づき，看護師・保健師の構造的な人事交流を行った．即ち，在宅看護支援センターの保健師を，診療所看護師長に異動させ外来勤務とし，診療所看護師を保健師とともに地域訪問に従事させ，また保健福祉課の保健師を田尻福祉会に出向とし実際に介護に携わらせた．2～5年に亘るこの人事異動の結果，連携が飛躍的に進むことになった．

参考のために，半導体モデルを示す．図65に示すように，3つのユニット（ちょうど，保健・医療・福祉に置き換えて考えやすい）を有する半導体があり，その組み合わせにA・B・Cの3パターンがあると仮定する．Aは，

3ユニットが完全に独立，Bは3ユニットが独立しているが，相互作用があるもの（ちょうど，「調整会議」に該当する），Cは，1ユニットの情報を次のユニットに渡して，一巡させるもの。全体の記憶容量が最大なパターンはどれか，というシュミレーションである。Aは明らかに不正解と思われるが，Bと答える場合が多い。正解はCである。Bは，容易にAになりやすい，即ち「各部門が忙しいので，調整会議は延期しましょう」となりやすい。もちろん，組織上，全ての情報を別部門に渡すことは出来ないだろうが，このシュミレーションには示唆深いものがある

前述の看護師の構造的な人事交流は，まさにC型である。それまでいくら「連携会議」を行っていても分からなかったことが，別の立場になってみて（視点を変えて）初めて分かった，とは人事異動を行った看護師からよく聞かれた言葉である。筆者も，田尻プロジェクトに関与して20年以上経つが，大学病院しか知らなかった時代には，地域医療の奥深さは理解出来なかった。会議の繰り返しは連携ではない。群盲，象をなでることのない様に，である。

④スタッフの水準維持と相互連絡

保健医療福祉スタッフにとって，研修会・勉強会への参加は患者・利用者のための「業務」である。看護師総会，ケアマネ総会，栄養ミーティング，福祉看護研究会（特養）などを定例化させ，その成果を学会・研究会で発表させ，スタッフの水準の維持向上を図った。そのために，図書コーナーと図書の整備を充実させた。

また，スキップセンター内の情報誌，月刊「スキップだより」を刊行し，スキップ所長・診療所長のメッセージを各部門に伝達出来る様にし，また各部門間から現在取り組んでいる事業報告等を行ってもらい，相互連絡の一助にした。

3．事業評価と今後の方針
1）各部門の事業評価

各部門から独立させた総合企画係を中心に，総合企画係自身の事業も含めて，各部門の事業を評価した。その詳細は省略するが，総合企画係自身の評価と，地域生活支援係の評価を中心に述べる。

①総合企画係
発症率調査

1997年に施行した大規模有病率調査において，健常（CDR 0）および軽度認知障害（CDR 0.5）高齢者の，5年後および7年後の認知症発症を2003年および2005年に企画し，無事完了することが出来た。今後，大学と連携して分析を行う。また，その調査活動を通じて保健師に普及させることが出来た臨床的認知症尺度（CDR）を，保健師の日常業務としての訪問活動に活用することになった。
評価：◎

各部門に対する事業評価

スキップセンターの各部門の事業指針である，「保健医療福祉事業概説」の検討を開始した。また，スキップセンター統合業務マニュアルを完成させた。診療所起案の「認知症高齢者家族会」と，在宅介護支援センター（当時）起案の「介護者教室」等，対象者も内容もほぼ同じ事業を統合することに成功した。
評価：○

②地域生活支援係
総合相談窓口

相談窓口を一本化し，相談情報の共有化を図り，担当者を上から決めることになった。責任者会議の上位に位置させた「補佐以上会議」における情報の共有化が有効に機能することになった。
評価：◎

カウンセリング機能

心理カウンセラー資格を取得した，診療所心理士が物忘れ外来受診患者の，家族支援を行っているが，地域の相談窓口業務にも従事することになり，認知症の家族の心理的負担を軽減しつつ，必要情報を聴取することが出来る様になった。
評価：◎

③課を超えた連携の開始
社会教育課

認知症を地域で支援していくためには，若い世代への教育が不可欠である。田尻町内の中学校の教師を対象に，認知症に関する講演会を行った。また，文科省医学教育課長（当時）とのやり取りを通じて，地域における認知症対策について意見交換を行うことが出来た。
評価：○

生涯学習課

認知症の心理社会的介入の1つに，回想法がある。これは認知症患者が最近の記憶は障害されているものの，過去の記憶は比較的保持されていることを活用して，過去の記憶や出来事を材料に，脳を刺激する方法である。町として，昭和初期時代の映像その他，歴史的資料があるので，それを活用することが出来た。
評価：○

表35．脳血管疾患標準化死亡比（人口10万対）の年次推移

	田尻町	大崎地区	宮城県
平成9	213.1	185.5	125.8
10	214.4	172.4	121.8
11	187.8	162.6	122.0
12	146.1	169.4	115.2
13	161.7	150.3	114.3

（2004年11月 田尻町スキップセンター運営検討委員会 資料より）

2）スキップセンター全体の評価

開設後6年，有病率調査から5年。はたして脳卒中・認知症・寝たきりは少しでも予防できたのか？ これは合併前に，スキップセンター全体の評価として重要である。

認知症に関しては，新しい知見を「田尻プロジェクト」として内外に報告出来ているので，割愛する。周辺自治体との比較が出来た脳卒中予防に関して，その効果を検討したので以下に記載する。分析日は平成16年11月で，分析項目・分析方法としては，脳卒中予防介入の効果を測定する指標として，①死亡率，②受診率，③医療費（総額，1人当たり額），④要支援・要介護認定者数を取り上げ，時系列分析，相対比較（大崎地区，宮城県）を行った。必要に応じて，年齢構成による調整，平滑化の処理を行った。

①脳血管疾患標準化死亡比（人口10万対）

管内保健福祉統計データブックより作成した。表35は原データ，図66のグラフは田尻町のみ3項移動平均により平滑化したものも示す（端点は片側2項平均）。ここに，標準化死亡比とは，年齢構成の差異を基準の死亡率で調整し，調整した死亡数と現実の死亡数との比を示す。

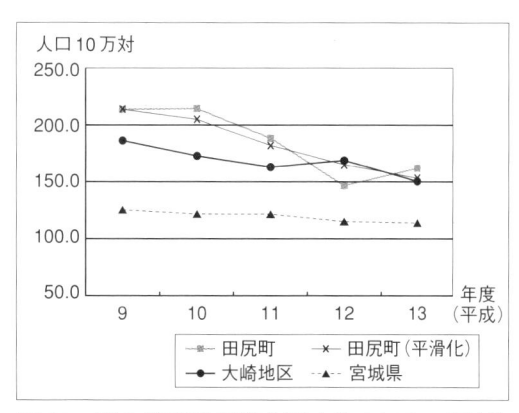

図66．脳血管疾患標準化死亡比（人口10万対）の年次推移
（2004年11月 田尻町スキップセンター運営検討委員会 資料より）

166　M．組織改革の実際

田尻町の標準化死亡比は大きく低下していること，大崎地区，宮城県は横ばいで推移していることが分かる．

②脳血管疾患1人当たり費用額

国保連合会疾病構造等医療費動向分析より作成した．"大崎地区"は，田尻町，古川市，色麻町，松山町，三本木町，鹿島台町，岩出山町，鳴子町，涌谷町，小牛田町，南郷町，加美町（1市11町）の算術平均である．表36は原データ，図67のグラフは，田尻町は原データと平滑化の両方，大崎地区，市町村平均は平滑化したもののみを示してある（3項移動平均，端点は片側2項平均）．

表36．脳血管疾患1人当たり費用額の年次推移

	田尻町	大崎地区	市町村平均
平成8	1793	1743	1747
9	2091	1665	1787
10	2251	1553	1654
11	1961	1788	1751
12	2202	1802	1660
13	2201	1841	1638
14	1847	1738	1821
15	1820	1634	1700

（2004年11月　田尻町スキップセンター運営検討委員会　資料より）

田尻町の1人当たり費用額は，平成10年をピークに低下していること，大崎地区，市町村平均は横ばいで推移していること，近年は田尻町，大崎地区，市町村平均値はほぼ等しい水準にあることが分かる．

③脳血管疾患100人当たり受診率

同様に，国保連合会疾病構造等医療費動向分析より作成した．"大崎地区"は，田尻町，古川市，色麻町，松山町，三本木町，鹿島台町，岩出山町，鳴子町，涌谷町，小牛田町，南郷町，加美町（1市11町）の算術平均である．表37は原データ，図68のグラフは，田尻町は原データと平滑化の両方，大崎地区，

表37．脳血管疾患100人当たり受診率の年次推移

	田尻町	大崎地区	市町村平均
平成8	4.73	3.08	3.11
9	3.98	3.09	3.14
10	4.09	3.21	2.98
11	4.43	3.24	2.98
12	4.62	3.02	3.08
13	4.45	3.26	3.01
14	4.33	3.28	3.59
15	3.59	2.60	2.93

（2004年11月　田尻町スキップセンター運営検討委員会　資料より）

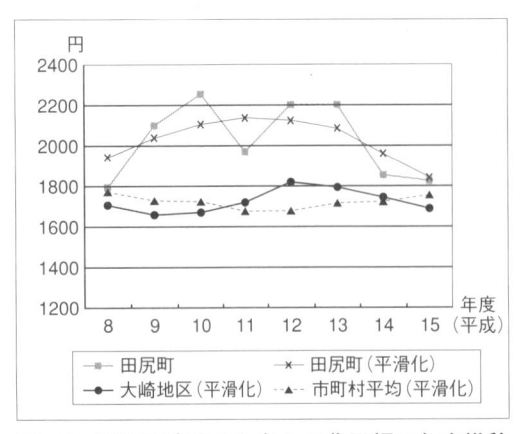

図67．脳血管疾患1人当たり費用額の年次推移
　　（2004年11月　田尻町スキップセンター運営検討委員会　資料より）

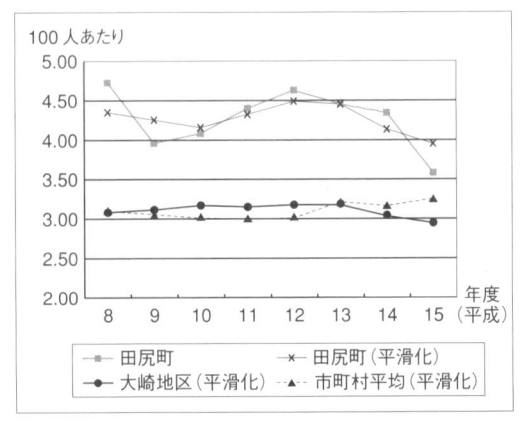

図68．脳血管疾患100人当たり受診率の年次推移
　　（2004年11月　田尻町スキップセンター運営検討委員会　資料より）

市町村平均は平滑化したもののみを示してある（3項移動平均，端点は片側2項平均）。

田尻町の受診率は大崎地区，市町村平均より1ポイントほど高い4前後で横ばいであること，大崎地区，市町村平均は横ばいで推移していることが分かる。ただし，年齢構成による調整を行っていないことを考慮して比較の必要がある。

④要支援・要介護認定者数

表38・39，図69を宮城県要支援・要介護認定者数集計資料，宮城県推計人口年報，総務省統計局国勢調査より作成した。要支援・要介護認定者数は各年9月末日，推計人口は各年10月1日現在である。要支援・要介護認定者数の年次推移グラフ，構成比表は田尻町（年次推移グラフの〈　〉内数値は要支援・要介護認定者合計数）である。

田尻町の認定者数は，毎年約14％ずつ増加してきていること，構成比については，要介護1の割合が高まり，要介護2以上の割合は低下していること，65歳以上人口1000人に対する認定者数では，田尻町は要介護1・2の認定者数が多く，全体として大崎地区，宮城県を上回っていることが分かる。

今後の分析方針

①予防介入による効果を，介入を行った市町村，介入を行っていない市町村との比較により明らかにすること。
②田尻町と類似の予防介入を行う市町村との傾向を比較すること。
③予防介入を行った市町村，行っていない市町村間での各指標を比較すること。
④予防介入と死亡率，1人当たり費用額および

表38．要支援・要介護認定者数の年次推移

	要支援	要介護1	2	3以上
平成12	10.7	24.8	20.5	44.0
13	10.0	23.2	21.8	45.0
14	11.5	28.5	20.7	39.3
15	8.9	32.1	20.4	38.7
16	9.9	35.7	16.5	37.9

（2004年11月　田尻町スキップセンター運営検討委員会　資料より）

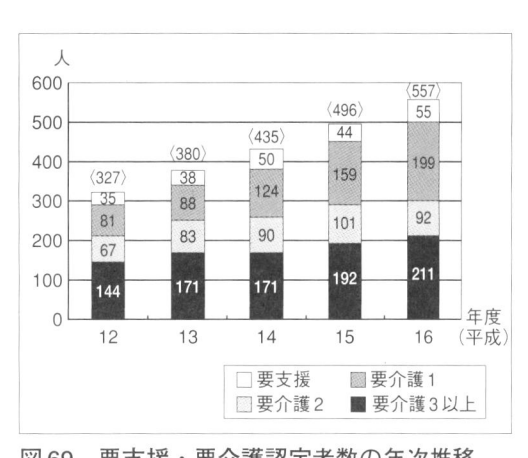

図69．要支援・要介護認定者数の年次推移
（2004年11月　田尻町スキップセンター運営検討委員会　資料より）

表39．要支援・要介護認定者数の年次推移（その2）

	65歳以上人口1000対要介護1認定者数			要介護2			要介護3以上			合計（要支援含む）		
	田尻	大崎	県	田尻	大崎	県	田尻	大崎	県	田尻	大崎	県
平成12	24.1	24.9	25.8	19.9	18.3	18.5	42.8	44.0	43.1	97.2	96.9	98.4
13	26.2	29.5	34.6	24.7	22.5	23.9	50.8	49.1	49.9	113.0	111.5	121.4
14	36.2	34.4	35.9	26.2	24.2	24.3	49.9	52.2	48.8	126.8	124.4	123.6
15	45.3	40.9	43.0	28.8	24.1	24.3	54.7	56.4	53.7	141.4	136.4	137.9

（2004年11月　田尻町スキップセンター運営検討委員会　資料より）

受診率，要介護認定者数との関連を明らかにすること
⑤行われた予防介入プログラムと各指標の推移を対応比較すること。
⑥予防介入プログラムの種類，投入資源と効果の関連を検討すること。

3）今後の方針
①田尻プロジェクトのエビデンスの大崎市全体への応用
大崎市認知症対策委員会（仮称）の設置

田尻町スキップセンターを運営していた運営検討委員会を継承すべく，認知症対策委員会（仮称）を設置すること。合併後の大崎市は，古川市，田尻町，三本木町，松山町，鹿島台町，岩出山町，鳴子町の1市6町からなり，田尻町と実情は必ずしも同じではない。そのため，各地域の実情を考慮しつつ，田尻プロジェクトのエビデンスを大崎市全体に展開すべく，議論を進めていくことが必要である。

合併に関する委員会に出席した田尻町の委員からは，「他の地区の議論の水準が低い」「なかなか認知症の議題が出て来ない」という発言が聞かれた。しかし，「やってみせ，言って聞かせて，させてみて，誉めてやらねば人は動かじ」（山本五十六元帥海軍大将）の言葉通り，田尻はやってみせた。それを理解させて，他の地区でもさせてみて，評価することが必要である。

田尻町国保診療所の大崎市民病院への統合

自治体の合併に際して，旧田尻町内の保健医療福祉は，後退することが予想される。しかし，医療に関しては，各自治体の病院・診療所が統合され，1つの市民病院と言う組織体になるので，医療連携はしやすくなることが予想される。特に，画像診断その他は，田尻町国保診療所では出来なかった診療技術なので，期待される。

②田尻地区の水準維持
合併前の水準を維持させるために，大崎市民病院田尻診療所に認知症診療対策室を設置する。そして，連携の拠点として維持継続させる。また，田尻プロジェクトの出発になった地域調査を大崎市としても行う様，企画検討を図る。

4. 認知症に関する保健医療福祉の情報統合

全ての保健医療福祉の情報統合は必ずしも必要ではない。しかし認知症に関しては，保健医療福祉の必要情報の統合の視点がないと，治療指針の検討はおろかケアプランの作成も出来ない。認知症とはその様な病気である。

情報システムの共有化としては，無医村における循環器内科の遠隔地診療システムをイメージするとよい。即ち，心電図の転送→専門医の診断→かかりつけ医による投薬 と言う一連の流れが，高い有病率に比較して専門医が不足している，一種の「無医村状態」である認知症医療にも当てはまるからである。そのため，「認知症診療アドバイザー」機能が必要である。即ち，かかりつけ医情報＋ケアマネ情報＋保健師情報＋家族情報＋本人情報を転送→認知症の専門医チームが診断→質の高いケアプランの提供 と言う一連の流れを管理する機能である。その前提として，かかりつけ医・ケアマネとの連携を家族が希望することである。いずれにせよ，認知症の連携システムは，大病院を中核に，ピラミッド型の連携システム（デパート型）ではなく，地域に根ざした小回りの効く連携システム（コンビニ型）が求められている。

—— **必要情報** ——

A．認知症の定義と原因疾患
1．定義：以下の5項目を満たす状態像（症候診断，腹痛や発熱と同じカテゴリー）

①脳の器質性障害：物質的に脳が障害を受ける
②知的機能障害：複数の認知機能障害（記憶，言語，空間認知等）
③後天的障害：先天的な獲得障害ではない
④慢性的障害：（6ヵ月以上）続く
⑤社会生活の水準低下：社会人としての，○○さんの以前の状態と比較して低下

必要情報源
① MRI・SPECT 等の画像診断
②社会生活の観察＋神経心理検査
③社会生活の観察
→社会生活の観察なしには，認知症の診断はつかない。医療のみでは不可能。
社会生活の観察：家族・介護者，地域住民，保健師による早期発見の重要性。

2. **原因疾患**：上記の症候を満たす原因疾患がいくつか存在する。
①脳血管障害：血管性認知症
②変性疾患：アルツハイマー病，レビー小体型認知症，前頭側頭型認知症
③頭部外傷：外傷性認知症状態，慢性硬膜下血腫
④全身性疾患：甲状腺機能低下症，ビタミン B_{12} 低下症
→各々の診断に必要な観察点や検査項目が存在する。認知症の原因疾患の鑑別診断は，専門医（医療）中心。

B．診察前に必要な情報

1. **本人に関する情報**
①基本情報：教育年数・病前性格・職業と趣味
②生活歴：幼年期・青年期・成人期・初老期のエピソード，食生活情報
③家族歴：脳卒中や認知症の遺伝負因の有無
④既往歴：脳卒中危険因子（高血圧，脂質異常症，糖尿病，心臓病，喫煙），飲酒
⑤現病歴：初期症状，脳卒中の場合，認知症との時間的順序関係

⑥行動障害：被害妄想，攻撃性，徘徊，睡眠覚醒障害等

2. **家族に関する情報**
①家族システム：同居世帯・人数，日中同居の人数，経済状況等
②主たる介護者：患者との人間関係，介護者の負担感
→これらの情報は，あらかじめ診察前に聴取しておく方が望ましい。
→ CDR 判定が基本。

C．患者の診察

1. **患者からの情報聴取**
①自覚の有無：病識と病感
②神経学的診察：脳神経・運動系・感覚系・自律神経系・小脳系・起立歩行状態
③精神症状：妄想観念その他

2. **神経心理学的検査**
①全般的機能検査
MMSE, DST：総合点により，重症度が分かる。
CASI：MMSE より更に下位項目が評価出来る。
②知能検査：WAIS-R，田中ビネー式検査
③記憶検査：WMS-R，ADAS
→検査項目の中で出来ない項目（障害機能）と，出来る項目（残存機能）を評価し治療に応用する。

3. **画像診断情報**
MRI・SPECT・PET

D．治療に必要な情報

1. **食事療法**
血管性認知症の場合，合併する糖尿病の管理によって認知症症状も改善することがある。

2. **薬物療法**
①服薬コンプライアンスの程度

②睡眠覚醒・行動の変化
③認知機能の変化

3．非薬物療法
①個別心理療法：患者の生活歴の応用
②グループワーク：患者の生活歴，生活状況
③言語療法・作業療法

4．家族・介護者の負担感
治療の指針の1つ。

5．地域社会生活への参加状況
治療の指針の1つ→治療効果の評価のためにも社会生活の観察が重要。

問題提起

　以上，本書では，認知症の基礎知識に始まり，認知症医療学の実践として地域調査や保健医療福祉システム，そして組織改革について述べてきた。認知症の問題は，単に脳の病気の問題にとどまらず，心理社会的な問題を包括している「結節点」であることを伝えたかったからである。ここでは問題提起として，①施行後10年を経過して軌道に乗った介護保険について現場スタッフからの問題提起，そして②田尻プロジェクトからの12の提言について述べる。

1. 現場スタッフからの問題提起：介護保険制度

1）物忘れ外来から

　筆者が認知症患者の診療をしていて思う介護保険の最大の問題点は，要介護度が，必ずしも病気の重症度を反映しないことである。認知症の介護負担の最も大きいのは，行動心理学的症候（BPSD）の存在である。しかし，それは数値化しにくく，実際に要介護度に最も反映されるのは麻痺等の身体ADL低下である。筆者の外来では，医療介護連携を円滑に進めるためにケアマネージャーを診察に同席させている。しかし，新患の場合，要支援状態は包括支援センター，要介護状態は居宅事業所のケアマネが担当になるため，診察上認知症が明らかであっても，一見すると受け答えが良好で身の回りのセルフケアも出来る場合，認定がおりてからでないと，どちらに頼んだらよいか分からない場合が少なくない。

2）包括支援センターから

　大崎市では，公務員削減のため，包括支援センターを社会福祉協議会に委託した。連携は維持されていて，かつて田尻町時代の目玉だった「元気ふれ合い塾」は今も継続されている。現在，「塾」は社協から離れて，住民が自主的に行っている。「毎日必ずどこかで何かをやっている」状況は維持されているが，その内容をいかに心理社会的介入として根拠に基づくものを行い，評価して行くかが問題である。

介護予防

　平成18年度より，要支援1・2を設定して自立度の高い高齢者に，リハビリテーションを施行している。どの様な状態にある高齢者に対しても，生活機能の維持・向上を積極的に図り，要支援・要介護の予防および重症化の予防・軽減により，本人の自己実現の達成を支援することを目標にしていることはよい。しかし，問題は第二次予防としての「特定高齢者施策」（健診や訪問などを通じて要支援・介護になる恐れのある高齢者の早期発見に努め，各種介護予防プログラムの提供のより早期対応を行う）のために，初期評価として行われている「基本チェックリスト」である（表40）。認知症に関して言えば，物忘れ，見当識，家庭内生活（電話かけ）の3点に注目した点はよい。しかし，最大の問題点は，本人自身に聞いていることである。専門的には「病態失認」「病態無関心」と言うが，必ずしも認知症本人には自覚があるとは限らない。むしろ自覚のない方が問題であって，家族により異常を指摘されている場合がある。

表40. 介護予防基本チェックリスト

1. バスや電車で1人で外出していますか
2. 日用品の買物をしていますか
3. 預貯金の出し入れをしていますか
4. 友人の家を訪ねていますか
5. 家族や友人の相談にのっていますか
6. 階段を手すりや壁をつたわらずに昇っていますか
7. 椅子に座った状態から何もつかまらずに立ち上がっていますか
8. 15分くらい続けて歩いていますか
9. この1年間転んだことがありますか
10. 転倒に対する不安は大きいですか
11. 6ヵ月間で2〜3kg以上の体重減少がありましたか
12. BMIが18.5未満ですか（BMI＝体重　　kg÷身長　　m÷身長　　m）
13. 半年前に比べて固いものが食べにくくなりましたか
14. お茶や汁物等でむせることがありますか
15. 口の渇きが気になりますか
16. 週に1回以上は外出していますか
17. 昨年と比べて外出の回数が減っていますか
18. 周りの人から「いつも同じ事を聞く」などの物忘れがあると言われますか
19. 自分で電話番号を調べて、電話をかけることをしていますか
20. 今日が何月何日かわからない時がありますか
21. （ここ2週間）毎日の生活に充実感がない
22. （ここ2週間）これまで楽しんでやれていたことが楽しめなくなった
23. （ここ2週間）以前は楽にできていたことが今ではおっくうに感じられる
24. （ここ2週間）自分が役に立つ人間だと思えない
25. （ここ2週間）わけもなく疲れたような感じがする

　実際の「特定高齢者」が決まるまでの流れとしては，「基本チェックリスト」全25項目中，総合項目，運動器，栄養，口腔機能，閉じこもり，物忘れ，うつ項目のうち，うつ以外から11項目もしくは各々の項目で基準を満たした場合，介護予防事業の該当になる。血液検査や口腔所見等，生活機能評価受診票（介護予防健診）をチェックし，該当がある場合，介護予防事業の対象になる。運動器「足腰ぴんぴん講座」，栄養「食べて元気もりもり講座」，口腔機能「お口の健康講座」，そして「いきいきクラブ」である。大崎市では「いきいきクラブ」として，閉じこもり，物忘れ，うつの該当者を対象に，社協に委託して施行。「地域支援事業」として事業費の一部は，介護保険料の一部が充てられている。「いきいきクラブ」とは，高齢者の閉じこもりを予防し，生きがいと健康づくりを促進し地域における豊かな経験と知識・技能を生かしながら，自立した生活を継続することが出来る様にするために行う事業で，対象者は，基本チェックリストにおいて，うつ・認知症・閉じこもりの項目に該当する特定高齢者である。事業の内容は，送迎・健康体操・健康チェックおよび，参加者の経験・知識・技能を生かした活動（創作活動，日常生活向上のための話し合い，レクリエーション等）である。

　現場の印象としては，確かに「活性化」する高齢者はいる。また，初期認知症の場合，徐々に悪化するのでその過程が分かり，医療

連携に繋がる場合もある。しかし，週1回の送迎付きで本人負担は昼食代のみという好条件のため，長く居座ってしまう場合がある。いかに早く「卒業」させるかも，問題の1つである。

3）特養スタッフから
家族の問題

利用者からみると大きな問題はない。それまで「措置制度」であった福祉を，権利意識に基づく契約に変更させた点はよい。しかし，「権利」意識を誤解して，「何でもゴネれば得をする」（ゴネ得）と錯覚している場合が少なくない。介護保険は公的財源を用いたものである。どうしても好きにしたいのであれば，有料老人ホームなどを活用すればよい。

施設の問題

施設の受け皿が少ない。特養において200人以上待機者がいる。スタッフの人材育成と待遇改善の問題がある。人材育成はケアの質を高めるためにも重要である。離職者の多い介護スタッフへの待遇改善としては，平成21年1月から「処遇改善交付金」が国から施設に支給されている。それは，介護職1人に月額1万3千円支給されるように施設に交付したもので，施設の方針で介護職以外にも支給可能である。

4）老健スタッフから
医療保険と介護保険のバランス

老健入所者で医療保険が効くものは，初診料と特殊検査CTや胸部X線等で，それ以外は老健からの持ち出しとなる。透析をしていない場合のエリスロポエチン注射等も持ち出しである。透析していれば，老健では管理困難として入所困難となる。

施設の問題

受け皿が少なく老健を転々とする場合が多い。本来，病院で治療が終了し，「中間施設」として在宅までのリハビリテーションを行う施設であるが，在宅復帰率は低い。退所先の特養等では痰の吸引等の「医療行為」を，研修を受けた介護職が行える様になったが，何かあった場合の責任問題があるとして，看護協会では反対している。また，管理栄養士加算がなくなり，施設基準としての設置が当然になった。短期集中リハビリテーション加算は，1人20分で週3回，セラピストと1対1で行わなければならないが，それは3ヵ月までで手続きが煩雑である。

2. 田尻プロジェクトからの12の提言

・疫学調査から

1) 認知症の有病率は，65歳以上高齢者の10％以上，75歳以上高齢者の20％以上と推定される。また，軽度認知障害（健常と認知症の境界領域）は，65歳以上高齢者の30％程度，75歳以上高齢者の50％程度と推定される。軽度認知障害の10％から15％程度が，毎年認知症に移行して行く。それらの対策が必要であることを，関連スタッフは意識に共有し，地域住民に周知させる。

2) 認知症の原因疾患別の医療連携を開始する。具体的には，アルツハイマー病は，徐々に発症し進行する変性疾患であるが，進行を遅延させる薬剤があるので，診断を早期につけて早期に服用を開始させることが重要である。血管性認知症は脳梗塞の後遺症で，高血圧等の危険因子の管理が重要であるが，深刻感が少なく病院を受診しない場合があるので，積極的に介入し，高血圧や糖尿病等の血管性危険因子の内科的管理を

進める必要がある．どちらの場合も，積極的な医療連携が重要であることを，周知徹底させる．

3) 予防（第一次予防）に関しては，地域住民に過度の負担を与えないことが重要である．誤った第一次予防の知識（「認知症にならないために…しましょう」）は，精神的な負担感と疾病の自己責任説に基づく差別（「認知症のあの人は，…しなかったからこうなった」）の一歩手前であるからである．むしろ認知症の予防は，第二次予防（早期発見・早期治療）としての医療連携であることを周知徹底させる．具体的には，軽度認知障害高齢者の定期的な健診である．心理社会的介入による認知症発症遅延効果は明らかではないものの，QOL維持効果が認められるので，積極的に活用する．

・物忘れ外来から

4) 認知症高齢者には初診時から積極的に介護保険申請を促し，最低でもデイサービスを活用させる．ケアマネージャーを診察室に同席させて，チーム医療・介護の調整役を務めさせる．病気を理解させ，積極的に医療介護連携を進めさせる．デイサービスは，在宅空間とは異なり心理社会的介入を行いやすいので，様々な活動を通じて，最もエビデンスのある見当識訓練＋回想を用いたグループワークに関連させられる様に，事業所を指導させる．

5) 認知症患者の行動障害が，介護負担を増悪させる主な要因である．しかし行動障害がほとんどないケースでも，介護負担が介護者1名もしくはその家族に集中してしまうことや，介護に関する専門の身近な相談者がいないことや，認知症について理解が不足しているために負担感が高くなっていることがある．在宅介護を支援して行くためには，介護者に一手に負担がかからない様にすること，専門医の診断の下，認知症の原因疾患を正しく理解し，その患者にあった対応を行うことが重要である．

・介護保険関連から

6) 要介護度認定を，認知症の病態に基づく様に変更する．特に一次判定ソフトに反映されにくく，介護者に負担が大きい妄想や徘徊等の行動障害の程度を，医学的に確立された尺度（BEHAVE-AD-FW等）に基づき，反映させる．また，介護保険のサービスは詳細で分かりにくいため，例えばアルツハイマー病用「標準介護」，血管性認知症要「標準介護」等，疾患別でかつ分かりやすいものにする．そして，（認知症対応型）デイサービスやデイケアを中心に，疾患別の心理社会的介入を図り，医療連携による薬物療法を行う．

7) 介護職員の増加と質の向上を図り，施設としては特に特別養護老人ホームを増設し，生き場のない高齢者（介護難民）や，介護老人保健施設を転々とする高齢者を減らす．介護老人保健施設において医療保険を併用出来る様にし，薬価のみを理由にアルツハイマー病の進行遅延の効果がある薬剤や，抗パーキンソン病薬，脳卒中予防薬等が，施設入所後に中断されない様にする．また，グループホームにおいて訪問リハビリテーションが出来る様にする．

8) 成年後見人制度は，認知症等財産管理能力がなくなった場合，法定後見人を定め，本人の代わりに金銭的な財産を保護出来る様にしているが，医療行為に関しては，法定後見の対象外である．しかし，身体の健康も大切な「財産」である．家族の中には

「そこまでしなくてよい」と勝手に判断して，本人の健康障害を看過する場合があるので，医療従事者を後見人とし，第三者の医療従事者による確認を得る様な，健康管理に関する法定後見を整備する。

- **自治体における対策から**

9) 介護予防に関して住民に配布されている「基本チェックリスト」を，認知症該当項目，18：周りの人から「いつも同じ事を聞く」などの物忘れがあると言われますか，19：自分で電話番号を調べて，電話をかけることをしていますか，20：今日が何月何日か分からない時がありますか，については，本人に聞くのではなく家族・介護者に聞く様に変更する。物忘れ等の自覚がない（病態失認・病態無関心）のが認知症の特徴だからである。本人に聞く項目としては，軽度認知障害の段階から「自覚」がある，「活動範囲が狭くなった」「家電製品や道具の取り扱いが不得手になった」の項目を追加する。

10) 自治体における認知症対策には，「保健福祉課」・「介護福祉課」や「医療局」だけでなく，「生涯教育課」「市民生活課」等を巻き込んだ横断的な組織連携が必要である。そのため自治体の首長による意思表示が不可欠である。それによって自治体が全体として認知症対策を行う雰囲気が出来上がる。そして「課」を超えた横断組織，「認知症対策事業部」等の保健医療福祉を小規模ワンセットにした統合型組織を設置し，大学等の専門家集団と連携を図る。

11) 地域における認知症対策には，介護スタッフの大幅な人員増加と質の向上，保健師の増員が必要である。特に，血管性認知症高齢者の訪問看護による脳梗塞の再発防止活動は，その後に脳卒中が発症した際の医療介護費の増加を考えれば，保健師の人件費は問題にならない。可能な機会を利用して保健師等を雇用するか，民間の専門職との連携を積極的に図る。

12) 回想法には，自治体に保存されている昔の映像や「宝物」が有用である場合が多い。認知症であっても比較的保持されている高齢者の「遠隔記憶」を辿ることは，その本人と時代の「歴史」を知ることにもなる。「歴史」とは「記憶」に他ならない。それは，若い世代の教育にも応用出来るので，世代間の連結にも役立ち，「地域力」をつけるのにも有用である。

コラム5：
家庭再生―「家系」の重要性について

「個人主義」vs「大家族主義」

　認知症はその定義にある通り、「社会の中で、ひとりで生きていけない病気」であり、「誰かが常に見守ってあげなければならない」病気である。およそ自立した「個人」の存在の延長に「社会システム」を検討する様な、「個人主義」から最もかけ離れた病気である。即ち、何らかの形で「共同体」の存在が必要不可欠である。その「物質的共同体」が「医療福祉制度」であるが、ここでは「精神的共同体」の重要性を言いたい。

　記録的な猛暑であった昨年夏、ニュースで独居高齢者の孤独死が話題になっていたが、その際、この高齢者には家族はいなかったのか、という点が指摘されていた。また、更に話題が発展して高齢者を引き取らない家族の問題点や、戦後の行き過ぎた「個人主義」の問題点も指摘されていた。現在、「地縁」「血縁」そして「社縁」も失われた「無縁社会」と言う用語も取り沙汰されている。「コラム：認知症医療には新しい哲学が必要である」における「老健の特養化」の問題でも触れたが、かつては「老人病院」、現在は老健から、入所中の認知症高齢者を引き取ることに家族は極めて冷淡である。その理由の1つが、介護者「個人」の自由を阻害するからである。

　しかし本来、他人との関係性を有さない純粋な「個人」という存在はあり得ない。そもそも人間は「家庭」の中に生まれ育ち、結婚して新たに「家庭」を作り子孫を残し、「家庭」の中で死んでいく。「孤独死」の場合ですら、税金で自治体が遺体を葬る様に、人間は「社会的存在」であり、死ぬ時も「社会」の一員として死ぬのである。

　安宅川氏はその著書「家族と福祉の社会経済学」[1]において、公共政策を構成する4つのガバナンスと4種類の保険者について論述している。即ち、「グローバル・ガバナンス：覇権国の正統性が失われると国際紛争が多発する、ステート・ガバナンス：政府の正統性を喪失すると、国家の活力が失われ犯罪が増加する、コミュニティ・ガバナンス：コミュニティに対する参加意識が薄れると生活扶助機能が崩壊する、ファミリー・ガバナンス：家族の結束が弱まると次世代育成機能は弱体化する」。そして家族の問題に関して、「家父長制の下では家父長が保険者を務めていたが」「この様な家族の生活保障を支える『家族の正統性』は、家族への帰属意識と家族間の深い愛情によって保たれる。家族の正統性が失われると家族は離散して個人は孤立する。家族の生活保障への期待が損なわれると、出産・育児へのインセンティブが弱まり、少子化現象が起こる」と述べている。家族・地域・国家・世界を通じた理論で、極めて興味深い。

　そして、医療福祉や社会保障制度がない以前の場合は、「家族」がその代わりであったが、社会保障制度がその機能を代替した故に、「家族がいなくても自分の老後は問題ない」と考える様になった。即ち、苦労して子供を産み育てなくても自分達の生活を楽しんだ方がよいと考える様になり、「少子化社会」が到来したと言う。しかし、社会保障制度が機能して「国家」が老後を保障するためには、子世代の「国民」が親世代の「国民」を保障することが前提で、即ち親世代の「国民」を支える十分な人数がいなければならない。しかし、社会

保障制度があることにより、逆に子供を産み育てる動機を失うという「逆説」に陥っていると言う。

この様に「個人」尊重の結果が、現在の家庭崩壊に関連しているとすると、「個人主義」の考え方自体に問題があったと考えることも出来る。また、「公」と「個」の間にあって「個人の自由」を阻害しない様な「新しい公共」と言う考え方のもと、NPO活動を推奨する意見もある。施設に入所している認知症高齢者にとって、滅多に面会に来ない家族よりも、毎日一生懸命ケアしている介護スタッフの方が、よっぽど精神的に「家族」であるとは、筆者が常に介護スタッフに話していることでもある。

では、その反対の極論、「大家族主義」はどうであろうか。田尻プロジェクトの出発点となった1991年全数調査の結果である[2]。当時も今も、田尻町近辺では、三世代同居家族が少なくない。しかし、同居している高齢者の「抑うつ尺度」の点数（点数が高いほど抑うつ状態）は、実に同居している家族の人数、特に孫の数と正相関（！）したのである。当初、研究チームは結果を疑ったが、その後の個別調査でも確かめられた。もちろん例外も存在したが、三世代同居は世代間の「心のギャップ」を生みやすく、高齢者は「孫に囲まれて幸せ」ではなく「孫に囲まれて抑うつ」になる場合があるのである。俗に言われていることであるが、ある程度距離を保った付き合いの方が、「嫁姑問題」が起きにくいことにも関連する。もちろん三世代同居は良い点も指摘されている。子育ての支援や青少年の不良化防止、高齢者の介護など、本来家族が持っている命を守り育む機能を発揮しやすい形態とも言える。

「家系」の中に位置する存在

「個人主義」vs「大家族主義」の考え方の中にあって、筆者の考えとしては、要するに「同一家屋」に同居しているかどうか、構成員の人数等は「外的な形態」であって、それがうまく機能するかどうかの「内的な本質」が問題だと言うことである。「内的な本質」がしっかりしていれば、「大家族主義」のもと、三世代同居をしていようが、「個人主義」のもと別居していようが、いざという時に「共同体」として機能することが出来ると思われる。それを解く一つの鍵が、筆者は「家系」であると考える。それは、家族は単に、横的に同居している構成員の集合体ではなく、敢えて非科学的な言い方で恐縮であるが、縦的に、既に他界している先祖も含めて、神仏に連なるものであるからである（表41）。

医師として診療している際、病気の「家族歴」を聴取することが通常である。それは、遺伝性疾患の存在や、食生活や住居環境の影響が疾患に表れていないかどうか調べるためである。高齢者の場合、配偶者や兄弟姉妹、そして子供や孫等、患者本人とその下の世代を聞くことが多いが、認知症の中には遺伝性疾患も含まれるため、患者本人の両親や祖母についての情報も聞くことが多い。しかし、殆どの家族は、縦的に先祖を辿ることが出来ないのが現状である。そもそも何故その様なことを聞かれるのかと、不思議がる家族もいる。その様な家族の場合、認知症高齢者にも

表41. 家庭の内的・外的要因

	個人	家庭	社会	
精神	こころ	家庭の内的要因（家系）	人間同士（および神仏）の関係	宗教
物質	脳	家庭の外的形態（独居・三世代同居等）	医療福祉制度	行政・政治

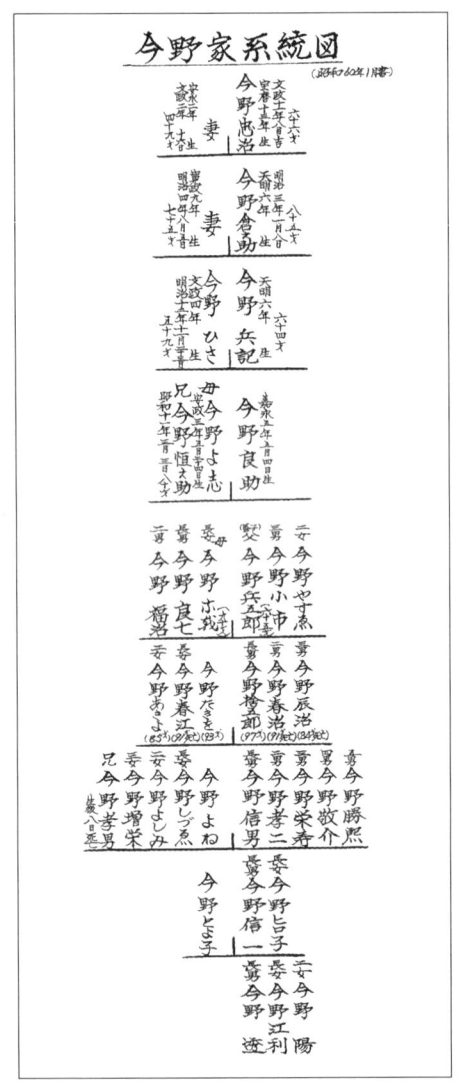

図70. 今野さん（当時の最高齢者）の家系図
御家族の許可を得て掲載。

比較的保持されている「遠隔記憶」を聞くために，正月の初詣やお盆の墓参りについてのエピソード記憶を聞いても，「何もしていない」と答える場合が少なくない。

田尻プロジェクト1991年全数調査の際，当時の最高齢者，今野さんに調査に加わって頂いた際，家系の話になった。その時，何の抵抗もなく，先祖代々の系図を見せて頂き，感動したことを覚えている。因みに今野さんは健常であった。「自分が長生き出来たのは，支えてくれた家族のおかげ，そして何よりも御先祖様のおかげ」。図70にその当時の家系図を示す（御家族の許可を得て掲載）。

「○○家」家系の「○○」と言ったとしても，同一家屋への同居を前提に，農業などの「共働」作業を行う様な「大家族共働主義」をよしとするものでもない。我が国の場合，中国や韓国と異なり，婿養子の存在を可とするため，必ずしも「血縁」である必要もない。「家」「地域」としての「共働体」に一部関連しつつも，先祖を辿ることによって得られる，墓地の祭祀を含めた共通の「宗教」ひいては，精神的なアイデンティティーの重要性を言いたいのである。

日本国内では「空気」の様なものであるかも知れないが，それが端的に表れているのが，実は外国における移民社会である。価値観の異なる外国にあって，自分達の社会を形成して行かなければならなかった移民にとって，「空気」は意識して作り出すべきものであったのである。拙著「ブラジル在住高齢者移民：認知症の調査を通じて見た物語と歴史」[3]でも述べたが，認知症高齢者がMMSEの自由書字に際して，「私は日本人である」と書く場合が見られた。「君が代」の全文を書いた高齢者もいた。歴史的背景から，農業「協働」組合的な県人会組織が強いブラジル高齢移民社会であっても，「私は宮城県人である」と書くのではない。精神的なアイデンティティーとして，「私は日本人である」と書くのである。ある意味では，「地域共同体」（パトリオティズム）と「国家」（ナショナリズム）の両方に関連しているとも言える。この「空気」の様な「日本人としての精神的アイデンティティー」の喪失が，「無縁社会」の本質であると思われてならない。

引用文献

1) 安宅川佳之：家族と福祉の社会経済学．日本経済新聞出版社，2010．
2) Ambo H, Meguro K, Ishizaki J, et al.：Depressive symptoms and associated factors in a cognitively normal population：The Tajiri Project. Int J Geriatr Psychiatr 2001；16：780-788.
3) 目黒謙一：ブラジル在住高齢者移民―認知症の調査を通じて見た物語と歴史―．新興医学出版社，2010．

大崎-田尻プロジェクト・栗原プロジェクト後記：
「平成の大合併」と医療福祉連携

1. プロジェクト後の合併と，合併後のプロジェクト

　宮城県田尻町は，平成18年（2006年）3月31日を以て近隣市町（古川市・三本木町・松山町・鳴子町・岩出山町・鹿島台町）と合併し，あらたに大崎市が誕生した。平成22年10月現在の総人口は136,452人，高齢化率は24.0％である。所謂「平成の大合併」である。田尻プロジェクトのフィールドが合併後に新市となったため，田尻町時代のエビデンスをどの様に大崎市で展開して行くかが課題になる。その一環として，平成21年（2009年）度に大崎市調査を施行したことは，前述した通りである。

　一方，栗原プロジェクトの現場となった栗原市は，平成17年（2005年）4月1日，築館町，若柳町，栗駒町，高清水町，一迫町，瀬峰町，鶯沢町，金成町，志波姫町，花山村の栗原郡10町村が合併し誕生した市である。平成22年（2010年）11月現在，人口は76,708人，高齢化率は31.7％である。平成20〜22年度の3年間に亘る栗原プロジェクトで，全ての旧10町村を対象地域にすることが出来たことが特徴である。栗原プロジェクトの場合，合併後の自治体を基盤に行われたため，プロジェクトの結果を活用して今後の認知症対策が進んでいくことが期待される。

2. 自治体の合併の歴史

　「役人」が良く用いる言葉に「流れ」がある。しかし，あたかも「川の流れ」の様に，人間が逆らえない錯覚を与えるため，この言葉は用いるべきではない。もちろん「時代の流れ」の様な大きい変化はあるものの，普段問題になる様な「流れ」とは，一昔前の「医師過剰時代の到来」「高騰する医療費を削減せよ」等，誰かがある意図をもって言い始めた場合が多い。

　ここで簡単に，我が国の自治体合併の歴史について述べる。我が国の自治体は，明治22年（1889年）の市町村制施行に伴う「明治の大合併」，戦後の「昭和の大合併」，そして最近の「平成の大合併」の3つの波を経験した。明治時代初期には，江戸時代から続く生活単位としての地縁共同体が存在していたが，近代的な地方公共団体に変化して行く。明治21年（1888年）公布の市町村制により，自治体数は前年の約71,000から約16,000に減少した（「明治の大合併」）。この際，小学校の区域となる300から500戸が標準規模とされた。

　その後も徐々に合併は進められ，大東亜戦争終戦時の昭和20年（1945年）には，自治体数は約10,000となる。戦後，教育・警察消防・保健福祉等が新たに市町村の事務とされ，市町村を適正規模とすることが必要となった。昭和28年（1953年）施行の町村合併促進法では，新制中学校の区域となる約8,000人が標準規模とされ，昭和36年（1961年）には自治体数は約3,500に減少した（「昭和の大合併」）。

　平成7年（1995年）に合併特例法が改正され，合併特例債などの財政支援がなされたが，支援の期限が平成17年（2005年）3月31日とされたため，所謂「駆け込み合併」が見られた。平成11年（1999年）に約3,200あった自治体は，平成18年（2006年）には約1,800に減少した。平成22年（2010年）現在，自治体

の数は1,727である（「平成の大合併」）。合併の目的として，地方分権を進めるべく自治体の財政力を強化出来ること，モータリゼーションに伴う生活圏の広域化に対応出来る点等が言われているが，合併の是非を問う住民投票が法制化されていず，合併は議会により決定されるため，多数の住民の支持が不十分なまま合併が行われたり，生活圏が異なる自治体同士が合併したりする場合がある。

3. 合併後の医療福祉連携

認知症の医療福祉連携には，「脳の病気の治療」と「生活の支援」の両方が含まれる。認知症とはその定義から，その様な状態であるからである。合併前に，当時の田尻町スキップセンター責任者会議で議論したことの1つに，合併後の認知症対策がある。合併後に，①田尻プロジェクトのエビデンスを大崎市全体に応用させること，②旧田尻町地域の医療福祉水準を低下させないこと，と言う2点を議論したことを思い出す。合併特例債も終了した平成23年3月，落ち着いて見ると，認知症の医療福祉に関して言えば①については進展したが，②に関しては後退したと言わざるを得ない。

診療医として合併後に医療現場から感じられたことは，田尻町時代の保健師のありがたさである。それは，田尻町時代は保健師が家族の悩みなどをクッションとして聞いていてくれたため，医療行為に専念出来ていた。しかし，合併後は，疲労感が増大した。それは，特に保健医療福祉の連携が十分でなかった地域からの受診者が，家族の悩み等を直接診察室で話すためと，介護保険サービスの初歩や，患者の診療にあたっての治療のパートナーとしての家族の位置づけ等について，初歩から理解を求めなければならないからである。もちろん合併後のメリットもある。その最大の点は，田尻診療所と大崎市民病院（本院）がともに「大崎市民病院」と言う組織体になったため，病診連携，特に画像診断に関する連携が取り易くなった点である。

大崎市に限らず，合併後の自治体は必ずしも住民の生活圏と一致していない。医療は，国民皆保険制度の恩恵で，どの自治体に位置する医療機関でも自由に受診出来る。しかし，保健師の活動や介護保険サービスは自治体ベースであるため，自治体が住民の生活圏と一致していない場合，保健や介護の生活支援機能が十分発揮できず，またそれにより医療介護連携が取りにくくなる。

行政の面から言えば，きめ細かい医療福祉の連携が出来ていた田尻町は，大崎市が誕生後，「縦割り」行政が復活した。本書で記載した「組織論」で言えば，田尻町と言う認知症対策の「海兵隊」組織が消滅し，旧来の陸海空軍組織のみになったと言ってよい。あるいは，田尻町と言う「認知症事業部」が消滅し，大規模画一組織に後退したとも言える。しかし，自治体の再発見と言う長所もある。栗原プロジェクト中に，保健師の1人が自分の出身地以外を訪問していた際，内陸部に位置する同市に漁業組合があることを発見し感動していた。これは，伊豆沼・内沼があるためである。

4. 今後の対策

自治体において認知症対策委員会を設置し，医療と保健・介護の連携を検討すべきである。その具体的な方法として，モデル地区の調査を活用すべきであることは前述した。参考までに，実際の大崎市の取り組み事業と，認知症高齢者支援ガイドを，表42・43に示す。

ここで言いたいことは，「住民の生活圏」と「行政の基礎単位」の一致である。

合併後の全国町村会の報告にもある様に，「地域共同社会の再生」の必要性が指摘されている。そのためにも，「住民の生活圏」と「行政の基礎単位」（特に保健活動や介護保険サービスの基盤）の一致にむけて，自治体の「合

表42. 平成22年度大崎市認知症支援の取組み
―いつまでもいきいきと認知症になっても安心して暮らせる大崎市―

目的：認知症になった人とその家族が地域で安心して暮らせる地域づくりをしていくために，日頃からの健康づくりや認知症についての正しい理解の普及啓発の推進を図るとともに，早期発見をし適切に対応できるようにする。（平成22年9月30日現在）

	事業名	事業内容	上半期実施回数
一次予防（発症予防・元気づくり）	1. 健康教室・健康相談・出前講座	保健推進員等地区組織と協働で，脳血管疾患予防につながる生活習慣病予防の健康教室や各種団体からの要請で出前講座を実施している。平成20年度からは，動脈硬化に起因する病気の早期発見・指導を目的とした特定健康診査・特定保健指導を実施している。（健康推進課）介護予防についての啓発を実施。出前講座にメニュー化し，随時，依頼に応じている。（高齢介護課）	◎出前講座（健康推進課）脳卒中等生活習慣病予防に関するもの 802人（10回）◎地区健康教室（健康推進課）参加者 1,226人（39回再掲65歳以上649人）◎普及啓発事業（高齢介護課）(1) 運動機能向上 294人（16回）(2) 栄養改善 140人（9回）(3) 口腔機能向上 120人（7回）(4) 介護予防 363人（37回）(5) 調査結果について 816人（41回）
	2. 高齢者の集い	地域力を活用し，身近な場所で開催している。高齢者誰もが参加できるミニデイサービス。開催支援等について社会福祉協議会に委託し実施。活動サポーター（レクリエーション等を行うボランティア）を育成し，介護予防を目的とした集いになるようにしている。	行政区単位で開催 209行政区で実施（357行政区中）
二次予防（早期発見・早期対応・進行遅延）	1. 認知症専門相談	月1回開催・相談医（旭山病院近藤等先生）・古川6回，岩出山4回，松山1回，鹿島台1回の計12回・平成18・19年度は年6回，20年度は年8回，21年度からは年12回開催している。	6回 16人
	2. 高齢者の生きがいと健康づくり推進事業	介護認定手前の状態にある特定高齢者の介護予防事業。基本チェックリストで「閉じこもり」「もの忘れ」「うつ」の項目で該当した方を対象にしている。週1回送迎付でレクリエーションや体操などを実施している。生活圏域に1か所で実施（古川は4か所）	延べ5,592人（実275人）380回
	3. 認知症実態把握事後事業	①認知症及び認知症疑いの方に再訪問を行い，ニーズ及び理解度調査を実施。②希望があったケアマネジャー等と同行訪問を行い，調査を実施。情報整理の仕方等を指導。③調査結果についての普及啓発④調査結果や地域の資源の情報提供を目的に『大崎市認知症支援ガイド』を作成	①実56人 ②実7人 ③41回816人（認知症サポーター養成講座は除く）
三次予防（機能維持・悪化予防・家族支援）	1. 認知症サポーター養成講座	認知症を正しく理解してもらい，認知症の方や家族を暖かく見守り，支援するサポーターを養成する講座。28回670人を目標に実施。	39回 1,100人
	2. 認知症高齢者家族交流会	年4回開催している。認知症高齢者を介護している家族や，以前に介護を経験していた家族同士が集まり，日頃の思いや本音を話し合う交流の場。今年度よりグループホームなどの関係機関の協力のもとミニ講座を実施している。	1回 6人
	3. 介護支援専門員等の認知症研修会・講演会	①地域包括支援センターの主任ケアマネジャーと協力し研修会を実施。②大崎市医師会のフォーラムへの協力③一般市民対象の認知症講演会（認知症実態把握調査結果について）開催予定。講師：東北大学教授目黒先生 11月27日（土）10時～松山青少年交流館，13時～岩出山地域福祉センター	①2回 82人 ②1回 350人 ③

上半期実施状況・課題	平成23年度事業計画（案）	担 当 課
認知症支援検討委員会で課題整理し，役割分担を明確にしたことで，調査結果を踏まえ，健康推進課・各総合支所保健福祉課と連携し，普及啓発を実施した。 今後も連携しながら取り組んでいくことが必要である。	・関係課と連携しながら，計画・実施する。 ・健康づくりとして取り組んでいること（例えば，ウォーキングや禁煙，食生活のことなど）が，認知症予防とどうつながっているのかなどについて理解してもらえるようにしていく。（健康推進課） ・高齢者の集いの中で，年1回は介護予防普及啓発を行えるようにする。 運動機能向上　　50回 栄養改善　　　　65回 口腔機能向上　　65回 介護予防　　　　70回	健康推進課 高齢介護課
活動サポーターの研修会を包括エリア毎に6回コースで実施。運動などの他，回想法を取り入れたレクリエーションについても研修内容に取り入れた。 今後も，取り組み状況や効果について確認していく必要がある。	・新規開拓10か所を目指す ・高齢者の集いの全数評価・開催支援 ・活動サポーター育成研修24回実施。認知症と支援方法について啓発を行う。	高齢介護課 各総合支所保健福祉課
認知症の早期発見・治療の必要性を普及啓発した結果，専門相談の希望者が増えてきている。 相談者は早期の相談と重度の症状の方と両極化している。また，健康推進課に相談があったケースも専門相談を活用しており，精神障害の相談との区別がつけられるなど職員，ケアマネジャーなどのスキルアップにもつながっている。	・年12回実施。相談件数の多い古川・玉造地区で開催する。 ・担当する職員，地域包括支援センター，ケアマネジャーにも相談に同席していただきながら，支援の方針や本人の理解について共通認識できるようにしていく。（早期の相談の情報整理のためにも職員のスキルアップが今後大切になってくる。）	高齢介護課 各総合支所保健福祉課
健康状態や認知症状の状態の変化など気になる方の早期発見の場となっている。 認知症の早期発見や対応が適切に行えるようにしていく必要がある。	・H22年度と同様に実施。 ・担当スタッフを対象に認知症や介護予防についての研修会を開催する。	高齢介護課 各総合支所保健福祉課
主治医への受診はしていたが，そこから専門医へつながったケースは少ない。 認知症についての理解はおおむね得られていた。今後望むサービスとしては，家庭訪問や少人数での話語りや昔語りなどをしたい。との声が聞かれたため，検討が必要である。	・西部コミュニティ地区と認知症支援の在り方について話し合う。 ・サービスのニーズ調査結果や認知症の理解度調査結果を踏まえ，普及啓発の仕方や高齢者の集いの内容にいかしていく。	高齢介護課
小学生・中学生や商工会，企業に対象者を拡げ実施した。 また，グループホームの職員など職員以外の講師と協力しながら実施した。 よい対応と悪い対応についての即興寸劇を参加者と実施し，好評を得ている。	・事業計画では，30回720人とあるが，1,000人を目標に実施。 ・既にサポーター養成講座で学んだ方に，対応の仕方等フォローアップ研修を行う。	高齢介護課 各総合支所保健福祉課
家族が日頃の思いや本音を話せる場となっている。 ケアマネジャーと連携しながら実施できている。 ミニ講座を取り入れたことで新規でも申し込みしやすいとの声が聞かれた。	・年4回開催。関係機関と連携し，参加しやすい環境を整えていく。	高齢介護課
認知症実態把握調査結果についての講演後，CDR（認知症尺度）について勉強したいという要望が多かったため追加研修会を実施した。 ケアマネジャーからの認知症に関する学習の需要が増えている。	・ケアマネジャー及びサービス事業者対象の研修を継続実施する。 ・不参加の介護支援専門員への支援として，身近なエリア毎の開催についても検討する。	高齢介護課 各総合支所保健福祉課

表 43. 大崎市 認知症高齢者支援ガイド（一部）

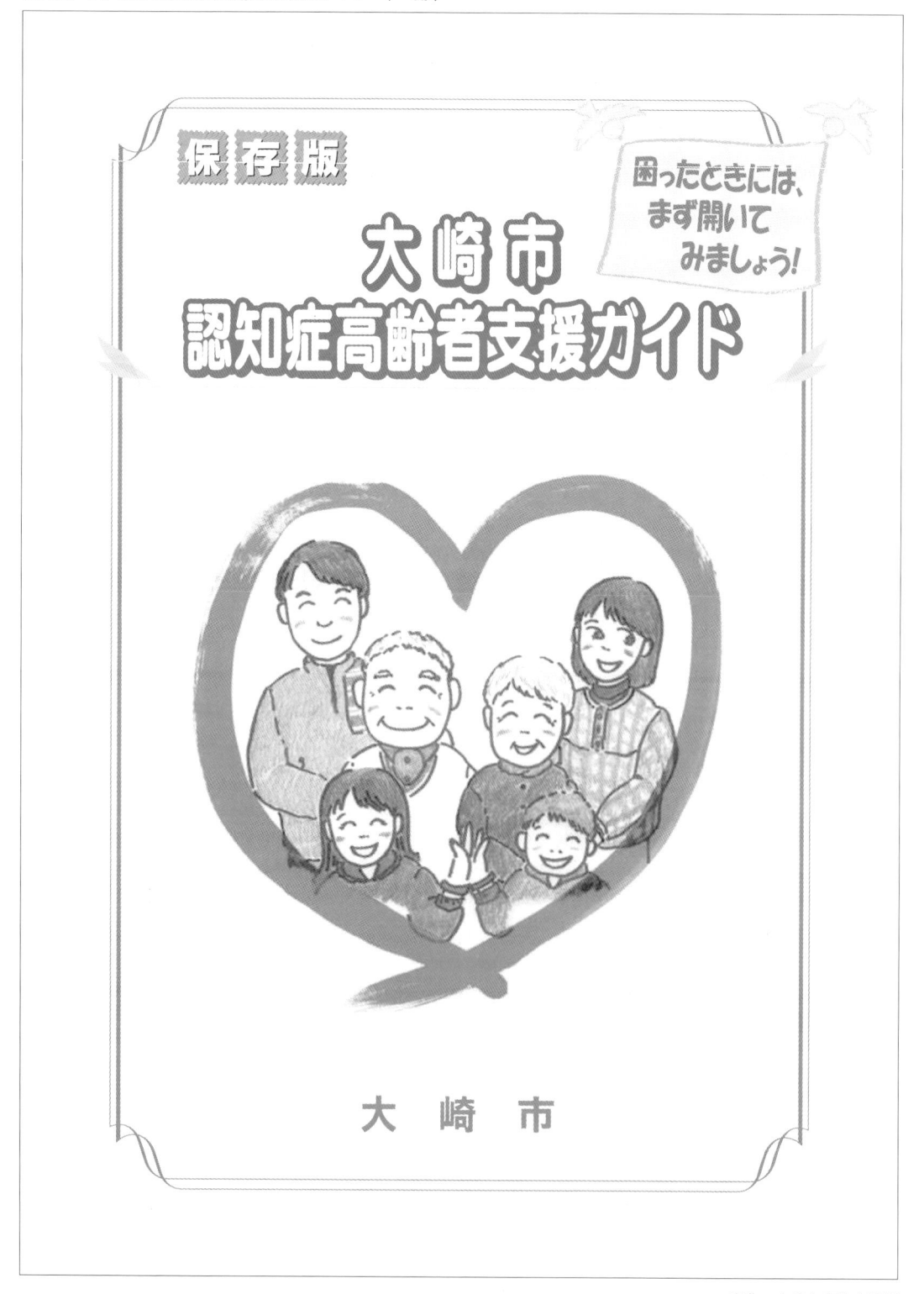

出典：大崎市高齢介護課

日ごろの繰り返すもの忘れ‥‥人の名前が出てこない‥‥！？
認知症を正しく理解しましょう！

認知症は、「年のせい」ではありません。「脳の病気」です。

　認知症は、正常であった脳の知能的な働き（記憶、時間や場所の感覚、判断力や問題解決能力など）が認知症の原因となる脳の病気によって持続的に低下し、「**以前出来ていたこと**」が、出来なくなるなど、生活に支障が出てきます。主たる症状はもの忘れですが、その他にもさまざまな症状があります。

「単なるもの忘れ」と「認知症によるもの忘れ」は違います。

単なるもの忘れ	認知症のもの忘れ
●体験の一部を忘れる 　（例）朝ごはんのメニューが何だったかのかを忘れる	●体験の全体を忘れる 　（例）朝ごはんを食べたことを忘れる
●ヒントを与えられれば思い出すことが出来る	●ヒントを与えられても思い出せない
●時間や場所の見当がつく	●時間や場所の見当がつかない
●生活に支障がない	●生活に支障がある

認知症の症状は、もの忘れだけではありません。

　認知症の症状は、「**中核症状**」と「**行動心理症状**」に分けられます。

中核症状　脳の病気が原因で直接おきる症状

- 覚えられない。忘れてしまう
- 時間・月日、場所、人が分からなくなる
- 考える力が低下する
- 新しい機械が使えなくなる
- 計画を立てられない。計画通りにできなくなる・・・など

＞ 認知症の人には誰にでも見られる症状で、治すことは難しいといわれています。

- 気分が落ち込んだり、口数が減る
- 「物を盗られた」など現実ではないことを思い込む
- 不安や妄想があって外出しようとする
- 趣味に興味を示さなくなる等、自発性の低下

行動心理症状

性格や環境、心の状況によって出る症状
必ず出る症状ではない

＞ 出ることもあれば、出ないこともあり、周りの人の理解や支援があればよくなります。

- 昼と夜が逆転する
- イライラして大声をあげたり、暴力を振るう
- 実際にないものが見える
- 感情が不安定で落ち着かない
- 入浴や着替えなどの意味がわからず嫌がる

出典：大崎市高齢介護課

認知症をもう少し詳しく…

認知症には原因になる病気があります。
原因となる病気によって症状に特徴があります

原因	診断名	症状の特徴
脳の変性疾患	アルツハイマー型認知症	認知症の原因で一番多く、物盗られ妄想やもの忘れから始まる。最近のできごとのまとまったもの忘れがあることが特徴。
	レビー小体型認知症	リアルで夢を見ているかのような幻視が特徴。小刻み歩行や転倒が多くみられるが症状の変動性がある。夜間奇声が特徴。
	前頭側頭型認知症	人格変化、反社会的行為、ごみ屋敷、融通がきかなくなるなど最もケアの困難な認知症。
脳血管障害	血管性認知症	脳卒中発症後３ヶ月以内に発症。麻ひや感覚障害などの身体機能障害を伴いやすい。
	皮質下血管性認知症	一日中、家の中でボーっとしていることが多い。(『一日中コタツの運転をしている』と表現した家族も…)徘徊や妄想などの困る症状が少ないため、家族も年のせいと思い受診しないことが多い。(地域に埋もれているタイプ)

このほかにも認知症の原因となる病気はたくさんあります。

〈認知症の予防のはなし〉 〜大崎市認知症実態把握調査から〜

情報

血管性認知症は、脳梗塞や脳出血など脳血管障害の予防をすることで予防できます。

平成２１年度に古川西部コミュニティ地区をモデル地区として７５歳以上の男女を対象に認知症実態把握調査を実施しました。この調査では、訪問調査・ＭＲＩ・血液検査・尿検査・心理検査を行い、認知症の有病率について調べました。

その結果、認知症もしくは軽いもの忘れがあると診断された方は全体の約７割を占めました。また、ＭＲＩの結果、以前から脳血管障害ありと診断されていた方と、今回初めて脳血管障害があると診断された方を合わせると、約６割の方に脳血管障害があると診断されました。

多くの認知症の予防は難しいといわれています。しかし、脳卒中を防止することで血管性認知症を予防することが出来ます。

〈脳卒中の危険因子〉

(高血圧) (心疾患) (糖尿病) (脂質異常症) (タバコ)

➡すすんで若いうちから健診を受けましょう。
➡禁煙や危険因子を予防・治療することが大切です。

脳血管障害の予防を心がけましょう。

出典：大崎市高齢介護課

「認知症かな？」と感じたら‥‥
まずは相談しましょう！
〜ひとりでかかえこまずに相談することが大事です。〜

早期発見・早期診断・早期治療が大切です。

認知症には、血管性認知症を除き、確実な予防方法（第1次予防）がありません。しかし、原因となっている病気を治療することで治る可能性のある認知症や薬で認知症の進行を緩やかにすることが出来ます（第2次予防）。また、早期に適切なケアをすることで、穏やかにその人らしい生活を保つことも出来ます（第3次予防）。

「なんだかおかしい」「いつもと違う」「これってもしかして認知症？」
…このような時は、専門家に相談しましょう。

認知症は、本人の自覚に乏しい病気です。「なんだかおかしい」「いつもと違う」と気づくのは、家族や周りの人です。「まだ、大丈夫」「もう少し様子をみよう」と思わず、気になるときには、早めに専門家に一度相談してみましょう。

認知症の早期発見のめやす
（認知症の人と家族の会が作成）

物忘れがひどい	時間・場所がわからない	判断・理解力が衰える	意欲がなくなる
●しまい忘れ、置き忘れが増え、いつも探し物をしている	●約束の日にちや場所を間違える	●料理・片付け・計算・運転などのミスが多くなった	●趣味や好きなテレビ番組に興味を持たなくなった

どこの医療機関を受診したらいいの？

★まずはかかりつけ医に相談しましょう！

家族は治療のパートナーです。
受診するときには「以前とは違う」ということを医師にお話しましょう。
幻視や妄想の症状についても否定せずに聞き、メモをしておきましょう。
相談したいことをメモにして持参することもお勧めです。

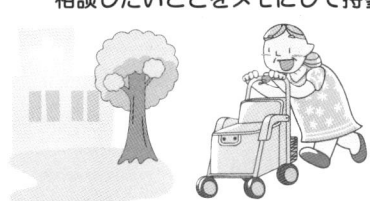

宮城県では、かかりつけ医を対象に、認知症の理解促進と対応力の向上を図り、早期発見、早期診断を促進することを目的に「かかりつけ医認知症対応力向上研修」を実施しています。

出典：大崎市高齢介護課

介護の悩みを相談したい！介護保険のサービスを利用したい！「認知症かもしれない」「どうしていいかわからない」ときには…

- 「なんだかおかしい」「いつもと違う」とは思うけど、どうしていいのかわからない……！
- 困っているので話を聞いてほしい……。近所の人が認知症かもしれない……。

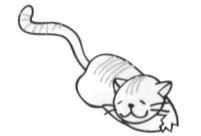

そんなときには、まず <u>地域包括支援センター</u> にご相談ください。

相談窓口		
地域包括支援センター	古 川（古川・荒雄・志田・西古川・東大崎・敷玉・高倉） ☎87-3113	
	志 田（松山・三本木・鹿島台） ☎53-1271	
	玉 造（岩出山・鳴子） ☎72-4888	
	田 尻（古川北部〔宮沢・富永・長岡・清滝〕・田尻） ☎39-3601	
大崎市役所　民生部高齢介護課地域支援係（本庁）☎23-2511		
各総合支所保健福祉課	松 山　☎55-5020	三本木　☎52-2114
	鹿島台　☎56-9029	岩出山　☎72-1214
	鳴 子　☎82-3131	田 尻　☎38-1155

社団法人　認知症の人と家族の会宮城県支部
『電話相談』のお知らせ

支部世話人や介護経験者が相談にのっています。
家族の心がわかる仲間同士の相談です。どなたでも相談でき、相談料は無料です。
匿名でもOKです。

電話・FAX　022-263-5091
相談日　月～金曜日　午前9時～午後4時（祝日を除く）

出典：大崎市高齢介護課

お金の管理や財産の管理が心配なときには…

認知症になるとものの忘れや判断力の低下などのために、金銭管理や財産管理が難しくなってくる場合があります。そんなときには、本人に代わって財産を管理したり、相談にのってくれる制度があります。

大崎地域福祉サポートセンター「まもりーぶ」

認知症高齢者や知的障害、精神障害などがあり、日常生活に不安がある方に、福祉サービスの利用を援助したり、金銭管理について支援するサービスを行っています。

福祉サービス利用の手伝い
- サービスを利用するときの申し込みや契約の代行（入所契約を除く）
- 書類や郵便物を確認して手続きをする　等

日常的な金銭管理の手伝い
- 生活に必要な預貯金を計画的におろして届ける
- 福祉サービスの利用料、公共料金、税金、医療費、家賃の支払い手続き
- 各種年金や福祉手当の受け取り確認　等

書類などのお預かり
- 大切な書類、通帳、印鑑などを貸金庫等の安全な場所でお預かりする　等

サービスを利用するには料金がかかります。
また、サービスの利用は、本人との契約が必要となりますので、ある程度の判断能力が保持されている方が対象です。

【お問い合わせ】
大崎地域福祉サポートセンター「まもりーぶ」　電話番号：23-7188
または大崎市社会福祉協議会各支所

成年後見制度の利用について

認知症、知的障害、精神障害などの理由で判断能力が十分ではない方の契約行為や財産管理などを法律的に支援する制度が成年後見制度です。

この制度を利用すると、家庭裁判所によって選ばれた「成年後見人」等や自らが選んだ「任意後見人」によって財産の管理や契約などの法律行為や本人に不利益な契約を取り消したりすることができます。

【お問い合わせ】
- ★地域包括支援センター（古川・志田・玉造・田尻）P.7ご参照ください
- ★古川公証役場　　　　　　電話番号：22-2332
- ★仙台家庭裁判所古川支部　電話番号：22-1694

出典：大崎市高齢介護課

"いつまでもいきいきと認知症になっても安心して暮らせる大崎市"を目指して…

大崎市では、認知症やもの忘れがある方に対して、地域のみんなが正しい知識を持ち、人と人とがつながり、見守り合い（愛）ができる地域を目指しています。

認知症の方に接するコツがあります。

認知症になると脳の機能が低下して、おかしな行動をしてしまうことがあります。

おかしな行動を叱ったり、責めたりすることは行動心理症状（性格や環境、心の状況によって出る症状）を悪化させたり、急速に進行させることにつながります。認知症の方の不安な気持ちに寄り添ったり、今が心地よいと感じられるような対応をすることが大切です。

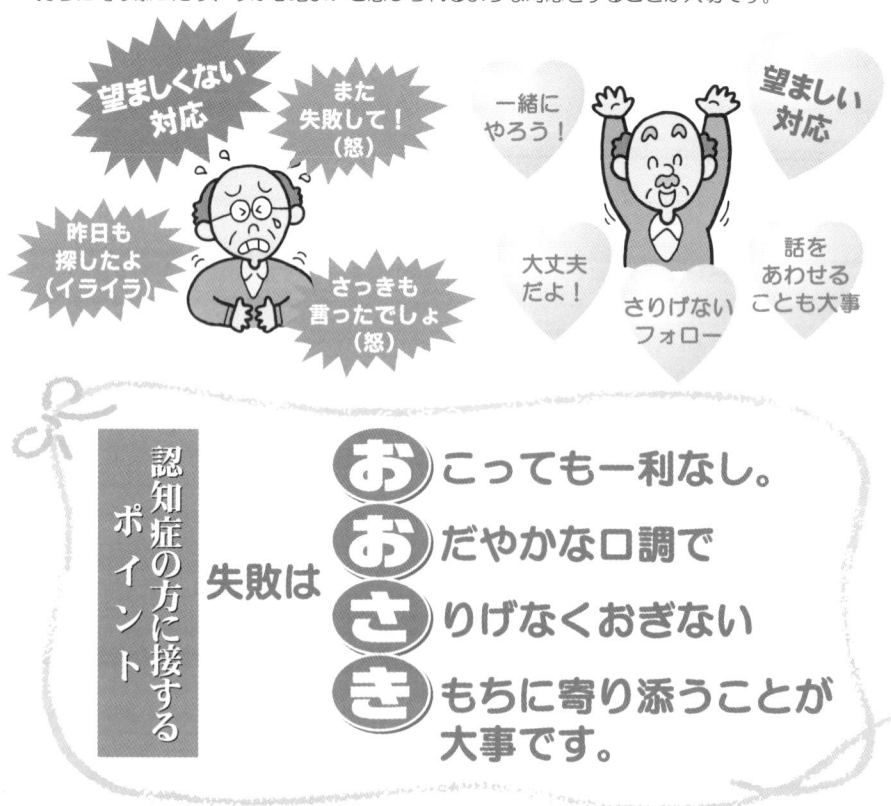

望ましくない対応
- また失敗して！（怒）
- 昨日も探したよ（イライラ）
- さっきも言ったでしょ（怒）

望ましい対応
- 一緒にやろう！
- 大丈夫だよ！
- さりげないフォロー
- 話をあわせることも大事

認知症の方に接するポイント

失敗は

- **お**こっても一利なし。
- **お**だやかな口調で
- **さ**りげなくおぎない
- **き**もちに寄り添うことが大事です。

ご本人の思いを尊重し、残された力を最大限に生かしてその人らしく安心して生活できるように、家族や地域の人など周りの人が支えていくことがとても大切です。

出典：大崎市高齢介護課

併」だけでなく，思い切って「分離」も検討すべきである．自治体の合併は，決して「流れ」ではない．また，我が国の地方公務員の数も決して多いわけではない．例えば，保健師の数を増加させ，脳卒中の第一次予防や認知症の第二次予防活動を充実させれば，疾患による経済コストも減少させることが出来る．前述した様に，「明治の大合併」「昭和の大合併」でも，小学校や中学校の区域が標準規模として議論されているが，教育と同様，医療福祉も例えば学校規模を標準とすることが考えられる．

参考文献

1) 総務省：「平成の合併」について．平成22年3月．http://www.soumu.go.jp/main_content/000056852.pdf
2) 道州制と町村に関する研究会・全国町村会：「平成の合併」をめぐる実態と評価．平成20年10月．http://www.zck.or.jp/activities/201008/gappei-ma.pdf

後記その2：
東日本大震災（平成23年3月11日発生「東北地方太平洋沖地震」）における当講座の活動

　当講座の目標は，「地域医療を基礎にした認知症対象の神経科学の発展と医療福祉現場への寄与」である．「研究フィールドへの医療貢献」は講座の方針であり，特に宮城県北部の地域を支えているが，まさか，この様な形で支援する時が来るとは思いもよらなかった．

1. 経緯

　筆者は，地域調査フィールド（栗原市）の診療中に遭遇した．患者さんを外に誘導したが，栗原市は「岩手・宮城内陸地震（平成20年6月14日）」の被災地であり，その時の経験が活かされているためか，スタッフは冷静であった．その後，向かった大崎市田尻スキップセンター（大崎市民病院田尻診療所）が救護所になっていたが，常勤の内科医が当日休みで，非常勤の耳鼻科医は負傷していた．当講座の院生がその耳鼻科医を救急病院に移送し，筆者がそのまま救護当直に入る形で一連の活動が始まった．

　筆者の田尻スキップセンター所長時代（平成14～17年度）に，被災地に応援に行く社会福祉協議会のメンバーに，「薬は貴重品である」といつも言っていた効果か，80人の避難者の殆どが薬を持参しており，直ちに「かかりつけ医と内服薬」リストを作成できた．ただし，数名ほどの患者さんが薬を持参しておらず，狭心症発作や糖尿病の悪化を来したが，対応可能であった．急な休薬が心配な向精神薬やパーキンソン病の薬も患者さん自身が薬を持参されており，安心した．

　翌日，田尻スキップセンターの「研究室」の復旧を終え，仙台に戻る途中で家族の安否，1週間以内にスタッフ全員（＋家族）の安否を確認出来た．教室の復旧も終えて，少しずつ通常業務を開始出来た．初動に関して，院生の本田さんの尽力が大きかった．東北大学医学系研究科災害対策本部の打ち合わせに出席したが，「通常業務を行うことこそ復旧である」と山本医学系研究科長のお話があり，大変勇気づけられた．当講座の関連施設では，スタッフ・院生が，殆ど泊りこみで現場の復旧に努めた．また，当講座のスタッフ・院生の車3台を「緊急車輌」として登録し，「研究フィールドへの医療貢献」の方針に基づき，要請があった避難地に対して，支援の検討を開始した．

2. 地域支援の方針

　震災10日目，救急隊などプロが行う「一次救急」は徐々に終わり，「二次支援」の段階が始まった．当講座の研究フィールド（栗原市・登米市・大崎市）は，二次支援地として避難民の受け入れが開始された．私の方針として，

①現地の安全の確認

　避難所の中には，沿岸部の土地柄もあり，必ずしも安全でない場所がある．

②現場の需要の確認

　「ハイテンション」で衝動的に現地に行っても，かえって現場は混乱する．ある被災地では一時，救急隊の他に全国から医師が40人も集まって，動きが取れなくなった．「こんな

に医師がいるならば，普段の医師不足を解消してほしい」とスタッフの話である。

③ボランティアの希望

冷静に本人がやりたいことを聞いて，マッチングさせる。「ハイテンション」の学生に心的外傷を与える様なことは，控えなければならない。

このような方針に基づき，現地と連絡を取ったところ，①大崎市から，地域住民の安否確認と避難所支援，②登米市から，心的外傷者へのメンタルケアと避難所支援の要請があった。

3. 大崎市支援隊

まず，大崎市からの支援に対して希望者を募ったところ，当講座から院生・研究生・OB・スタッフ計7名が行くことになり，3月20〜25日まで活動を行った（図71）。

大学ボランティアとしては，大崎市住民790件を訪問し54名（6.8％）の要支援者を発見できた。大崎市全体では7,604件の訪問で，大学ボランティアは10.4％を占める。要支援者の殆どが高齢者であったが，ガソリン不足で受診できなかったり，様々な体調不良を訴えたり，救急に限定された「かかりつけ病院」以外でも薬をもらえる情報が伝わらず混乱していたり，様々な「災害弱者」を発見出来た。また，亡くなっていた独居高齢者も発見された。今後，同市の保健行政に役立つと，とても感謝された。

また，避難所支援として，大崎市松山町および大崎市総合体育館・武道館の避難所をOBの精神科医が訪問した。「避難期」と異なり「復旧期」には，既に多くの避難民が自宅に戻り始めていたが，精神疾患・認知症・高齢病弱・独居等の自立力の弱い方が残っていた。中には，震災とは直接関係の薄い避難者もいた。しかし，高齢者の場合，介護保険の存在が大きく，社会福祉協議会やケアマネージャ

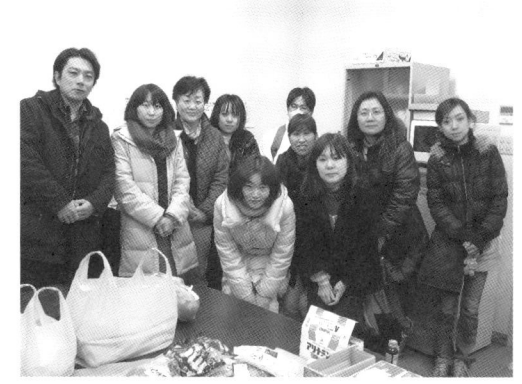

図71. 大崎市支援隊のメンバー
（当講座の医局，出発前）

ーの尽力により施設待避からヘルパー派遣，処方代行等，機能的に対応出来ていた。一方，精神疾患については，精神病院に定期受診出来ないでいる場合は地域に「埋もれて」おり，震災により課題を伴ったまま避難所にたどりつき，対応に苦慮して改めて事例化することが目立っていた。

4. 登米市支援隊

3月27日現在，登米市の避難所には，沿岸部の被災者約2,500人が避難している。登米市から，心的外傷者へのメンタルケアと避難所支援の要請があり，当講座の精神科医と心理士が行くことになった。活動の拠点は，登米市立佐沼病院（登米市民病院と改称予定）である。そこで，認知症対策のため病院と行政の連携を開始していたことが結構役に立った。被災者の中で精神症状や行動異常を生じた方は入院させたが，長期的にも支援する体制を組んだ（図72）。

また，避難所において，健康相談その他の需要があるので，ボランティアを受け付けたところ，OBの心理士が志願し，健康相談に応じたり，薬の仕分け作業を手伝ったりした。ここの避難所は，上記の大崎市とは異なり家を失った避難民のため，「避難期」に相当する。そこには，近所の人と一緒で安心である反面，

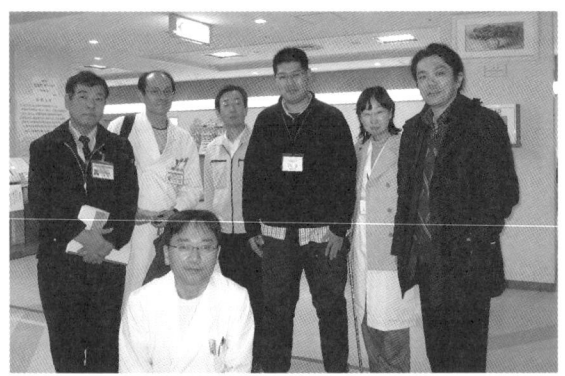

図72. 登米市支援隊のメンバー

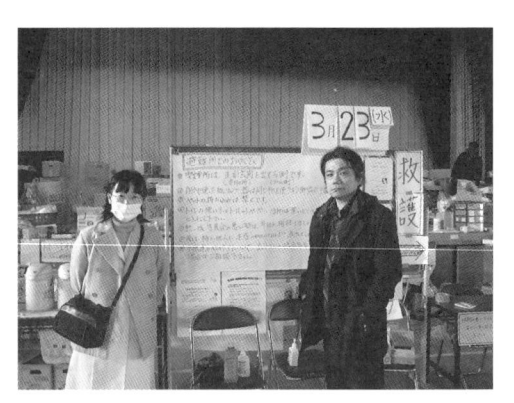

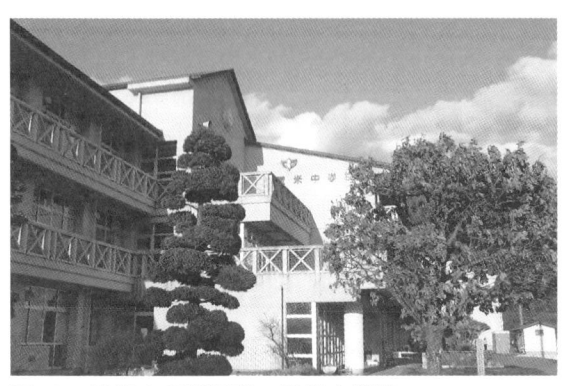

図73. 登米市の避難所，登米中学校

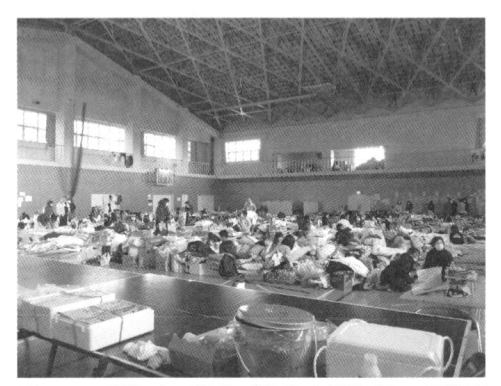

図74. 避難所の様子（登米中学校長，避難所自治会長の許可を得て撮影，確認済）

プライバシーが保てないことやストレスも感じられた（図73, 74）。

5. まとめ

今回，講座の院生・スタッフの尽力があり，研究室の復旧，通常業務の再開，そして地域支援を行うことができた。本当に感謝している。最後に，この震災亡くなられた方に謹んで御冥福を御祈りし，被災者の方へお見舞いを申し上げます。

参考文献

Meguro K. International Report：Local response following the Great East Japan Earthquake 2011. Neurology 2011 Jul 19；77（3）：e12-5. Epub 2011 Jun 1.

結語：
地域力の向上と国家の活性化のために

　この本を通じて，認知症の基礎知識に始まり，地域調査の方法論と実践，診療現場から福祉介護施設との連携システム，そして組織改革にいたるまで，筆者が田尻町スキップセンター所長時代の経験を記させていただいた。特に所長時代の組織改革は，患者の診療と介護連携を効率的に進めていくためには，どのような体制が良いのか，ということを常に念頭に置いて行った。その結果，現場を離れた空理空論ではなく，医療介護現場に立脚した組織論が展開出来たと思っている。

　認知症高齢者をよく理解するためには，その世代の高齢者が生きた日本や，時代を理解すること，即ち父母や祖父母の世代を知ることが重要である。筆者が，フランス・カンに留学していた時代，ボスのバロン先生（現・ケンブリッジ大学医学部神経内科学教授）の御家庭に夕食に招かれた際，「この家具は先祖から貰った物で，200年前から使っている」等の話が普通に聞かれることに感動した。日本では，祖父の父は，かろうじて分かるもののその上の世代は分からない。何故なら，その時期に明治維新を迎えたからである。祖父の祖父は江戸時代の人である。江戸時代末期までは人口の出入りも少なく，記録も保存されているため，「祖父の祖父」を突破出来れば，先祖を一挙に辿ることが出来る。

　維新回天の大事業を成し遂げ，欧米列強に対抗して近代国家を作りあげた我々の先祖は，西洋文明の吸収に伴って，過去の伝統を一部捨象した。「近代化」とは，「西洋化」に他ならないと言われる所以である。また，「廃仏棄釈」と言われる運動は，仏像や貴重な過去帳を処分したため，過去を辿り難くしてしまった。さらに，昭和20年の大東亜戦争の終戦とその後の東京裁判は，それまでの価値観を一変させてしまった。その結果，先祖と縦的に連結することが困難になってしまったのが，現在の日本に他ならない。まさに，民族の「記憶障害」と言ってよい。また，拙著「ブラジル高齢者移民：認知症の調査を通じて見た物語と歴史」[1]でも記したが，明治のブラジルや南米移民の物語と歴史も，戦後忘れられている。戦後，極端に意識の関心領域が縮小してしまった現在の日本人は，当時の日本人の意識が東アジアだけでなく太平洋，そして南米にまで広がっていたことに気付かないでいる。脳梗塞後遺症の症候の一つに，半側空間無視と言う病態がある。右脳の梗塞で主に左側の身体や空間に意識や注意が向かなくなってしまう病態であるが，まさに南半球の「半側地球空間無視」とでも言えよう。民族の「記憶障害」と「半側地球空間無視」は，まさに認知症に伴う複数の認知機能障害と言うアナログが成り立つ。

　問題は，その治療である。櫻井氏[2]は，「歴史力」をつけるべきだと述べている。「歴史力なき民族は滅びる。歴史力なき民族は誇りを喪い，自己への信頼を抱けず，ついには心が萎え，精神的な滅びに至る」。筆者は全く賛成である。そのための方法論として，筆者は認知症の地域対策を通じた「地域力」の向上を考えたい。その精神的主柱が，包括的な健康観である。WHOで定義する健康，即ちBio-Psycho-Socio-Spiritualな健康モデルというのは，生物学的・心理的・社会的・宗教的なモデルで，単に生物学的に良好な状態だけでは

なく，心理・社会的側面，ひいては宗教的側面（魂の健康）も含めた包括的な考え方である．ここで是非，その包括的健康観における「田尻らしさ（日本らしさ）」を考えたい．

まずBiologicalな問題．生物学的に栄養の問題は欠かせないが，田尻は幸い有名な米どころである．大地の育んだ米と野菜を中心にした食生活は，健康の基本である．内科学会で，クローン病などの小児の消化器難病はファーストフードが関連するとの報告があったが，2600年の伝統を有する我が国の食生活は，決してハンバーガーに代用される希薄なものではない．「食育」は教育の始まりでもある．次いでPsychological・Socialな問題．単に物質的な栄養補給ではなく，食卓を囲んでの夕食は家族団欒の基本になるし，地域社会における寄り合いの様なものは，共同体の基盤を形成していたはずである．最後に無理にSpiritualに結びつける様で恐縮であるが，是非，体育も日本の武道を見直してほしいと思う．柔道や剣道等は，単なるスポーツではなく礼儀作法に始まる心身鍛錬で，精神面の修行にもなる．個人的には剣道・居合道を普及させたいが（それから将棋も），剣道の有段者を町長（当時）に戴く田尻町は恵まれていると思う．あるいは華道等も，自然の中に魂を見出す日本人独特の感性を基本にしていると思う．と言うことで，あくまで個人的な意見であるが「豊葦原の瑞穂の国」で，大地の育んだお米と野菜を主食とし，礼儀作法を基本に文武両道を旨に心身鍛錬を行い，華道の様に自然に魂を見出す感性は，西洋流に言えばまさにBio-Psycho-Socio-Spiritualな感覚に近い．映画「ラスト・サムライ」で，日本の村の「人々の生活と環境そのものにspiritualなものを感じる」というセリフがあったが，それに通じるものがある．即ち，キリスト教文化圏から言われるまでもなく，我が国は包括的な世界観を感性的に理解していたのである．

認知症患者を多く診察していると，「人生という旅の終焉は死である」という，様々な哲学者によって言われてきた言葉が思い出される．しかし，ルターは「死は生涯の完成である」と言う．自分自身を律し，家庭を守り，先祖を敬い，地域を大切にして国を思う―「修身・斉家・治国・平天下」は，生活の基本である．そして，死を迎えるに当たっては，意識がしっかりして自分自身のことが分かり，愛する家族に囲まれて，後事を家系の継承者に託し，天寿を全うして旅立つことが理想である．しかし，認知症患者は必ずしも，その様な死を迎えているとは言い難い．「病気の苦しみはその病気によるものだけではない」とは，フローレンス・ナイチンゲールの名言であるが，認知症という「脳の病気」を患ってしまった患者は，その家族や地域との関係が希薄になり，孤立して行く．「ひとりでは生きていけない病気」である認知症は，「その周囲をも巻き込んでしまう病気」なのである．それを治療・ケアする立場にある医療介護従事者は，患者に対し少しでも，Bio-psycho-socio-spiritualな視点を持って失われた機能を補い，保たれている機能を活かす様に接することが大切であると思われる．

健康は「手段」であって，「目的」は個人・家庭・地域社会・国家の「活性化」である．認知症の対策や健康の問題を契機に，「地域力」を向上させて世代間の連結を向上させ，民族の「歴史力」を復活させ，広い世界に対する意識を持ち，様々な水準でこの国が元気になることを期待している．

引用文献

1) 目黒謙一：ブラジル在住高齢者移民：認知症の調査を通じて見た物語と歴史．新興医学出版社，東京，2010．
2) 櫻井よしこ：日本よ，「歴史力」を磨け―「現代史」の呪縛を解く．文藝春秋，2007．

和文索引

数字
0.5/DAT ······················ 42
0.5/Incipient DAT ············ 42
0.5/Uncertain Dementia ······· 42
1991年全数調査 ··············· 58
1996年調査 ··················· 58
1998年有病率調査 ············· 58
2003年発症率調査 ············· 58

あ
アセチルコリン ················ 14
アセチルコリンエステラーゼ ···· 14
アマンタジン ·················· 18
アルツハイマー病 ·············· 10
意味記憶活用・見当識訓練法
··································· 31
エピソード記憶 ················ 11

か
介護保険事業 ················· 121
介護予防基本チェックリスト
··································· 172
介護老人保健施設 ·············· 91
回想 ··························· 14
回想法 ························· 31
海馬 ··························· 13
家系 ·························· 176
家族の介護負担感 ·············· 84
学校教育年数一覧 ·············· 52
ガランタミン ·················· 14
感覚刺激活用・見当識訓練法
··································· 31
機能別組織 ··················· 151
クエチアピン ·················· 14
具体的方法（戦術） ············ 159
栗原プロジェクト ·············· 58
血管性認知症 ·················· 10

見当識訓練 ················ 14, 31
高血圧 ························· 18
抗血小板療法 ·················· 18
個人主義 ····················· 176

さ
作業療法 ······················ 33
事業部制組織 ················· 151
資源依存理論 ················· 154
脂質異常症 ···················· 19
自治体の合併の歴史 ··········· 180
社会ネットワーク分析論 ······· 154
小規模ワンセット主義 ········· 150
心房細動 ······················ 19
新予防給付 ··················· 131
心理社会的介入 ··············· 121
生活歴 ························ 51
制度理論 ····················· 153
全数調査 ······················ 53
全体理念（戦略） ············· 158
前頭側頭葉変性症 ·············· 11
組織間学習論 ················· 154
組織マネジメント ············· 162

た
第一次予防 ···················· 37
大家族主義 ··················· 176
第三次予防 ···················· 37
第二次予防 ···················· 37
田尻プロジェクト ··············· i
田尻プロジェクトからの12の提言
··································· 173
地域支援事業 ················· 131
デイケア，Day Rehabilitation Care：DC ····················· 91
手続き記憶 ···················· 13
糖尿病 ························ 19

特定高齢者 ··················· 132
特定集団の健診 ················ 54
ドネペジル ···················· 14
取引コスト理論 ··············· 154

な
ニセルゴリン ·················· 18
認知症 ························· 2
認知症対応型共同生活介護（グループホーム：GH） ··········· 91
ネットワーキング論 ··········· 154
脳循環代謝改善薬 ·············· 18

は
パーキンソン症候群 ············ 13
発症率 ························ 65
皮質下血管性認知症 ············ 10
病態無関心 ····················· 3
病歴 ·························· 51
包括的健康観 ··················· 2

ま
マルコフモデル ··············· 141
無作為抽出法 ·················· 54
無症候性脳梗塞 ················ 20
メタ解析 ······················ 69
モデル地区調査 ················ 54

や
有病率 ························ 65

ら
リスペリドン ·················· 14
臨床的認知症尺度（CDR） ······ 5
レビー小体型認知症 ············ 10
レボメプロマジン ·············· 14

英文索引

A
Apathy ················ 17

B
BEHAVE-AD-FW ············ 87
BPO（Body Parts as Objects）　13

C
CCI（Cost of Care Index）······ 87

D
Day Service：DS ············ 91
DSM-Ⅳ ················ 6
DSM-Ⅲ-R ·············· 6

G
Global Deterioration Scale（GDS）
·················· 42

I
IADL ················ 43

M
MCI：Mild Cognitive Impairment
·················· 4
Mini-Mental State Examination
（MMSE） ············ 5

N
NINCDS-ADRDA ············ 11
NINDS-AIREN ············ 15

R
Reality Orientation：RO ······ 31

S
Short-Stay Service：SS ······ 91

W
WHO ················ 2

著者略歴

目黒 謙一

　昭和60年，東北大学医学部卒業，平成元年，東北大学大学院医学研究科修了（医学博士）。フランス国立衛生医学研究所・CYCERON（PETセンター），ブラジル・サンパウロ大学医学部神経内科，米国ワシントン大学（セントルイス）医学部アルツハイマー病研究センター神経内科に留学。東北大学大学院医学系研究科 高次機能障害学分野 助手（教育担当主任）を経て，現在，東北大学大学院医学系研究科 高齢者高次脳医学寄附講座 教授。

　宮城県田尻町（現・大崎市）の保健医療福祉の統合型施設，スキップセンター所長を4年間経験し，現在大崎市民病院田尻診療所 認知症診療対策室長を兼務。宮城県栗原市の認知症対策委員会および大崎市の認知症支援検討委員会副委員長。日本神経学会・老年精神医学会・認知症学会 指導医，脳卒中学会専門医，ワシントン大学アルツハイマー病研究センターCDR判定医。日本神経心理学会・高次脳機能障害学会・認知神経学会・老年精神医学会・認知症学会評議員。

　著書に，「痴呆の臨床：CDR判定用ワークシート解説」（医学書院，2004年），「認知症早期発見のためのCDR判定ハンドブック」（医学書院，2008年），「血管性認知症」（ワールドプランニング社，2008年）「ブラジル在住高齢者移民―認知症の調査を通じて見た物語と歴史―」（新興医学出版社，2010年）。英文・和文論文多数。

© 2011　　　　　　　　　　　　　　　　　第1版発行　2011年9月30日

認知症医療学
自治体における認知症対策のために
―田尻プロジェクトからの提言

（定価はカバーに表示してあります）

検印省略

著　者　　目　黒　謙　一
発行者　　服　部　治　夫
発行所　　株式会社 新興医学出版社
〒113-0033　東京都文京区本郷6丁目26番8号
電話　03(3816)2853　　FAX　03(3816)2895

印刷　株式会社 藤美社　　ISBN978-4-88002-715-9　　郵便振替　00120-8-191625

- 本書の複製権・上映権・譲渡権・公衆送信権（送信可能化権を含む）は株式会社新興医学出版社が保有します。
- 本書を無断で複製する行為，（コピー，スキャン，デジタルデータ化など）は，著作権法上での限られた例外（「私的使用のための複製」など）を除き禁じられています。研究活動，診療を含み業務上使用する目的で上記の行為を行うことは大学，病院，企業などにおける内部的な利用であっても，私的使用には該当せず，違法です。また，私的使用のためであっても，代行業者等の第三者に依頼して上記の行為を行うことは違法となります。
- JCOPY〈（社）出版者著作権管理機構 委託出版物〉
本書の無断複写は著作権法上での例外を除き禁じられています。複写される場合は，そのつど事前に（社）出版者著作権管理機構（電話03-3513-6969，FAX 03-3513-6979，e-mail：info@jcopy.or.jp）の許諾を得てください。